临床胸外科微创诊疗

LINCHUANG XIONGWAIKE WEICHUANG ZHENLIAO

主编 石国亮 杨 勇 刘高峰 刘聚良 陈 康

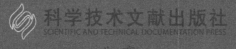

科学技术文献出版社

SCIENTIFIC AND TECHNICAL DOCUMENTATION PRESS

·北京·

图书在版编目（CIP）数据

临床胸外科微创诊疗 / 石国亮等主编. — 北京：科学技术文献出版社, 2018.10
ISBN 978-7-5189-4862-8

Ⅰ.①临… Ⅱ.①石… Ⅲ.①胸腔外科学—显微外科学—诊疗 Ⅳ.①R655

中国版本图书馆CIP数据核字(2018)第232039号

临床胸外科微创诊疗

策划编辑：曹沧晔　　　责任编辑：曹沧晔　　　责任校对：赵　瑷　　　责任出版：张志平

出 版 者	科学技术文献出版社
地　　址	北京市复兴路15号　邮编　100038
编 务 部	(010) 58882938，58882087（传真）
发 行 部	(010) 58882868，58882870（传真）
邮 购 部	(010) 58882873
官方网址	www.stdp.com.cn
发 行 者	科学技术文献出版社发行　全国各地新华书店经销
印 刷 者	济南大地图文快印有限公司
版　　次	2018年10月第1版　2018年10月第1次印刷
开　　本	880×1230　1/16
字　　数	372千
印　　张	12
书　　号	ISBN 978-7-5189-4862-8
定　　价	148.00元

前　言

　　随着基础医学、医学科学技术快速发展，心胸外科从无到有，从小变大，内容不断拓展和延伸，新理论、新技术不断出现和完善，并广泛应用于临床，逐渐成为一支富有生气的重要学科。近年来，微创技术的发展，大大提高了胸外科疾病的诊治水平，有的原为手术治疗适应证，现在已趋向于微创治疗；有的手术适应证随着技术设备的改进而有所扩大。为与时俱进，我们组织部分专家特编著此书，同时也给广大骨科医师提供更多专业参考书籍的选择。

　　本书着重介绍了胸外科常用微创及手术治疗方法，包括食管、肺部、气管支气管等部位疾病的诊治；内容翔实，选材新颖，图表清晰，详细而不繁杂，实用性较强，对于临床胸外科及相关科室的医务工作者有一定的参考价值。

　　参与本书编写的人员均是具有丰富临床经验的专家，有各科的业务骨干，也有优秀的一线青年医师，他们在繁忙的工作之余，将多年的临床实践体验和实际工作需求进行整合，精心撰稿，力争得到最优化的诊疗流程。但是由于参编人数较多，文笔不尽一致，加上编写时间有限，尽管多次校稿，书中仍难免存在疏漏和不足之处，恳请广大读者提出宝贵意见和建议。

编　者

2018 年 10 月

目　录

第一章

胸外科急症处理原则及基本技术

第一节　胸外科急症早期处理基本原则方法

胸心外科急症主要临床特点是：①伤情危重，相继出现呼吸、循环功能障碍。②患者多伴有多发性损伤（如腹部、四肢、颅脑损伤）。因此接诊后应力求尽快做出准确判断，分秒必争地抢救患者。

一、早期处理基本原则

（1）迅速有效针对威胁患者生命的伤情进行紧急处理，如开放气道、解除堵塞、心肺复苏等。

（2）在进行各种急救措施的同时，立即实施简明扼要的体检。

（3）必要时行胸穿以确定是否存在血气胸，有条件可行血气分析及胸部 X 线片等检查，尽快明确诊断。

（4）接诊要点：①对胸心外科急症患者有严重呼吸困难、明显缺氧，首先应紧急行环甲膜穿刺、气管插管或气管切开，及时应用呼吸机辅助呼吸。②对胸部大血管、心脏破裂导致大量血胸、心脏压塞、心跳微弱的患者，应及时行心包穿刺或剖胸探查，同时补充丢失的血液，反对盲目进行胸外心脏按压。③床边备气管切开手术包，气管插管操作失败后应立即行气管切开术。④及时做胸腔闭式引流。⑤分清多发伤主次，首先处理危及生命的伤情（呼吸、循环、出血）。

二、早期处理基本方法

1. 通畅气道　紧急解除呼吸道阻塞、迅速清除口鼻腔内血块、分泌物及异物等对气道的阻塞、改善和维持呼吸功能。对清醒患者，可用负压吸引分泌物，辅助患者咳嗽，自行排除呼吸道分泌物及异物，尽快解除呼吸道阻塞。对昏迷患者则根据患者呼吸困难缺氧的程度，清除呼吸道血块和异物，尽快保持呼吸道通畅，要求立即做气管插管或气管切开，用呼吸机恢复正常的呼吸功能。

2. 立即处理张力性气胸和开放性气胸　由于开放性和张力性气胸均可改变胸腔的负压，引起肺不张、纵隔移位等，如果不迅速处理，可因呼吸循环功能衰竭致死（图 1 - 1）。因此，对开放性气胸必须尽快用敷料等物，将创口封住，变开放性气胸成闭合性气胸。张力性气胸的紧急处理办法是穿刺减压或安置胸腔闭式引流。在野外紧急情况时，可用一粗针头连接橡胶手指套，顶端剪开一小孔，于患侧胸前锁骨中线第 2 ~ 3 肋间插入胸腔，以达到单向减压急救的目的。继之进行胸腔闭式引流（图 1 - 2）。

3. 反常呼吸运动的处理　严重闭合性胸部创伤患者，由于多根多段肋骨骨折（连枷胸），形成反常呼吸运动，可导致呼吸循环功能障碍（图 1 - 3）。在野外或受伤现场时，可先用清洁敷料或衣物等压迫，以相对固定胸壁和限制胸廓反常运动，便于采取下一步处理措施。患者送达医院后，可先行胸廓外固定法和断肋牵引外固定。如不奏效可手术切开断肋行内固定和胸廓重建术。

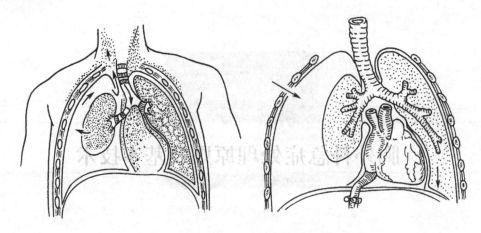

图 1-1 纵隔气肿及开放性气胸示意图

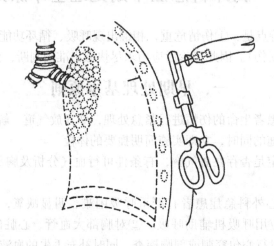

图 1-2 橡胶指套排气法

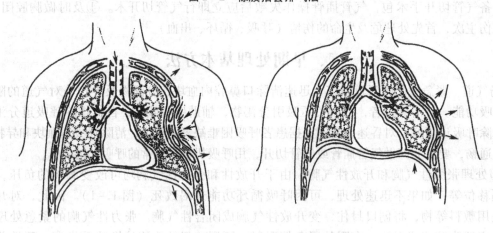

图 1-3 多根多处肋骨骨折导致反常呼吸

4. 快速建立补液通道，有效抗休克治疗 严重胸部创伤患者，由于出现不同程度的休克，因此，在维持呼吸循环功能的同时，必须有效地抗休克治疗。根据患者休克的严重程度采取相应抗休克办法。首先要建立足够的静脉通道，以尽快补充血容量。安置心电监护和中心静脉压测定，以便监测心脏功能，正确掌握输液速度。但对肺损伤患者的输液需要特别注意。在补充血容量的同时，可适当应用血管活性药物，如异丙肾上腺素、多巴胺、山莨菪碱及间羟胺等，必要时应用强心药物，如西地兰（毛花苷C）、米力农等。当有严重内出血时补充血容量及止血治疗应同时进行，如有腹腔、下肢出血应采用上肢径路补血，以保证心脏灌注。

5. 开胸探查 由于严重胸部创伤病情危重，故剖胸探查应严格掌握手术适应证，否则适得其反。

凡严重胸部创伤后，通过各种非手术治疗措施，如抗休克，维持心肺功能及胸腔闭式引流等，治疗一段时间后均未能使病情稳定，甚至病情继续恶化、严重威胁患者生命，又具有剖胸探查适应证者（如胸内活动性出血，胸内脏器损伤，胸腹联合伤疑有腹腔脏器损伤等），应尽快剖胸探查。

6. 及时处理心脏压塞及心脏挫伤　心脏压塞后由于心包腔的压力增大，致使回心血量和心排出量均下降，加重休克。心包穿刺不但可作为心脏压塞诊断的一种手段，而且也可起治疗作用，但不是唯一的治疗手段。一旦确定为急性而严重的心脏压塞，就应及时开胸手术解除。心脏挫伤多见于严重闭合性胸部损伤，尤其是胸骨钝性挫伤和胸骨骨折者。虽然心脏挫伤在闭合性心脏损伤中是最常见的类型，但往往被漏诊。据报道，在非穿透性胸部损伤中，心脏挫伤发生率为 21% ~ 25%，但很少死亡。诊断主要依据心电图出现复极异常和心律失常，另外可依据心肌酶谱改变来协助诊断。一般心脏挫伤只需一般保守治疗，对并发心力衰竭和心律失常的心脏挫伤，可用小剂量洋地黄制剂（正常量的 1/3 ~ 1/2）治疗。

（石国亮）

第二节　基本技术

一、心包穿刺

心包穿刺术有诊断血心包和急性心脏压塞的作用。对急性心脏压塞，心包穿刺抽出血液，可缓解对心脏的压迫，有挽救生命的作用。

1. 适应证　如下所述。

（1）对高度怀疑有急性心脏压塞征者，应立即进行心包穿刺以明确诊断和抽血减压。有下列情况者，应高度怀疑有急性心脏压塞征：①胸部外伤患者出现循环衰竭，循环衰竭的严重程度与伤情及失血量不符。②伤员立（坐）位时，颈静脉怒张且有搏动或中心静脉压升高（>14cmH$_2$O 或 1.37kPa）。

（2）伤后数周内，X 线显示心影逐渐增大，超声心动图提示心包积液量增多，临床出现血流动力学障碍的体征（脉压变小、脉搏增快、心音模糊及低血压）时，应做心包穿刺，抽出心包内积液以查明积液性质和改善循环功能。

2. 术前准备　同胸腔穿刺，但需加上心电图与血压的监测（图 1-4）。

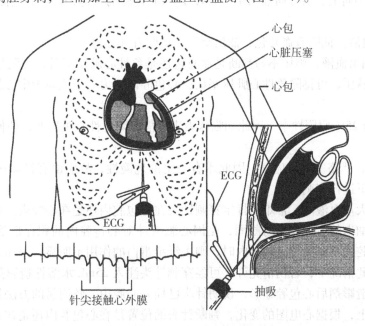

图 1-4　连接心电图的穿刺针示意图

3. 穿刺方法　心包穿刺应严格遵守无菌操作原则。用2%利多卡因（或1%普鲁卡因）液作局部麻醉。针刺深度按部位和伤员胸壁厚薄而异，一般要插入3～6cm。穿刺时，如针头触及心脏即有搏动感，应立即停止进针，并略后退少许（图1-5）。胸部外伤早期心包穿刺以采用剑突左肋软骨角进路为宜，因此时即使发生了心脏压塞，心包内积血量也不会太大，采用心前区途径易误伤胸廓内血管或胸膜腔，而采用剑突左肋软骨角则较为安全，较易抽到血液，又不会损伤胸廓内血管及胸膜，也不至于损伤较大的冠状动脉。

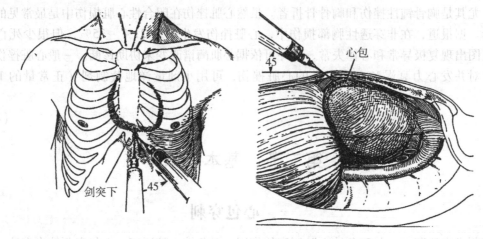

图1-5　心包穿刺示意图

（1）体位：一般采用45°仰卧位。

（2）穿刺位置

1）心前区心包穿刺：在胸骨左缘第5肋间，心浊音界内侧约2cm至胸骨左缘外方约2cm之间都可穿刺（穿刺前应仔细叩出心浊音界并结合X线和超声检查选好穿刺点并标记定位）。用20号穿刺针向内、后朝脊柱方向，慢慢穿入心包腔，边进针边抽吸，抽到液体后即将针头固定好，穿刺不宜过深，以免损伤心肌或冠状动脉。

2）左剑突肋软骨角心包穿刺：以剑突和左第7肋软骨交角处作为穿刺点。用20号穿刺针与腹前壁成30°～45°角，针尖向上、后方向插入4～5cm，进入心包腔的底部，边进针边抽吸至抽出液体为止。

（3）结果判断

1）穿刺抽出血液，证明有血心包；抽出空气，说明有气心包。

2）心包穿刺抽出血液，临床不易判断是血心包还是急性心脏压塞时，可测量心包腔压力。心包腔内压力低于中心静脉压，可排除急性心脏压塞征；心包腔内压力等于或高于中心静脉压，则可确诊为急性心脏压塞征。

3）心包穿刺有25%假阴性率。因此如临床表现不能排除急性心脏压塞，即使心包穿刺阴性，也应进行心包切开探查。

（4）注意事项：严格掌握适应证。因此术有一定的危险性，故应由有经验医师操作或指导，并尽可能在心电图监护下进行穿刺。

心包穿刺抽出大量血液时，常难以肯定穿刺针头在心包腔内还是在心腔内。心腔内抽出的血液容易凝固，但心包腔内抽出的血液却不易凝固，是因心脏搏动对心包腔内的积存血液有去纤维蛋白作用所致。大量血液自心腔内不断流至心包腔内时，则去纤维蛋白的作用不明显，因而，心包腔内抽出的血液也可发生凝固。在此情况下，若伤情允许，可经穿刺针头注入25mL水溶性造影剂，同时用可移动的X线机检查，若注入造影剂后心包腔显影，说明针头已插入心腔内。较简易的方法是将一消毒的心电图导联连接在穿刺针头上，根据心电图的变化，判断针头的位置是在心包腔内还是在心腔内。当针尖触及心肌表面心外膜时，即显示反向的QRS波，有助于掌握穿刺深度。

二、中心静脉压测定

1. 适应证 中心静脉压测定的适应证为：①需了解患者中心静脉压（CVP）的高低，用以判断其血容量、心功能与血管张力的综合情况。②胸部外伤，尤其是对严重肺挫伤限制输液时的容量监控。③鉴别是低血容量抑或非低血容量性的循环衰竭。④鉴别少尿或无尿的原因是血容量不足还是肾衰竭所致。⑤需要大量输液或心脏病患者输液时、危重患者或体外循环手术时，作为指导输液量和输液速度的指标。

2. 正常值及临床意义 正常值为 $5 \sim 12cmH_2O$（$0.49 \sim 1.18kPa$）。中心静脉压降低表示血容量不足，如休克患者，$CVP < 5cmH_2O$，应迅速补充血容量。在补充血容量后，患者仍处于休克状态，而$CVP > 10cmH_2O$，则表示容量血管过度收缩或有心力衰竭的可能，应控制输液速度或采取其他相应措施。若 $CVP > 14 \sim 20cmH_2O$ 表示有明显心力衰竭，且有发生肺水肿的危险，应暂停输液或严格控制输液速度，并给予速效洋地黄制剂和利尿剂或应用血管扩张剂。

3. 方法 如下所述。

（1）患者仰卧，选好插管部位，常规消毒，铺无菌孔巾。

（2）局部麻醉后静脉插管方法

1）经皮穿刺法：目前较常采用。经锁骨下静脉、头静脉或颈内静脉插管至上腔静脉，深度 $12 \sim 15cm$，或经股静脉插管至下腔静脉，深度 $35 \sim 45cm$；上腔静脉插管所测压力较下腔静脉插管更为精确、可靠。

2）静脉切开法：现仅用于经大隐静脉插管至下腔静脉。

（3）将测压计的零点调到右心房水平，如体位有变动要随时调整。测压前使输液瓶内液体充满测压管到高于预计的静脉压之上。连接上静脉导管后，再将液体流向阀（三通）旋转到如图 1-6 所示位置，使测压管与静脉导管相通，这时测压管内的液体迅速下降，到一定水平不再下降时，观察液面在量尺上的相应刻度数，此即 CVP 计数。不测压时，旋转三通使输液与静脉导管相通，继续补液。每次测压倒流入测量管内的血液需冲洗干净，以保持静脉导管的通畅。现代监护仪均带有监测中心静脉压功能，将换能器与插管连接后即可由机器自动测量。以上手工操作仅在无条件的基层医院或紧急情况下使用。

4. 注意事项 注意事项主要包括：①如测压过程中发现中心静脉压突然出现显著波动性升高时，提示导管尖端进入右心室，立即退出一小段后再测，这是由于右心室收缩时压力明显升高所致。②如导管阻塞无血液流出，应用输液瓶中液体冲洗导管或变动其位置。若仍不通畅，则用肝素或枸橼酸钠冲洗。③测压管留置时间，一般不超过 5 天，时间过长易发生静脉炎或血栓性静脉炎，故留置 3 天以上时，需用抗凝剂冲洗，以防血栓形成。④使用血管活性药物、正压辅助通气及明显腹胀、肠梗阻等腹腔压力过高时所测得压力均受影响，需正确评估。

三、肋骨骨折外固定术

1. 胶布固定术 适用于闭合性单处肋骨骨折。患者取坐位或侧卧位。伤侧胸壁剃毛，涂安息香酸酊以增加胶布的黏性，并减少皮肤刺激反应。用宽 $7 \sim 8cm$ 的胶布条，于患者深呼气后屏气时，紧贴胸壁后端起自健侧脊柱旁，前端越过胸骨。从胸廓下缘开始，依次向上粘贴胶布条到腋窝下方，上、下胶布条重叠 1/3 宽度，成叠瓦状。胶布贴紧胸壁有时可引起表皮水疱，在暑天肥胖者尤易发生，且有限制呼吸的弊端，现已应用较少。目前较常用的是弹力胸带外固定法。

2. 牵引固定法 适用于闭合性多根多处肋骨骨折并胸壁软化反常呼吸运动者。在局部麻醉下，消毒胸壁软化区用无菌巾钳经胸壁夹住中央处游离段肋骨，再用绳带吊起，通过滑轮作重力牵引，使浮动胸壁复位。牵引重量 $2 \sim 3kg$，固定时间 $2 \sim 3$ 周，此法不利于患者活动。另一种方法是在伤侧胸壁放置牵引支架，把巾钳固定在硬性支架上，患者可起床活动（图 1-7）。

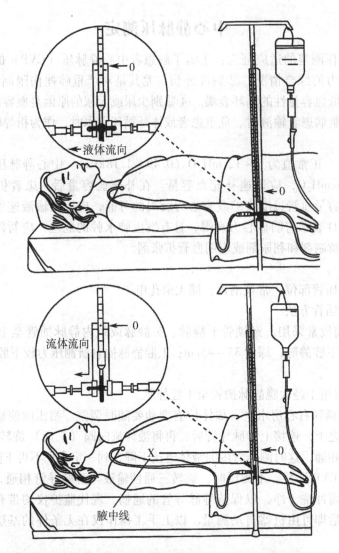

液体流向

流体流向

X

腋中线

图1-6 人工测定中心静脉压装置示意图

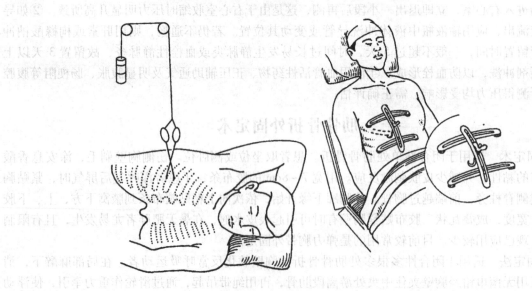

图1-7 肋骨骨折外固定法

（石国亮）

第三节 剖胸探查适应证及技术

胸部创伤是较常见的损伤之一，其发病率仅次于头部创伤和肢体创伤而居第二位。因胸部容纳着人体呼吸和循环的重要器官，胸部创伤后容易引起呼吸功能不全和循环功能障碍，严重者可危及生命。在以前，对于大多数胸部穿透伤均施行剖胸探查术。近些年来，随着对胸部创伤救治经验的积累，对胸部外伤后的病理过程认识进一步深入，使剖胸探查手术（thoracotomy）仅用于有手术适应证的患者，而不是盲目探查。本章旨在讲述胸部创伤的剖胸探查的手术适应证及施行该手术时应注意的一些问题。

一、剖胸探查的适应证

根据伤情，将剖胸探查分为：急症剖胸和延期剖胸探查。探查手术适应证亦相应的划分为：急症剖胸适应证，非急症剖胸适应证以及手术禁忌证等。

（一）急症剖胸适应证

（1）胸内持续和大量的出血：胸内持续和大量的出血的判断多基于胸腔闭式引流管的引流情况。具体情况包括：①在置入胸腔闭式引流管的初时排血量达 1 000～1 500mL 以上或积血排出后引流管内持续有血液流出，大于 200mL/h，且持续 2～3 小时以上。②患者出现进行性休克的表现。③快速输血补液后血压不升，或稍稍减慢输血输液速度后血压下降或不稳。④未行胸膜腔闭式引流者，多次复查血细胞比容进行性下降或胸部 X 线检查提示胸部阴影持续增大等。这些均提示胸腔内有活动性出血，需要急症行剖胸探查止血。

（2）急性心脏压塞：心脏压塞多由于心脏壁破裂、心包内大血管破裂以及心脏或心包表面出血所致。急性心脏压塞需紧急手术，心包穿刺仅为手术前一种暂时性的救治措施。

（3）胸膜腔闭式引流后，引流管内持续有大量气体溢出或出现颈胸部皮下气肿、纵隔气肿，并有加重趋势，呼吸困难表现不能缓解或严重肺不张，提示气管、支气管破裂和大或深的肺裂伤者。

（4）胸腔内大血管损伤。

（5）食管破裂：胸腔引流液中出现食物残渣或经内镜或食管造影检查证实有食管破裂者，需早期手术处理。

（6）枪弹横穿纵隔伤。

（7）胸部穿透伤有大块组织缺损伴开放性血气胸，此类伤者在清创的同时应行胸内探查。

（8）大面积的浮动胸壁、多根多处肋骨骨折、肋骨胸骨骨折等，因胸壁反常呼吸面积大，严重影响患者呼吸功能而必须使用机械辅助呼吸者，要施行胸壁固定手术。由于对胸壁固定手术适应证仍存在不少争议，只有少数病例才考虑手术。

（二）延期剖胸适应证

（1）凝固性血：胸膜腔内血凝块的清除宜于伤后 3～7 天，伤者病情稳定后进行。在伤后 1 周内手术者，手术较为简单，仅需施行较小的剖胸术以清除血凝块。若在数周后手术则需施行胸膜纤维板剥脱术。

（2）慢性创伤性膈肌破裂：膈肌破裂后，若无出血，或腹腔脏器疝入胸腔无明显的压迫症状，或诊断一时不能明确者，可延期手术治疗。如果患者症状明显，则应急症手术。

（3）慢性创伤性胸主动脉假性动脉瘤：由于此类动脉瘤在受伤一年以上亦可能随时发生破裂，因此怀疑有此病者应积极行主动脉造影，一旦确诊应及早手术。

（4）心内结构损伤：创伤性心内间隔破裂或心脏瓣膜破裂及腱索、乳头肌断裂在经超声心动图或心导管检查证实明确诊断后应及时行手术治疗。

（5）胸导管损伤：胸腔闭式引流液或穿刺液为乳糜样液体，乳糜实验阳性，怀疑有胸导管破裂者经保守治疗无效，应积极手术治疗。

（6）创伤后慢性脓胸：早期处理血气胸或清除胸内异物可避免脓胸的发生。一旦发生脓胸应立即予以通畅引流，多能痊愈。少数转为慢性者，可行开放引流。只有极少数需行胸廓成形术或胸膜纤维板剥离术。

（7）创伤性肺脓肿：在保守治疗无效时，择期行肺叶切除术。

（8）创伤性气管－食管瘘。

（9）创伤性无名动脉－气管瘘和创伤性动静脉瘘。

（10）胸内有较大异物存留：在患者病情稳定后可考虑行手术取除异物。异物靠近心脏大血管附近或并发感染者应予以摘除。大于1cm的金属异物，尤其形状不规则者，日后可能并发咯血或感染，在患者情况稳定后应予以取除。

（三）剖胸探查的禁忌证

少量血胸、经气管支气管食管检查正常的纵隔气肿、内镜和血管造影正常的纵隔增宽、可疑的位于胸腔重要结构附近的异物存在、单纯的弹片摘除、肺挫伤、心脏挫伤、肺内血肿等均为手术的禁忌证，但并不绝对。以心脏挫伤为例，单纯心脏挫伤无手术指征，而当挫伤的心肌出血导致心脏压塞时，则应予以手术处理。

二、剖胸探查的注意事项

（一）术前准备

除胸腔内大出血需紧急剖胸探查止血外，大多数胸外伤患者应做好术前准备，以降低手术死亡率和减少术后并发症的发生。包括：①尽量维持患者血流动力学的稳定，出现休克者，应先纠正休克，使血压脉搏趋于稳定，尽量在收缩压大于80mmHg，脉压大于20mmHg时进行手术。但对于胸部进行性出血探查止血，经积极的输血补液治疗休克症状无明显改善者，应在抗休克治疗的同时迅速剖胸探查止血，只有在有效的手术止血后休克才能得以纠正。②要重视伤者的生命体征监测，对于昏迷者还应留置导尿管，观察每小时尿量、尿比重及酸碱度等，以了解患者的组织血流灌注和肾功能情况。③要静脉应用广谱抗生素。④对于胸腹联合损伤腹部症状重且无急症剖胸适应证者，在行剖腹探查之前，应先行患侧胸膜腔闭式引流术，以免加重已受损的呼吸功能，预防麻醉和手术中张力性气胸的发生。

（二）麻醉方法选择

要根据患者的受伤部位、伤情、手术切口的选择、手术方式以及患者年龄等因素选择合适的麻醉方法。由于患者已有休克或潜在休克的可能，所选用的麻醉方法尽可能达到以下要求：①对患者呼吸循环功能抑制较轻。②较少干扰脏器生理功能和影响血压波动。③快速达到麻醉镇痛而满足手术的需要。④选用麻醉医生比较熟练掌握的麻醉方法。另外，对于高度呼吸困难和严重缺氧患者、麻醉插管时可能发生呼吸停止或心脏骤停，应引起注意。

（三）手术切口选择

应根据胸部创伤的原因和受伤机制、创口的位置和术前判断的受伤脏器部位选择合适的手术切口。原则上所选择的手术切口要达到以下要求：①操作简便。②出血量少。③尽量接近受损脏器部位。④能迅速切开直达受伤脏器并能作适当延长。切口宜足够大，使手术野显露良好，便于探查。

1. 前外侧切口　如下所述。

（1）适应证：前外侧切口是胸部手术损伤最常选用的探查切口（图1-8）。前外侧切口可避免纵隔移位和心脏受压，对呼吸和循环功能影响较小，不需翻动体位，同时加作剖腹切口亦较为方便；该切口可向后外侧延长，向前延长横断胸骨可进入对侧胸腔操作。另外，因进胸仅切断较少的肌肉，术后对患者影响较少。前外侧切口的适应证为：心脏损伤、心脏压塞、行胸内心脏按压、凝固性血胸清除凝血块、胸廓内动脉或肋间动脉出血、严重的肺损伤、肺血管和腔静脉损伤、支气管损伤和胸内气管损伤等（除个别需作胸骨正中切口外，一般多行右侧剖胸切口）。

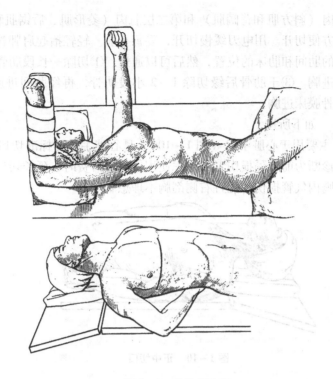

图1-8 前外侧切口

（2）体位：先取仰卧位，用软枕将术侧胸部垫高30°~45°，患侧上肢妥善固定于麻醉架上。

（3）手术步骤：切口在乳房下缘，自胸骨旁沿第4或5肋间向后走行至腋中线，略弯曲呈弧形，将胸大肌、胸小肌、前锯肌和部分背阔肌切断，沿肋间途径进胸，注意避免损伤胸廓内动静脉，如显露仍不满意，可将第4、5或第3肋软骨切断，如仍需要扩大可将切口向健侧延长，结扎切断对侧胸廓内血管，横断胸骨。

2. 后外侧切口 如下所述。

（1）适应证：右后外侧切口可为肺、气管、食管等部位的损伤处理提供良好的暴露，主要用于肺、气管、食管损伤的手术探查切口（图1-9）。尽管其也可以为右心房和某些左心房损伤的处理提供显露，但它不宜作为处理心脏损伤的探查径路。另外，该切口可以很好地显露上下腔静脉、奇静脉和部分显露右锁骨下动脉。左后外侧切口可以良好的显露后纵隔、左肺及肺门、胸降主动脉和左锁骨下动脉等。该切口也可用于处理左后外侧面的心脏损伤。

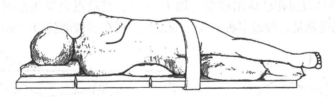

图1-9 后外侧切口

（2）体位：取对侧卧位，手臂前伸，放在手术台边的搁手架上，角度以舒适不过伸为准，卧侧腋下放一软枕，既可以增加术侧肋间隙的宽度，又可以减少臂丛神经的损伤。两腿用枕头隔开，下腿髋关节和膝关节伸直，上腿弯曲放在软枕上，用沙袋支持患者的背部和腹部保持体位，然后用两条有粘贴毡的宽布带分别固定髋部和膝关节。

（3）手术步骤：皮肤切口由背阔肌前沿附近开始，向后到达肩胛骨后缘和脊柱中线之间，在肩胛骨下2~3cm绕过肩胛骨，使之呈新月或S形。切开皮肤和皮下组织，保护皮肤后，于肩胛骨内侧缘寻找到听诊三角，用电刀切开到达骨性胸壁。顺肌层和骨性胸壁之间的间隙，伸入左手示指和中指，向前

— 9 —

稍加分离，可见第一层肌肉（斜方肌和背阔肌）和第二层肌肉（菱形肌、后锯肌和前锯肌），如此可使整个肌层组织完全显露并方便切开。用电刀缓慢切开，妥善止血。轻轻抬起肩胛骨，右手伸入自上而下计数肋骨，确定所要切开的肋间和肋床的位置，然后可以通过：①切除一长段肋骨经肋床进胸。②沿肋骨上缘切开肋间肌经肋间进胸。③于肋骨后缘切除1～2小段肋骨，再经肋间进胸。④切开肋骨骨膜，从肋骨上缘剥离骨膜，经骨膜床进胸。

3. 胸骨正中劈开切口　如下所述。

（1）适应证：该切口主要用于心脏手术（图1-10），是心脏手术的标准切口，但在胸部损伤中的应用较少。只在少数术前诊断为前纵隔损伤者才考虑使用。该切口费时，延长切口有一定的限度。应用适应证为升主动脉损伤、胸内气管损伤可能且右侧剖胸不理想者。

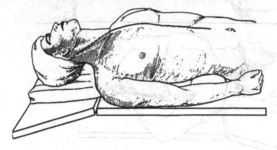

图1-10　正中切口

（2）体位：仰卧位，两肩之间垫一窄枕，使胸骨向前突出。

（3）手术步骤：自胸骨颈静脉切迹上和剑突下方作一直切口，切开皮肤、皮下组织和胸大肌筋膜。沿胸骨正中线切开骨膜，用手指自胸骨上窝处紧贴胸骨后钝性分离，再在胸骨下端后方将横膈的附着部分开，用组织剪一把合拢伸入胸骨后，紧贴胸骨后张开以达到分离的目的。然后使用电锯由下向上（或由上向下）沿正中锯开胸骨，填入一块纱布至胸骨后隙，起压迫止血和清洁术野的作用，并用骨蜡或电凝止血。推开两侧纵隔胸膜，湿棉垫保护伤口，胸骨撑开器轻轻撑开两半胸骨，撑开器应放置在胸骨的下1/3处，以免损伤无名静脉和臂丛神经。

4. "活板门"式切口　该切口可为处理左侧胸部损伤提供良好显露，具有显露较长段的左颈总动脉和左锁骨下动脉的优势（图1-11）。

5. 经剑突下心包切开　主要用于心脏压塞患者紧急处理途径。该切口向上延长，行胸骨正中切口，亦较为方便，可暴露整个心脏及大血管，如打开胸膜可暴露两侧肺门。其缺点为对后纵隔损伤（如胸降主动脉、食管的创伤）则难以处理。

6. 胸腹联合切口　该切口现在已应用较少（图1-12），其缺点为损伤范围大，创伤重，费时久，容易加重伤者呼吸循环功能紊乱，导致多种并发症的发生。现在多被剖胸切口加剖腹切口取代。

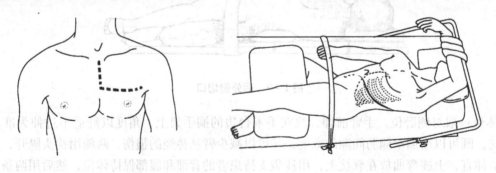

图1-11　活板门切口　　　　　　图1-12　胸腹联合切口

取右侧卧位，采用后外侧切口经第7肋间进入胸腔。探查后认为有必要进入腹腔时，延长胸部切口到脐与剑突连线的中点，切断肋弓，从肋弓向食管裂孔方向剪开膈肌，即可显露胸腹腔。

（四）手术探查步骤

剖胸探查应先探查和处理心脏大血管损伤，其次为气管、支气管、肺、纵隔、食管、胸导管和膈肌。对于胸腹联合损伤，无论先开胸还是先开腹，术中先要行膈肌探查，了解膈肌有无损伤，若有则需要进行相应的处理，切勿遗漏。在剖胸时发现膈肌破裂者，要切开膈肌探查腹内情况。盲管损伤者需探查异物存留的部位，并予取除。

（五）异物取出

伤道内的异物应在清创时取除。胸膜腔内的异物、肺组织表面的异物，术中要尽量取净。可沿伤道切开后行肺创面修补，肺组织损伤严重无法修补者，在尽量保留患者肺组织的条件下可连同异物行肺段或肺叶切除术。对于心血管金属异物有存留者，一般认为右心系统对金属异物耐受性较好，可无不良反应，故不一定需要摘除。但在心包内的金属异物，几乎均导致化脓性心包炎，必须及早摘除。动脉的枪弹栓，应立即摘除，必要时行血管重建。心内和肺动脉内异物可不急于摘除，特别是右心内异物，可待患者情况稳定后择期摘除。静脉系统内投射物滞留一般无症状，如有症状可择期摘除。对于穿透并嵌顿在胸壁内的长形异物，因其对胸膜腔起暂时的封闭作用，不宜在急救或清创时贸然的将其取出，否则会导致大出血或血气胸，应在充分估计可能发生的各种情况，并做好充分的术前准备后取出。

（六）胸腔冲洗和引流

胸腔手术术毕应对胸腔进行彻底冲洗，并于低位肋间置入胸腔引流管（或附加高位肋间引流管），这是胸内脏器损伤后防治并发症的重要措施，有利于伤者在开胸清创术后顺利的康复。这一点亦应引起手术者的重视。

（石国亮）

第二章

胸外科基本检查

第一节 胸外科影像学检查

一、胸部 X 线检查

19 世纪 60 年代英国的辛普森预言，揭开人体奥秘的曙光即将来临，医生可以不必外科手术就能观察到人体内部的解剖结构。30 年后的 1895 年，德国物理学家伦琴发现了 X 线，并为他夫人拍摄下第一张手的 X 线照片。从此，医学上开创了应用 X 线诊断疾病的新时代。

胸部 X 线检查技术包括：常规摄影（平片）、透视、体层摄影、食道吞钡检查、支气管造影和其他特殊摄影。常规摄影最适宜于胸部疾病和肺肿瘤的诊断。透视可作为胸片的补充，进行动态观察。造影检查是应用 X 对比剂注入受检部位，以增加与周围组织的对比度来诊断疾病的一种技术。

（一）X 线检查方法

1. 普通 X 线摄片（radiography）

（1）胸部摄影（chest radiography）：又称胸部平片。胸部 X 线摄片经济简便、应用广泛，是胸部疾病诊断的基本检查方法。它具有良好的清晰度、对比度，有一客观的记录，便于复查时对照和会诊。肺部常规摄片应包括：站立后前位和侧位，不能站立的患者可采用坐位或仰卧前后位。在胸部 X 线平片上，有 4 种不同密度，由高到低分别为：骨、软组织（水）、脂肪和空气，形成良好的自然对比，一张优质的胸片能清楚显示胸部脏器的轮廓、病变的形态和大小。

胸片是发现肺部病变，对病变进行定位、定性的先导和进一步检查的基础。但胸部 X 线平片有它一定的局限性，胸片是一张胸部组织结构相互重叠的图像，约有 1/3 的肺组织被纵隔、横膈及肋骨遮挡，某些隐蔽部位的病灶常不能清楚显示；由于 X 线的密度分辨率较低，难以显示微小的病变，给诊断带来一定的困难；胸片只是某一瞬间的影像记录，不能对运动的脏器进行动态的观察。因此，当胸片上发现有异常时，应根据临床诊断的需要进一步做其他的影像学（CT、透视等）检查。

胸片对于心血管疾病的诊断同样具有重要价值，胸部 X 线摄片可了解心脏的形态、位置、各房室的大小和肺血管情况。心脏 X 线摄片的靶片距离要求为 2m，常规位置包括：后前位、左前斜位、右前斜位和吞钡左侧位。心脏各房室和大血管在 X 线片上的投影相互重叠，所显示的是各房室的轮廓，不能显示其内部结构和分界。熟悉和掌握心脏大血管的 X 线解剖和在不同位置上的投影（正常心脏的 X 投影）是心脏疾病诊断的基础。

（2）数字 X 线摄影（Digital radiography，DR）：又称数字 X 线成像，是普通 X 线装置与电子计算机相结合，把 X 线信息由模拟信息转换成数字信息形成的数字图像。DR 依其结构的不同可分为：计算机 X 成像（computed radiography，CR）、数字 X 线荧光成像（digital fluorography，DF）和平板探测器（flat panel detector）数字 X 线成像。

CR 是将 X 线摄影的信息记录在特制的影像板上，再由读取装置转入计算机内，产生数字化图像，而后经数字/模拟转换，产生的灰阶图像。

平板探测器数字 X 线成像是用平板探测器将 X 信号转换成电信号后直接数字化，X 线信息损失少，噪声少，图像质量高，成像时间短，是数字 X 线成像今后发展的方向。

DF 是被检查部位在影像增强器荧屏上形成图像后，用高分辨率摄像管对 TV 上的图像进行扫描，把影像增强器上的图像分成一定数量的小方块，即像数，再经模拟/数字转换器转成数字，并按序列排成数字矩阵，使影像数字化，再经数字/模拟转换器将数字矩阵转换成模拟灰度，并于监视器上显影。

与普通 X 线图像相比较数字 X 线成像的优点是：数字 X 线图像可进行后处理，以增强某些组织或结构的特征；可清楚显示纵隔内的结构及被重叠的肺组织，尤其是对结节性病变的显示明显优于传统 X 线成像；摄片条件的宽容度大，可提高摄片的质量和减少患者接受的 X 线量；图像可由磁盘或光盘储存，亦可联网和传输，实现无胶片化等。数字 X 线摄影现已得到广泛的应用，有替代普通摄影的趋向。

2. 体层摄影（Tomography） 又称断层摄影。在普通 X 线照片的投照路径上所有影像重叠在一起，使病变的影像因与其前后结构重叠，而不能清晰显示。体层摄影是通过特殊的装置，在曝光过程中，X 线球管与片匣绕所选定的支点成相对方向移动，获得该支点层面上组织结构的影像，而层面以外的结构在投影过程中被模糊而不成影像。由于 CT 扫描的出现，体层摄影的应用已大大减少，实际上，在需要做体层摄影时，如已有 CT 设备，总是选择做 CT。

3. 高千伏摄影（high kV radiography） 高千伏摄影的电压（120~125kV）明显高于普通胸片的电压（60~80kV），穿透力比普通 X 线强，高千伏胸片可减少肋骨、胸壁软组织等重叠结构的影响，使肺血管纹理及病变显示得更清楚，高千伏摄影可穿透纵隔，有利于气管、主支气管及心脏后的病变的观察，但对肋骨破坏（如转移）、骨折和肺内钙化的显示较差。

4. 透视（Fluoroscopy） 是将被检查部位置于 X 线球管与荧光屏之间，利用 X 线的荧光作用直接进行观察，故又称为荧光透视。透视可转动患者体位进行多方位观察，可了解器官的动态情况，如膈肌的运动，心脏、大血管的搏动以及胃肠道的蠕动和排空等，目前胸部透视仅作为胸片的补充，主要用于胃肠道钡剂检查。

透视的优点是简便、经济，不仅可以观察组织和器官的形态和运动情况，还可以随意转动被检查者的体位，多角度、全面观察病变情况，使肺野内较小病变不致与肋骨或心脏遮蔽而漏诊，并可观察病变是否随体位转动移出肺野外，以区分胸腔内外病变，根据需要还可选择深吸气或呼气末多相透视。

透视的缺点在于：对肺的细微结构、微小的病变的显示不很清晰；太厚或过于密实部位的病变也难以显示清楚；透视常无客观的记录，不便于病变复查和对比。由此可见，透视的优点是摄片的不足之处，而摄片的长处正是透视的缺点，二者有互补作用，只有二者密切配合，才能充分发挥 X 线检查技术对胸部的诊断作用。

肺部透视常规采用立位，幼儿、老年或体弱者可取坐位，危重者可取卧位。透视应按顺序、全面观察胸部的每一部分，包括骨性胸廓、胸壁软组织、两侧肺野、心脏大血管、纵隔和横膈等，如有异常发现可转动体位对局部进行细致的观察。心脏、大血管的透视应取正位、左前斜位、右前斜位以及侧位观察，观察心脏的形态，各房、室的大小，心脏、大血管的搏动和肺门、肺血管的分布等。心脏透视常规应吞服钡剂，除观察食管的形态、曲度和位置外，主要是了解左心房是否增大。

5. 造影检查 为弥补天然对比 X 线诊断的不足，应有人工的办法，将造影剂引入所要检查的器官，使其产生明显的人工对比，以显示其形态和功能的方法，称之为造影检查。造影检查的应用显著扩大了的 X 线检查的范围。胸部常用的造影检查有食道钡餐造影检查和支气管造影检查。

食道钡餐造影检查：主要用于食道病变的诊断和观察左心房有无扩大。食道钡餐检查包括透视和摄片，吞钡后应从不同角度观察食道并摄片，常规取正位、左右斜位和侧位。常用钡剂有钡剂悬液（用于食管的双对比检查）和钡糊（用于食管的黏膜检查）。

支气管造影：主要用于支气管扩张的诊断，由于螺旋 CT、多层 CT 的应用，支气管造影已很少应用。

（二）胸部 X 线片的阅读和分析

读片之前首先要了解病史并检查胸片的技术质量是否符合要求，如曝光条件、患者的位置、吸气是否适当等。阅片应按顺序进行，仔细、系统地观察胸部的每一个结构的影像，不要把注意力只集中在主要的病变上，而忽略其他一些次要的但对诊断有帮助的线索（图2-1）。

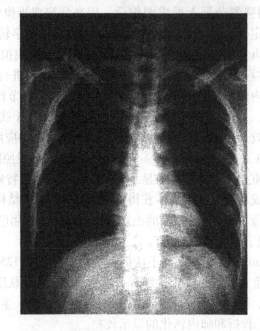

图2-1 正常胸部正位片

1. 读片顺序

（1）首先核对胸片上的文字标识是否正确、完整，如姓名、性别、年龄、摄片日期和左、右等。

（2）胸壁：所有的骨性结构都应仔细观察。正常胸椎呈长方形，骨皮质清晰，椎弓根完整。肋骨的上缘皮质线都较清晰，下缘因有血管、神经沟而比较模糊。任何骨结构的破坏都应视为异常，可能为肿瘤或转移。另要注意胸壁软组织的厚度是否匀称，不对称的软组织厚度可被误认为是病变。

（3）横膈：正常的膈面平滑、光整，可有小切迹，右侧膈顶通常位于第5、6前肋间水平，比左侧高2cm左右。通常膈顶呈圆顶状，最高点位于中内1/3，膈面升高，同时膈顶的位置外移至外1/3，则要考虑有肺底积液的可能。两侧肋膈角锐利，肋膈角变钝常提示有少量积液或胸膜增厚。

（4）胸膜：叶间裂的位置是否正常有利于判断有无肺不张。侧位胸片上，斜裂是从T_4水平向前下斜行至横膈前1/4处。水平裂在正、侧位胸片上均能见到，在右侧肺门中部向外、前呈水平方向行走。胸腔积液可见外高内低的弧形液面，常伴纵隔移位。气胸为脏层胸膜、壁层胸膜内积气、分离，可见肺压缩边缘，两者之间无肺纹理。

（5）纵隔：观察纵隔首先要注意气管是否居中，腔内有无肿块，管壁有无增厚，这些极易被忽视和遗漏。另要注意纵隔有无异常增宽和增宽的部位，通常在侧位片上把纵隔分为前中后3个部分，前纵隔的肿块有甲状腺、胸腺和生殖细胞瘤，中纵隔的肿块有淋巴结病变、食管病变、裂孔疝和肠源性囊肿，后纵隔肿物有神经源性肿瘤。

（6）纵隔线是肺与纵隔的界面，或是两肺靠近时所形成的胸膜线，在X线胸片上能见到，CT从横断面上显示更为清楚，纵隔内有占位可使胸膜线移位。常见的胸膜线有：①前联合线，位于主动脉后心脏的前方，从胸骨柄开始偏左，向下延续约数厘米。升主动脉突出、动脉瘤、淋巴结肿大或占位病变可使该线结构、密度发生改变，CT显示更良好；②后联线，位于主动脉弓平面以上，食管左右的胸膜线。胸膜增厚、食管壁异常和纵隔占位等病变，常可见该线的异常；③右气管旁线，正常成人宽度可约4mm，由胸膜、纵隔脂肪、结缔组织和气管右壁构成。右气管旁线增厚，可能是气管、纵隔和胸膜病变，最多见的是气管前淋巴结肿大扩展到气管右侧壁；④气管后线，气管后线由气管后壁、纵隔内组织及胸膜组成。实际上是右气管旁线的延续，气管后线增厚最常见原因是食管癌，其他如食管扩张、迷走锁骨下动脉、气管肿瘤、气管淋巴结肿大也可引起该线增厚（图2-2）。

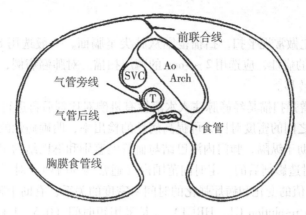

图 2 - 2　纵隔线示意图

（7）肺门：主支气管、叶支气管、肺动脉和肺静脉构成肺门，左肺门通常比右肺门高 1～2cm，肺门位置改变常常是由于肺不张、萎陷或肺切除。肺门淋巴结肿大引起的肺门增大常呈分叶状，肿瘤则呈局限性肺门增大。

（8）肺野：肺血管是肺纹理的主要组成部分，自肺门向肺野延伸，逐渐变细并出现分支，在肺的外带基本上看不到肺纹理，支气管与肺血管伴随，呈管状或薄壁环状结构。如果这些影像发生变化，就提示有病变。

X 线诊断是影像学诊断，是用解剖、生理、病理生理和病理解剖等来解释 X 线片上的各种影像产生的成因，并做出诊断。X 线诊断通常包括定位诊断和定性诊断。但 X 线表现与临床疾病一样，存在"同影异病和异影同病"的现象，所以在诊断过程中必须密切结合临床病史、实验室检查以及其他检查结果，全面、综合地进行分析。

2. 胸部病变的分析

（1）病变的位置和分布：某些病变常有一定的好发部位，它们的分布也有一定规律，如浸润型结核多在锁骨下区，而支气管肺炎则多在肺底；后纵隔的肿瘤常为神经源性肿瘤，而中纵隔的则多为淋巴类肿瘤。

（2）病变的形状与边缘：肺内的片状或斑点状渗出性病灶以炎症性病变为多，尤其是以结核为常见。而肿块阴影则多为肿瘤、结核球或炎性假瘤等。边缘锐利者常见于良性肿瘤，而边缘模糊者又以急性炎症为常见。

（3）病变的数目：病变的数目常与其病变性质有关，如肺内的多发结节状病灶大部分是血行转移瘤。

（4）病变的密度：病变可呈高、低或混杂密度。渗出性病灶密度较低，而硬结、钙化则密度较高。

（5）病变的周围情况：观察病变时，对其周围情况也应有所了解，如肿块周围有无阻塞性炎症存在，远端有无胸膜凹陷、肺门和纵隔有无肿大淋巴结等。

二、计算机 X 线体层摄影

计算机 X 线体层摄影（Computed Tomography，CT）20 世纪 70 年代应用于临床。CT 图像是通过 X 线球管绕人体旋转，X 线束通过人体某一厚度的横切面后被排列成弧形的探测器所接收并获得大量数据（达数十万数据），这些数据经计算机记录、处理后产生相关层面的数字图像。CT 图像具有较高的空间分辨率和密度分辨率，避免了组织结构的重叠，能够发现早期较小的肿瘤。近年来，CT 技术又有了突飞猛进的发展，螺旋 CT、高分辨 CT（HRCT）的应用极大地缩短了检查时间，图像质量得到明显提高，20 多年的临床实践结果证明，CT 已成为诊断体内各部位肿瘤的一个极其重要的检查手段，在肿瘤早期诊断、鉴别诊断、治疗和随访等方面意义尤其重大。CT 的问世大大地提高了胸部肿瘤的发现率和确诊率，已成为肺部疾病诊断及鉴别诊断的首选方法。

（一）检查方法

1. CT平扫　CT检查先做常规平扫，扫描范围从肺尖至膈面，一般选用8~10mm层厚，8~10mm层距，对于肺内小于2cm的病灶，应选用2~5mm的薄层扫描。对肺癌病例，原则上扫描范围应包括肾上腺，以确定有无肾上腺转移。

2. CT增强扫描　CT增强扫描是经静脉注入水溶性有机碘对比剂后再进行扫描的方法。增强扫描增加了正常组织和病变组织之间的密度对比，可提高病灶的检出率，明确病灶的性质和观察病灶与周围结构的关系。增强扫描还有助于纵隔、肺门内淋巴结与血管的鉴别和淋巴结的定性诊断。

动态CT扫描是在注射造影剂后的一定时间范围内（通常为30秒），对同一层面进行连续扫描。动态CT扫描可观察病变CT值的变化和病灶强化的时间-密度的关系，有助于肺部肿块的良、恶性鉴别。

3. 高分辨率CT（high resolution CT，HRCT）　是采用短时间（0.5~1秒）、薄层（1~3mm）、小视野（80mm）扫描和高频率（骨）算法重建图像的技术，它提高了CT图像的空间分辨率和清晰度。高分辨率CT可显示肺部的微小结构，能更清晰地显示肿块的密度、边缘及与肺血管和支气管的关系。

4. 螺旋CT和多层螺旋CT　是通过滑环技术与扫描床匀速连续移动来完成。在扫描过程中，在X线管360°连续旋转的同时床面也连续平直移动，使扫描的轨迹呈螺旋形，故得名螺旋扫描。一次扫描可收集到扫描范围的全部数据，故又称其为容积扫描。

MSCT与SCT不同的是采用多排探测器，一次扫描可获得多层图像，因此它的扫描时间更短（0.5秒），层厚更薄（0.5mm）和图像重建速度极快，是CT技术的又一重要发展。

螺旋CT的优点为：①扫描速度快，可做大范围的扫描，患者在一次屏气状态下能完成肺脏的全部扫描；②所获得的是容积数据，因此可做任何层面的重建。对肺内结节病灶，可确保图像通过结节中心，减少容积效应，并能准确地测量CT值和观察病变形态；③可进行多期增强扫描以观察病变的强化时相和特征；④螺旋扫描可选用不同的后处理技术获得多种高分辨的重建图像、多平面重建（MPRs）、仿真气管支气管内窥镜（virtral bronchoscopy）和三维CT血管重建（CT angiography CTA）等，有助于观察病变形态和与周围结构关系。在螺旋CT基础上的实时CT透视（real-time fluoroscopy）使CT导向经皮针刺活检和引流更准确、方便。

（二）正常胸部CT表现

1. 正常纵隔CT表现　纵隔位于两肺之间，上自胸廓入口，下至横膈，前方为胸骨，后为胸椎，两侧以壁层胸膜为界。纵隔内有气管、主支气管、食管、心脏、大血管、淋巴结等，各脏器间有脂肪分隔，能清晰分辨，熟悉常用断面的CT解剖对肿瘤的诊断十分重要。

（1）胸廓入口层面：该层面可见3对血管从前到后依次排列在气管两侧，前外侧为头臂静脉，其后为颈总动脉，最贴近气管，后外侧为锁骨下动脉。

（2）主动脉弓上层面：该层面可见5支血管，排列较为规则，自右向左依次为上腔静脉、无名动脉、左颈总动脉、左锁骨下动脉和左头臂静脉。无名动脉位置恒定，多数紧贴气管的正前方。左锁骨下动脉位于气管的左侧或稍靠前。左头臂静脉横行于无名动脉的前方，右行与右头臂静脉汇合成上腔静脉。

（3）主动脉弓层面：主动脉弓直径为3~4cm，在气管前呈弓状由右前向左后斜行。其右侧是上腔静脉，左侧为左肺，中部与气管左前壁紧邻，后部右侧是食管。上腔静脉位于气管的前方，呈椭圆形，直径约为升主动脉的1/2。

（4）主动脉窗层面：主动脉变成2个分开的血管断面，即升主动脉和降主动脉，两者之间为主动脉窗。升主动脉位于气管的前方，降主动脉位于气管的左后方，食管的左侧，紧邻脊柱。奇静脉紧贴气管右侧壁上行，在气管隆嵴或上1~2cm处，向右前方绕过右主支气管从后方汇入上腔静脉。

（5）肺动脉层面：左肺动脉主干位于升主动脉的左侧，前外侧与左肺相邻。右肺动脉主干位于升主动脉和上腔静脉的后方，右主支气管和中间支气管的前面，前后径约（2.0±0.4）cm。左肺动脉较右肺动脉高1~2cm，在隆突下的1cm处绕过左主支气管入肺门。

（6）心包层面：该部位主要结构包括心脏、降主动脉、奇静脉及半奇静脉。降主动脉在进入膈肌后脚间隙之前，渐靠近中线，其直径及迂曲程度因年龄和体型而异。奇静脉弓大部分位于降主动脉右侧，半奇静脉位于降主动脉的后方。在心脏的 4 个心腔中，左心房位置最高，且位于脊柱和食管的正前方；右心房位于右侧；右心室位于正前方，其左后方为左心室。

（7）胸段食管：食管位于后纵隔，上胸段稍偏左，可超出气管左缘 4~6mm，到气管隆嵴层面才回到正中线，气管分叉以下又逐渐向左偏移，约相当于第 8~9 胸椎水平越过降主动脉前方，下行穿过膈肌食管裂孔，更向左偏，与贲门相接。食管壁通常不超过 3mm，超过 5mm 应视为异常。

（8）纵隔间隙：在心脏、血管、气管、纵隔胸膜和骨骼之间的真性或潜在性腔隙称纵隔间隙。这些间隙均为脂肪组织充填，正常情况下可见数个直径 1cm 以下的淋巴结。纵隔肿瘤或纵隔淋巴结肿大常使这些结构形态和密度发生改变。

（9）纵隔线：胸部片所见的纵隔线 CT 显示得更为清晰。

2. 肺门 CT 解剖　肺门是两侧肺的支气管、肺动脉、肺静脉和神经组织等进出纵隔的地方，影像学上的肺门阴影主要由血管，尤其是肺动脉组成，正常肺门位于第 2~4 前肋，左侧较右侧高 0.5~2.0cm，密度及形态大致相等，但正常肺门的大小、形态差别很大，因此任何肺门的阴影，不能肯定是血管影时都要怀疑为病变，需做进一步检查。

（1）肺门上层面：右上叶支气管上方约 1cm 处，相当于气管隆嵴的层面。

右肺上叶尖段支气管断面位于气管或右主支气管外侧的肺野内，呈中空的环形影，其内前及外后的致密影分别是右肺上叶尖段动脉和右上肺静脉后支。

左肺上叶尖后段支气管呈中空的环形，若切面稍高，可见其分为尖段和后段 2 个环形。左上肺动脉在它的内侧，2 个分支尖段及后段肺动脉分别在支气管的前方和后方稍靠内。左上叶肺静脉后支常位于尖段和后段支气管环形影之间。

（2）上肺门层面：即右主支气管或左肺动脉层面。右上叶支气管呈水平方向由内向外走行。其外侧可见右上叶支气管的 3 个分支，前段向前，后段向后，在前段支气管开口的气管影内的环形密度影，为尖段的开口处。该层面可显示右上肺动脉的前干，位于上叶支气管的前方，前段支气管的内侧，右上叶前段和后段支气管的夹角内的段密影为右上肺静脉的后支，其位置相对较为恒定。

左肺动脉约在气管隆嵴下 1~2cm 层面，紧贴主动脉弓左缘的近似卵圆形的致密阴影，左肺动脉直径男性为 10~16mm，女性为 9~15mm。其下 1~1.5cm 为右肺动脉层面，它位于右主支气管的前方。左上肺静脉位于尖后段支气管的前面内侧，其外侧是左上叶尖段动脉。

（3）中肺门：即中间支气管或左上叶支气管层面。右侧中间支气管长约 2~3cm，呈环形阴影。在它的前方偏外是右下肺动脉，前方是右上肺静脉，右下肺动脉前外侧常可见它的数个分支。

左肺可见左主支气管分出左上叶支气管，由内走向前外，约 75% 正常人远端前段和尖后段支气管共干，其余的左上叶支气管类似右侧呈三叉状分出尖后段、前段和段支气管。左上叶支气管内侧可见向前外走行的致密影，内侧为左上肺静脉前支，稍靠外的是左上肺动脉前段分支。在左上叶支气管后可见到已绕到其后方的左肺动脉降支，它的内后方是左下肺静脉。

（4）下肺门层面：即右中叶支气管层面与左下叶支气管层面。右肺门在该层面可见由中间支气管发出的走向前外侧的右中叶支气管，在该层面或稍偏下可见走向外后的右下叶背段支气管与中叶支气管呈一夹角，其间的三角形软组织影称中叶嵴，内含右下肺动脉，它分别向前外和后外发出中叶动脉和右下叶背段动脉。在中叶动脉和纵隔缘间部分人可显示右中叶静脉。

该层面约 50% 的人可显示左下叶背段支气管，部分人可与右下叶背段显示于同一层面，背段支气管走向后方，外侧缘有肺动脉分支，内缘紧贴左下肺静脉，左下叶支气管外缘可见卵圆形或双分叶形的左肺动脉降支，带状的中肺静脉在肺门前外侧横行越过肺门前方进入左心房。

（5）肺门下层面：右下叶基底段支气管层面。该层面往往可见 1~3 支基底段支气管分支，能显示全部 4 支者罕见。可根据其位置关系大致判定，各基底段肺动脉与相应支气管之间的关系不恒定，常呈树枝状或圆形断面影。该层面还见右下肺静脉在支气管后面向内前汇入左心房与其相对应左侧可见形态、走行与左下肺静脉类似。该层面两侧基本相似。

3. 肺叶、肺段和胸膜CT解剖　胸部CT可以根据肺裂（叶间裂）的位置判断肺叶，斜裂和水平裂分别把右肺分成上、中、下三叶和左肺上、下两叶。肺段间没有胸膜分隔。肺裂由2层脏层胸膜组成，CT表现为高密度的"细线影"，其周围为2~3cm宽的低密度"少血管区"，约90%的人可显示。斜裂上部由内前走向外后，下部由内后走向外前；水平裂表现为在右中间支气管层面较宽的"少血管区"，呈近似三角形或卵圆形，大部分人在1~2个邻近层面上可见。

奇静脉叶是较常见的副叶，发生率约1%，系胚胎血管发育过程中，奇静脉未移向正中，从胸壁下降把肺尖压向下方并进入右上肺内，奇静脉压迫胸膜形成一条向下肺裂，称奇裂，其末端含奇静脉，被分隔的肺称奇叶。在CT上奇静脉表现为椭圆形致密影。其他少见肺裂有：分隔下叶内基底段的下副裂，两侧均可见，以右侧稍多；分隔下叶背段的后副裂及相当于右水平叶间裂的左中副裂等。

在常规CT片上，支气管内充盈气体，呈低密度的"含气影"，与CT扫描平面平行时呈管状影，与扫描平面垂直或成一定角度时，表现为圆形或椭圆形阴影，亚段以下的支气管不易显示，如周围肺组织有实变则很小的支气管也都可能显示。肺血管表现为线状高密度阴影，自肺门向外周延伸，逐渐变细，血管断面表现为边缘规则、密度均匀的小结节影，在肺周边的1~2cm范围内见不到肺血管。一般来讲，肺动脉与同名的支气管伴行，多位于支气管的前、外或上方，从纵隔走向肺外围逐渐变细。肺段静脉主干位于同名支气管的后内或下方，以后走行于肺叶间隔之间，分支较少，变异多，最后汇合成上、下肺静脉汇入左心房。肺血管的管径在呼气末和吸气末不同，仰卧位时，其后底部因血流的坠积，血管粗呈星网状，肺后部密度较前部高，吸气时血管变细、密度差缩小，这些改变有助于肺血管与肺内结的鉴别。

胸膜分脏层胸膜和壁层胸膜，覆盖在肺和纵隔的表面，纵隔胸膜向后包绕降主动脉、脊柱、气管、主支气管、食管、左心房和肺静脉。奇静脉弓上方的右后纵隔胸膜返折在气管后形成的隐窝称气管后隐窝。奇静脉弓下方向右后纵隔胸膜返折称食管奇静脉窝，突入其内的肺组织叫肺嵴，属右下叶背段。

在肺底部膈面可见下肺韧带。它是由肺门以下壁层和脏层胸膜合并构成的，沿肺的纵隔面向下止于横膈，在横断面上形态不一，可呈三角形或线状影。内侧端在食管附近，外侧止于膈顶，下肺韧带其下端也可游离。有积液时可增厚。

三、胸部MRI检查

磁共振成像（magnetic resonance imaging，MRI）是利用原子核在磁场内所产生的信号经重建成像的一种影像技术。人体不同的器官、正常组织与病理组织之间的信号都有一定的差别，这种差别所形成不同的灰度产生磁共振图像。与CT不同的是，MRI的信号强度反映组织弛豫时间的差别，不是组织的密度。一般而言，组织信号强，图像相应部分就亮，组织信号弱，图像相应部分就暗，这样就构成了组织器官之间、正常组织和病理组织之间图像明暗的对比。影响组织信号强度的因素包括组织的T_1、T_2弛豫时间，质子密度和所选择的脉冲序列。

MRI在胸部检查的优点是患者不接受X线；能从横断位、冠状位及矢状位等多个位置进行观察，获得任意解剖层面的图像；可以用不同序列和参数（TR、TE时间等）增进了对胸部某些疾病检出率及鉴别能力；MRI又可利用血液的流空效应显示心脏、大血管，区别肺门区肿瘤、淋巴结及血管。由于影响MR图像的因素较多，成像方法较为复杂，MRI的空间分辨率低，正常肺脏与病变的信号对比度较差，对钙化灶不敏感，心脏搏动及大血管的血流产生噪声影响肺部疾病显示的清晰度。因此，MRI在胸部疾病诊断方面不如神经系统应用广泛，目前MRI主要用在纵隔和心脏大血管方面，肺部病变主要用于肺癌的分期，肺内肿块的诊断和鉴别诊断，区别肿块与肺不张等，可作为CT的辅助检查手段。胸部影像检查的主要检查方法仍是CT和胸部X线平片。

（一）检查方法

1. 脉冲序列　基本上采用SE脉冲序列，一般至少在一个扫描平面上做T_1、T_2加权与质子密度图像。T_1加权像（T_1W）即短 TR、短 TE 图像，TR（重复时间）=300~500ms，TE（回波时间）=20~50ms。T_2加权像（T_2W）即长 TR、长 TE 图像 TR=1 600~2 000ms，TE=60~100ms。质子密度图像即长 TR，短 TE 图像，TR=1 600~2 000ms，TE=15~50ms。

2. 扫描平面　常规先做横断位扫描，然后根据病变需要做冠状、矢状或斜位扫描。横断位是观察胸内结构的最好的切面，特别适于观察气管旁间隙、前纵隔和肺门。冠状位有助于胸腔入口、肺尖、肺底和主肺动脉窗的观察，以及上腔静脉、气管、主支气管、锁骨下动脉、奇静脉和肺静脉的显示。矢状位对肺尖、胸腔入口与肺底的显示颇有裨益。扫描层厚一般为 10mm，间隔 0~10mm，对小病灶可减薄扫描至 3~5mm。矩阵：为 256×256 或 256×128，前者图像分辨率较高，但扫描时间较长。

3. 门控技术　检查肺部与纵隔病变可不用心电门控与呼吸门控。为了提高图像质量可应用心电或呼吸门控技术。应用心电门控可减少心搏引起的伪影，但相对延长了扫描时间，不可避免地产生呼吸运动伪影。呼吸门控一般只在呼气时进行扫描，需要患者保持平稳的呼吸。

（二）正常胸部的 MRI 信号

1. 胸部的 MRI 信号　在胸部的 MR 图像上，肺、脂肪、肌肉、骨骼等组织有各自的信号强度，表现为不同的亮度。在 T_1W 图像上，以脂肪的信号最强，最亮呈白色，肌肉信号强度较低呈灰色，肺与骨皮质由于质子密度低信号最弱，为黑色。T_2W 图像上，水的信号最强，最亮呈白色，其次为脂肪呈白灰色，肌肉呈偏低信号，肺与骨皮质仍为低信号呈黑色。由于胸壁及纵隔内有较多的脂肪，在脂肪的衬托下能清晰地显示胸壁的结构和纵隔内脏器的形态。

2. 流空效应　在血管内流动液体不产生 MR 信号称流空效应，是 MRI 的特点。因此，无论是在 T_1W 或 T_2W 图像上，血管和心腔内流通的血液均为无信号的暗区呈黑色。

3. 肺内病变和肿瘤的组织　肺组织内充满气体为低信号，肺内的病变或肿瘤多为中等信号。

4. 其他

（1）T_1 为低信号，T_2 为高信号时，为水分多的病变，例如胸腔积液及囊肿。

（2）T_1 及 T_2 均为低信号时，主要为空气、血液、纤维化及骨皮质。

（3）T_1 为高信号而 T_2 呈中至高信号，为脂肪。

（4）T_1 及 T_2 均为高信号，为出血及含蛋白多的液体。

（三）正常胸部的 MRI 表现

1. 纵隔

（1）气管与主支气管：气管和主支气管腔内充满空气呈低信号或无信号。管腔的周围被高信号的脂肪所勾画，管壁呈中等信号，但通常看不见，只有在与纵隔胸膜和肺相接触的无脂肪衬托的区域才能见到，如气管的右侧壁、气管的右后外侧部和右侧主支气管。胸段气管的轴线成后倾斜的方向，取与气管的轴线平行的斜冠状位能完整地显示气管、左右主支气管及中间段支气管。

（2）大血管：血管腔内流动的血液通常为低信号，与纵隔内高信号的脂肪形成明显对比。血管壁的信号介于脂肪和血管腔之间，呈中等强度，但只有在与胸膜面、肺接触的无脂肪衬托的部位才能见到。在 MR 图像上，大血管能清晰显示，血管的管径越细见到的概率越小，文献报告能看到 3mm 直径的血管。

（3）食管：食管壁的厚度约为 3mm，在 T_1 加权像上，食管呈中等信号强度，与骨骼肌信号相近。食管的上 1/3 段、下段及食管胃吻合部通常能良好地显示，食管中段因与左房紧贴呈扁平状难以显示。

（4）淋巴结：纵隔内淋巴结在脂肪组织的衬托下可以见到，正常淋巴结的横径应小于 10mm，呈均质圆形或卵圆形结构，信号强度低于脂肪。

（5）胸腺：胸腺位于前上纵隔，横断位上呈三角形或圆形，矢状位呈椭圆形。在 T_1 加权图像上，胸腺的信号低于脂肪。随着年龄增长，胸腺的信号与脂肪相似。

（6）心包：心包位于心外脂肪和心包外脂肪层之间，呈低信号强度的线状影。

2. 肺门　在 MRI 图像上，肺门的肺血管和支气管均为管状的无信号的结构，表现相似，只能凭借它们的解剖学关系加以鉴别；在横断位上，采用心电门控技术能较清晰显示和识别。通常肺叶动脉、静脉和支气管几乎都能清晰见到，而肺段动脉、静脉和支气管的显示就不令人满意。在肺门的血管与支气管之间有软组织影充填，它们是由融合在一起的脂肪、结缔组织和淋巴结所组成，呈高信号，范围通常较小，直径 3~5mm。有 3 个部位较大，分别是：①右叶间动脉走出肺门后的上外侧部和下肺动脉的外侧部（3~15mm）；②右中叶支气管的前外侧（3~10mm）；③左上叶支气管和后降支气管节段肺动脉之间（3~10mm）。

3. 肺实质　肺泡内充满气体，质子密度很低，肺实质的信号非常弱，仅能在肺门周围看到少数分支状影像。而在肺的背部和胸膜下区，信号强度稍高，是由于靠近检查床的肺组织活动度较弱，肺实质充气不佳，或因水压作用，肺背部区域的血流灌注较多。

4. 胸膜　胸膜是肺实质与纵隔、胸壁以及横隔界面。MRI 空间分辨率低，正常胸膜不易显示，也不能显示叶间裂。

5. 胸壁　胸壁肌肉在 T_1 加权图像上呈现中等强度信号。因脂肪的衬托下显示清晰，肋骨、胸骨和脊椎因骨髓内含脂肪呈高信号，骨皮质为低信号。

四、胸部超声检查

（一）胸腔积液定位穿刺

由于超声显示积液特别敏感，而且能够确定其深度和范围，有助于包裹性积液的诊断和鉴别诊断，因而在临床上广泛用于胸膜腔积液的定位，超声引导穿刺成功率达 95%~100%。

1. 超声引导下胸腔穿刺抽液主要适应证

（1）可疑胸腔积液：对于积液量很少或穿刺失败的复杂病例，利用穿刺探头在超声引导下进行穿刺，可显示针尖进入积液病变的全过程，避免了盲目穿刺可能招致不必要的痛苦或其他脏器损伤，因而具有无放射性、可床旁进行等优点，可以帮助确定积液性质或明确病因诊断。

（2）大量胸腔积液

1）结核性胸膜炎，需积极抽液治疗以避免发生胸膜增厚。

2）癌性胸腔积液，需要多量抽液以暂时缓解症状。

3）其他原因如肝硬化、心力衰竭、肾炎，偶因大量胸腔积液引起严重呼吸困难而需要一时性缓解症状者。

4）血胸、脓胸、液气胸，在穿刺确诊后，宜尽快抽尽积液或气体，使肺早日复张。

上述大量胸腔积液、血胸、脓胸、液气胸等，不仅需要通过穿刺以明确诊断，更主要是抽出足够的量以达到治疗目的。后者通过置管引流或采用经改进的安全针管方法更为适宜。

2. 超声引导下胸腔穿刺抽液禁忌证　临床根据 X 线摄影拟诊为胸腔积液而超声未能证实或仅发现肋膈隐窝极少量积液者，抽液常很困难且易误伤胸腹部脏器，故可视为相对禁忌证。

（1）大叶性肺炎（下叶肺实变）或合并极少量积液（反应性胸膜炎）。

（2）胸膜增厚占优势的包裹性积液，积液已基本吸收。

（3）巨大的胸膜间皮细胞瘤合并少量积液。

（4）叶间胸膜炎伴有叶间积液，经体表超声检查定位有困难者。

3. 仪器和针具　二维超声仪器均可以用于胸部导向穿刺。有时为了区别血管，安全操作可以选用具有彩色多普勒血流显像功能的超声诊断仪。对胸壁或表浅肺组织穿刺，以高分辨力线阵或凸阵探头为首选，频率 5~13MHz 为宜。对胸腔深部肺组织活检，以扇扫或凸阵探头为首选，频率通常为 5~13MHz。

胸腔积液穿刺选用针具主要有普通穿刺针、导管针、多孔穿刺针等，如需置管引流可选用套管针、猪尾巴引流管、球囊导管等。

针具和导管选择取决于穿刺或引流的目的、病变部位、深度以及积液的特点。当穿刺出于引流目的时，在允许的情况下，尽量使用粗引流管。若做长时间置管引流，应选用猪尾巴引流管或带球囊引流管。抽吸过程中容易脱出或需要反复冲洗的情况下，应使用塑料套管针。

4. 术前准备　最好参照 X 线及 CT 结果，综合各影像学检查选择最佳的穿刺途径和穿刺方法。

5. 超声引导胸腔穿刺的操作方法　超声引导介入性操作主要有 3 种方法：间接引导穿刺、徒手穿刺及使用穿刺引导装置穿刺。

对于大量积液的抽吸或引流通常使用间接法。在实施穿刺或引流前首先用超声选择穿刺点、角度及深度，并在体表做穿刺点标记。穿刺部位常规消毒铺巾，然后进行抽吸或引流。在准备好消毒区后，可将探头放入无菌橡胶手套内，使用无菌耦合剂或溶液作为接触剂，通过超声再次确认穿刺点。使用间接法应该尽量减少移开探头与插入穿刺针的间隔时间，以减少因患者体位变化所致的针道改变。

如积液量少则通常使用导向装置引导法。选用何种导向装置要根据自己拥有的超声设备条件和疾病的具体情况而定。原则是既能清楚显示靶目标，又能选择距离近而安全的穿刺路径。对于声窗小而位置深的病变，选择小曲率半径探头和穿刺适配器为宜。使用导向装置穿刺时，事先必须用普通探头预选穿刺路径和靶目标，必要时进行体表标记。为了保证导向的准确性，一定要经常校准超声导向装置（包括穿刺探头或穿刺适配器），以保证穿刺针具始终在声束平面内，并位于声束宽度的中央。为此，可以在消毒之前用水槽进行穿刺校验。

6. 操作技术及注意事项

（1）胸腔积液穿刺一般选坐位，某些包裹性积液位于肩胛间区，腋下区并可被肩胛骨遮挡，宜让患者举起上肢采取抱头姿势。位于前胸部的包裹性积液，宜采取半卧位。

（2）进针时紧靠肋骨上缘以避免损伤肋间血管。

（3）穿刺过程中应防止空气进入胸膜腔。采用改良的筒形多孔针者，穿刺进入胸膜腔后需拔出针芯，连上针头和软管。操作者必须动作敏捷，防止进气。

（4）初次胸腔抽液量不宜过多，视患者的具体情况而定，一般不超过 500 ~ 1 000mL。留置导管的患者采用半卧位比较安全、舒适，可抽至 800mL 后休息 5 ~ 10 分钟，在无不良反应的情况下继续抽吸 800mL，如此重复直至肺部复张或抽不出为止。在休息期间鼓励患者进饮料，允许患者适当变动体位。

（5）抽液过程中一旦发现穿刺针随呼吸上下摆动，说明针尖可能触及隔胸膜或肺表面，宜适当退针，避免穿刺过深伤及肝脾。采用筒式多孔针者比较安全。

（6）患者如有苍白、冷汗、头晕不安、脉弱等"胸膜反应"表现，应立即拔针，让其卧床休息，必要时注射 0.1% 肾上腺素 0.3 ~ 0.5mL。留置导管者一旦完成置管，患者宜采取平卧位，可预防晕厥发生。液气胸者可在抽液后另采取特殊卧位姿势，使引流管位置相当于胸腔的最高位，以抽取胸内积气。

（7）穿刺过程中患者若出现阵咳应立即拔针，警惕其发生气胸。留置导管者则无气胸的顾虑，咳嗽和深呼吸运动反而有助于引流。

（8）局部麻醉应当充分。若操作时间长，麻醉作用已过而引起疼痛，宜补充注射局部麻醉药物。

（9）抽取大量液体时，可利用三通阀以简化操作。对于脓胸患者必要时可采用 10 ~ 14F 导管，以保证引流通畅。

（10）当脓胸闭式胸腔引流及抗生素治疗效果不满意导致纤维蛋白沉积形成分隔时，可向胸膜腔内注入链激酶或尿激酶，通常会有一定效果。

（二）食管疾病超声诊断

食管疾病为临床常见疾病，X 线上消化道钡餐检查及普通胃镜检查为临床最常用的方法，近年来，超声技术的发展并介入内镜检查，为消化道提供了又一重要的检查手段。内镜超声在食管疾病的应用主要有三个方面：诊断黏膜下肿物与壁外压迫性病变，观察食管癌浸润深度以及观察食管静脉曲张。

1. 腹段食管疾病超声　食管的远端大约 3cm 长的部分位于横膈下方腹腔内，位于肝脏左叶后方、尾状叶的左侧以及主动脉的前方，通常表现为管状或环形低回声结构，其中低回声部分代表食管管壁的肌层，而内部高回声区代表浆膜层部分。通常食管管腔只有在喝水或患者患有胃食管反流的情况下才可以观察到，而胃食管连接处在绝大部分患者中均可以观察到，超声上表现为"假肾征"。正常成人的腹段食管长度大 30 ~ 48mm，平均食管壁厚度约 3.8mm。超声不是常规食管疾病的检查方法，但在上腹部超声检查时应注意观察腹段食管，尤其是在肝病患者可能合并有食管静脉曲张的情况下。

贲门失弛缓症表现为食管下段括约肌不能完全放松，张力增加，食管蠕动能力进行性减弱。超声可以显示食管下段扩张积液，并且在胃食管连接处逐渐变细。饮水后水在胃食管前庭存留，体壁对称性增厚，饮水后贲门口延迟或间歇开放疾病的，高分辨力内镜超声可观察食管下段括约肌各层变化，括约肌的增厚程度和疾病的严重程度相关。同时内镜超声有助于判断贲门失弛缓症的病因。

裂孔疝为胃通过食管裂孔疝入胸腔，其中绝大多数患者为"滑入"疝，也就是说胃食管连接处位于胸腔内，此疾病随着年龄增加发病率增高，和反流性食管炎、十二指肠溃疡、憩室炎、胆石症有关。仅有很少部分裂孔疝胃被挤入胸腔而胃食管连接仍在腹腔内，另外有的裂孔疝不可复，胃完全位于胸腔内。超声可以清楚观察胃食管连接处，胃食管连接处在横膈裂孔水平直径为 7～10mm，如果连接处观察不到或者在横膈裂孔水平肠管直径 16～21mm，则上述各征象阳性预测值可达 100%，肠管直径阴性预测值为 90%，未见到胃食管连接的阴性预测值大约在 94.7%。

胃食管反流是相对常见的疾病，尤其在新生儿当中，在此年龄阶段通常认为是生理性原因。超声可以准确诊断胃食管反流，敏感性可达 95%，但反流为间歇发生的现象，通常要求花费较长的时间进行观察，并且检查时要求将患者摆放到特殊体位观察反流，因此通过超声诊断此病并不常用。

2. 内镜超声诊断食管胃黏膜下隆起病变　正常消化道管壁在 EUS 的扫描图像中清晰的分为 5 层，由内向外依次为高、低、高、低、高 5 个回声层，依次相当于黏膜界面、黏膜层、黏膜下层、固有肌层及浆膜层或外膜层。根据病变出现于消化管壁的位置，可以判断病变属壁内病变或壁外压迫性病变，如属壁内病变，根据其位置及回声性质，可以帮助诊断病变来源于哪一层以及其物理性质。根据病变回声是否均匀、是否其中有暗区等，可以分析病变属于良性或恶性或含液性等，良性病变一般回声均匀，如果回声明显不均匀，应考虑恶性可能。含液性病变通常表现为无回声区。外压性病变消化管壁 5 层结构完整，可显示壁外的肿物或器官压迫消化管壁。

3. 内镜超声观察食管癌浸润深度　通过非创伤性的方法将超声探头插入人体食管腔内，获得食管壁各层次结构和周邻重要脏器的声像图。正常食管壁显示为 5 层结构。食管癌在超声影像上表现为不均匀低回声区，其 T 分期标准为：T_1：肿瘤局限于第 1、2 层；T_2：肿瘤致第 3 层光带中断；T_3：肿瘤侵犯第 4 层，但第 5 层光带连续；T_4：第 5 层光带中断，或肿瘤侵及周围组织。食管邻近纵隔淋巴结转移时，可见管壁外圆形或椭圆形的低回声影像，部分成堆出现。胸主动脉受累时，可见低回声癌肿组织穿破外膜与动脉壁相连，环形、光滑的动脉壁回声图像变为局限性缺陷或不规则。通过观察淋巴结的形态及内部结构鉴别其良恶性。食管上段癌局部淋巴结的判断标准：①良性淋巴结：多为长圆形、长短轴径比 >2，淋巴结门多为宽阔型；②恶性淋巴结：多为圆形、长短轴径比 <2，淋巴结门偏心或消失。超声内镜由于内镜前端装上超声探头后直径增粗（13mm 以上），且前视镜变成侧视镜，造成插入和观察困难，国外报道食管癌患者因食管狭窄不能过镜者达 38%，从而使其临床应用受到限制。微型超声探头直径只有 2.6mm，通过内镜活检孔插入，不影响内镜观察，而且食管癌出现的食管狭窄段几乎都能通过并贴近病灶进行扫描，使用方便且安全。

4. 内镜超声观察食管静脉曲张　在食管的第 2、3 层中可见低回声的静脉管腔，呈椭圆形或长形。第 1、2 层之间有时也可见到低回声小圆形。胃贲门门静脉曲张在贲门部断面图像上有同样表现。硬化治疗后，静脉腔的低回声区可变为高回声区。

（三）上腔静脉系统超声

上腔静脉的主要属支包括无名静脉、颈内静脉、锁骨下静脉、上肢静脉，及其颈部和上胸部浅表静脉，超声在上腔静脉回流障碍疾病及上腔静脉综合征的诊断中有一定的应用价值。

1. 上腔静脉综合征临床特点　上腔静脉位于上纵隔右前方，周围为右主支气管、动脉、胸腺及淋巴结所包绕。因其管壁薄、压力低，故易受外来压迫造成阻塞。上腔静脉汇集头、颈、上肢、胸部的血液，回流至右心房，发生阻塞时可导致上述区域静脉回流障碍、压力升高，从而引起相应症状和体征。上腔静脉综合征主要病因为胸部肿瘤侵蚀及压迫上腔静脉或无名静脉，其中以右上肺支气管癌、纵隔内恶性肿瘤，纵隔内转移性癌最为常见。上腔静脉和左、右无名静脉梗阻后回流受阻、静脉压升高及血流动力学改变，可引发血栓。

上腔静脉综合征是因上腔静脉阻塞引起的一组症状，具有典型的临床表现：胸、颈、面部静脉扩张，颜面水肿，甚至躯干和上肢水肿，呼吸急促。根据临床特征，本征一般容易诊断。胸部摄片上可发现上纵隔肿块，CT 对比增强扫描是常用的诊断方法。上肢肿胀是上肢深静脉梗阻、回流障碍的典型症状，可仅由上肢静脉病变引起，如静脉内血栓，但更常见于上腔静脉综合征。症状程度取决于病因、血管阻塞进展快慢、梗阻完全与否、侧支循环建立的速度和充分与否。早期症状可有脸颈部轻度水肿，眼球胀感和易流泪。进展期由于静脉回流梗阻，浅表静脉充盈，发绀，面颈、肩、上肢水肿加重，如梗阻进展快，则出现头痛、眩晕、嗜睡等神经系统症状，脑水肿可使颅内压增高，视盘水肿可使视力下降。气管、支气管和喉头水肿可致呼吸困难。口腔、鼻腔黏膜瘀血、静脉曲张破裂可致大出血。恶性肿瘤压迫喉返神经可致声嘶；侵及交感神经节可产生 Horner 综合征：瞳孔缩小、眼睑下垂及眼球内陷。良性病因所致者，上腔静脉阻滞血流缓慢，可因侧支循环逐渐形成，使症状缓解。

2. 检查方法　患者取仰卧位，充分暴露头颈部、肩部、上胸部和患肢，使用不同频率的凸阵及线阵探头检查上腔静脉的各个属支，如无名静脉、颈内静脉、锁骨下静脉、上肢静脉，及其颈部和上胸部浅表静脉，利用有限的透声窗尽可能观察无名静脉及上腔静脉区域，寻找实质性肿块，观察静脉的管径、走行，管腔内部是否存在血栓，如有血栓记录其具体位置，观察有无侧支循环开放征象并对侧支血流进行频谱测量。

上腔静脉综合征的病因诊断非常重要，有助于制定合理的治疗计划。据报道，97% 的上腔静脉综合征患者病因是恶性肿瘤，其中肺癌占 75%，恶性淋巴瘤占 15%，转移性癌占 7%。在超声引导下经皮行肿块或淋巴结针吸活检具有非常重要的临床意义。

3. 上腔静脉综合征的声像图特点

（1）肿瘤直接表现：如肿瘤位置表浅或体积较大时，可于无名静脉或上腔静脉内径增宽处探及实质性肿块回声，通常表现为低回声或中低回声。

（2）上腔静脉属支扩张表现：无名静脉，颈内、外静脉，锁骨下静脉内径增宽。

（3）血栓形成各阶段表现：①血栓形成前期血流瘀滞，管腔内可见密集点状"烟雾状"回声流动；②血栓形成早期静脉管腔增粗，血栓多呈低回声，用彩色多普勒血流可帮助诊断但需谨慎；③血栓形成不完全时，可见血栓呈丘状沉积于内膜，管腔内可见血流信号存在；④血栓完全形成阻塞管腔时，管腔内充满实性低回声或中低回声。

（4）侧支循环开放征象：侧支以上胸壁和颈部浅表静脉较易探测，胸廓内静脉便是其中之一，其正常血流频谱为三相波型，上腔静脉综合征患者的胸廓内静脉血流频谱特点为：血流反向，变平，失去正常三相波型，颈内静脉呈间歇性低速血流；在狭窄部位放置内支架后如保持通畅，则胸廓内静脉又转为正向血流，并恢复正常三相波型，同时颈内静脉流速增加。

（5）医源性血栓导致上腔静脉综合征表现：起搏器安装患者其导管置留于锁骨下静脉，超声可见管腔内条索状高回声，延伸至无名静脉，血栓形成时常常先附着于导管，再向静脉腔周边扩展，吸收时则由周边向静脉中心之导管发展，血栓形成不完全时，彩色多普勒超声可观察到管腔周边通过的血流信号。

4. 小结　超声声像图结合彩色及频谱多普勒能对上腔静脉及其属支的梗阻程度、血流瘀滞情况、管腔内有血栓、侧支循环开放情况、病程的演进和疗效进行评价，可为疾病的诊断提供很多有价值的信息。超声引导下经皮行肿块或淋巴结针吸活检可以明确肿块性质，有助于制订合理的治疗计划。

（石国亮）

第二节　支气管镜检查

一、支气管镜的发展简史

1898 年，被人们称之为支气管镜之父的德国医师 Gustav Killian 首次使用 Kirstein 喉镜近距离观察远端气管和主支气管，并未发生出血及其他并发症。同年，Killian 会诊了一位 63 岁的农民，由于误食猪骨后出现严重的咳嗽、呼吸困难，并有出血的症状，经用 Kirstein 喉镜检查后确定为一约 3.5cm 长的硬物误入右主支气管内，随后 Killian 用 Mikulicz - Rosen - heim 食管镜成功将此异物取出。从此开始了支气管镜检查的新时代。

1904 年美国医师 Chevalier Jackson 改良并设计了带吸引管及前端照明的支气管镜，使其应用得到了更大的发展，不仅可以取异物，还可用来诊断和治疗其他支气管和肺部疾病，并由此奠定了以后各型硬质支气管镜的基础。但硬质支气管镜检查范围仅限于主支气管或位于中下叶及其各段和亚段支气管的范围内，对两肺上叶的段及亚段支气管检查则十分困难，而且检查时患者较为痛苦，常有患者难以配合而拒绝检查。

20 世纪 70 年代初随着光学工业的发展，导光玻璃纤维的出现彻底改变了支气管镜的照明系统。1966 年日本医师 Shigeto Ikeda 试制成功了可曲性支气管镜（flexible bronchofiberscope），简称纤支镜。与硬质支气管镜比较，纤支镜可视范围大，能进入成人的任何一段支气管，看到段支气管及部分亚段支气管；纤支镜可在患者自然仰卧位或坐位时检查，可通过能弯曲的气管导管从口腔插入，也可直接通过鼻腔插入支气管镜，显著减轻了患者的痛苦。但由于导光玻璃纤维易发生断裂，在多次使用后，目镜上的黑点会不断增多而影响图像的质量。

1987 年日本国立癌症中心和 Pentax 公司联合开发了电子支气管镜，用 CCD（charge coupled device）代替导光玻璃纤维传输图像。即在支气管镜的前端安装非常小的 CCD，通过 CCD 捕捉图像并将图像以电信号的形式传至计算机再还原为光学图像，在监视器上即可看到清晰的内镜图像。此技术的应用使支气管镜外径进一步缩小，可视范围加大，图像更加清晰，操作更为方便。目前已逐步代替了纤维支气管镜。

二、支气管镜检查的应用解剖

（一）气管、隆突

气管为一马蹄形的圆筒状腔道，在成人长 10～12cm，横径 1.8～2.5cm。由 14～16 个马蹄形的气管软骨（气管后壁无软骨）、平滑肌纤维和结缔组织所构成，内面覆以黏膜。上端与喉相连，向下至胸骨角平面分为左右支气管。左右主支气管分叉处称为气管叉，在气管叉内面，有一向上凸出的半月状嵴即隆突。隆突通常较锐利，当肿瘤转移至其下的淋巴结时，锐利的隆突将会增宽。

（二）支气管

1. 右主支气管　从隆突至右上叶管口下缘的支气管称为右主支气管，长 2～3cm，与气管成 25°～30°角，经右肺门入右肺，分为上叶支气管和中间支气管。中间支气管长约 1.5cm，又分为中叶和下叶支气管。

（1）上叶支气管：起自右主支气管的后外侧壁，与右主支气管约成 90°角，其开口的上缘一般低于隆突 0.5～1.0cm。上叶支气管距开口 1.0～1.2cm 处又分为 3 个段支气管，即尖、后、前段支气管。

（2）中叶支气管：在上叶管口下方约 1.5cm 处开口于中间支气管前壁。距中叶开口 1.0～1.5cm 处又分出 2 个段支气管，即内段和外段支气管。

（3）下叶支气管：即中间支气管的延长部分，开口于中叶支气管后下方。在下叶支气管后壁与中叶支气管开口的对侧或稍低约 0.5cm 处可见下叶背段支气管开口。在背段支气管开口下方约 1.5cm 处下叶支气管内壁可见有内基底段支气管的开口。由内基底段支气管再往下约 0.5cm 处，下叶支气管又分为 3 个基底段，即前、外、后基底段支气管。前基底支气管的开口在下叶支气管的前外侧壁，其下约 1cm 有外和后基底段支气管的开口。

2. 左主支气管　从隆突到左上叶支气管口的下缘称为左主支气管，长约 5cm，与气管成 40°～50°角，经左肺门入左肺。

（1）支气管：起自左主支气管的前外侧壁。距上叶开口 1.0～1.5cm 处分为左上叶固有支气管和舌段支气管。左上叶固有支气管继续呈弧形弯曲向上，不到 1.0cm 即分出前、尖、后段支气管。左肺舌段相当于右肺中叶，又分为上舌支和下舌支。

（2）下叶支气管：其开口与上叶支气管开口处于同一平面，也可视为左主支气管的延长部分。距下叶支气管开口不到 1.0cm 处后壁即见下叶背段开口，再向下 1.0～2.0cm 又分为前内基底段和外后基底段支气管。

叶和段支气管开口有各种变异，以上叶变异常见。常可见到上叶尖后段同一开口，也可见到右上叶开口位于隆突上方的情况。

三、支气管镜检查的适应证、禁忌证及并发症

（一）支气管镜检查的适应证

随着支气管镜的不断发展、麻醉方法的改进以及插入水平的提高，支气管镜检查的适应证正在逐步扩大，而禁忌证则越来越少。

（1）用于诊断与气管、支气管、肺有关的疾病：一切可疑为气管、支气管、肺的病变而诊断不明者均是支气管镜检查的适应证。检查的同时可以取活检组织进行病理学检查，涂片或灌洗液的细胞学检查，分泌物的细菌学检查等。

（2）用于治疗与气管、支气管、肺有关的疾病：如气管支气管异物的钳取；清除呼吸道的分泌物；瘤内注射；激光、微波等的消融治疗；激光光动力治疗等。

（3）作为术前检查协助确定手术方式：为了明确病变的范围及上限，以便决定手术方式。（如肺叶切除、全肺切除、袖状切除等）。

（4）判断放、化疗的治疗效果以辅助决定治疗方案：在肺癌的放射治疗和化学治疗中，以往多根据其影像学征象来判断肿瘤对放射治疗或化学治疗的敏感性。而对于较早期的中心型肺癌，其影像学改变不明显，因而在放疗或化疗前和治疗中，支气管镜检查不但可以观察病灶情况判断疗效，还可以发现某些对放疗或化疗不敏感的肿瘤，从而根据患者情况重新确定治疗方案。

（5）治疗后的随访检查：对于肺癌手术、放疗或化疗后的患者随访支气管镜检查可以早期发现复发的肿瘤，确定复发病灶并为进一步治疗提供依据。

（6）代替胸腔镜检查胸膜疾病。

（二）支气管镜检查的禁忌证

除非是气道梗阻，支气管镜不能通过，支气管镜检查没有绝对禁忌证。但以下情况应视为相对禁忌证。

（1）肺功能严重障碍者：应尽可能在肺功能适当纠正后或在心电监护及充分给氧的情况下进行检查。

（2）一般情况太差、恶液质或终末期的肿瘤患者。

（3）疑有主动脉弓瘤者。

（4）严重的肺部感染及高热患者最好在感染控制后进行检查。

（三）支气管镜检查的并发症

支气管镜检查属于侵入性检查，并发症在所难免。目前广泛使用的电子支气管镜较之硬质支气管镜检查的并发症显著减少。据国外的统计报道，需处理的并发症发生率为 0.2%～0.3%，死亡率约为 0.01%。常见的并发症有以下几种。

（1）麻醉药物过敏：目前局部麻醉多用 1% 地卡因或 2% 利多卡因喷雾吸入或滴入表面黏膜麻醉。国内外均有因药物过敏而发生死亡的报道。麻醉药物过敏的主要表现为胸闷、面色苍白、脉快而弱、全身麻木，重者出现呼吸困难、四肢抽搐及昏迷等。一旦发生过敏反应，应立即给以吸氧、保持呼吸道通畅及其他抗过敏药物治疗。

（2）出血：为最常见的并发症。原因是支气管镜经鼻插入时损伤鼻黏膜或活检、刷检后的出血，

一般出血量少，无须特殊处理。但也有极个别可发生危及生命的大出血。鼻黏膜损伤所致的较大量的出血，应立即塞入鼻咽塞压迫止血；而活检、刷检后的出血应立即在镜下喷洒止血药物如立止血、麻黄素等止血，并可静脉使用全身止血药。需特别指出的是，一旦在镜下发现有大量的出血，不可立即拔出支气管镜，而应尽量用支气管镜吸出血液及喷洒止血药物，直至无活动性出血为止。

（3）低氧血症、呼吸困难：较常发生，在支气管镜检查过程中，动脉血氧分压常可降低 10 ~ 20mmHg，一般不影响检查。对于原有肺功能严重障碍或有气道阻塞的患者应在吸氧和心电监护下进行。近年较多开展的无痛支气管镜检查更常见到一过性的低氧血症。

（4）喉头水肿、支气管痉挛：多因咽喉部尤其是声门麻醉不充分而强行插镜引起。一旦发生就应立即给以解痉药物和吸氧，必要时行气管切开。

（5）发热：有极少数患者在支气管镜检查后出现发热，以高龄或原有阻塞性肺部疾病的患者为多。原因可能是患者原有上呼吸道或口腔的化脓性病灶在插入支气管镜时感染下呼吸道所致，也可能与支气管镜消毒不严或检查室环境有关。对于发热的患者，必要时给以抗生素治疗。

其他罕见的并发症尚有心搏骤停、窒息、气胸等，但对可能出现的情况仍应提高警惕，尽力避免。

四、支气管镜检查方法

（一）术前准备

1. 患者的心理准备　多数患者都十分恐惧支气管镜检查，因此检查前应尽可能向患者说明检查的目的、意义及有关事项，有条件的可让患者在候诊室观看检查过程的录像，以消除患者的恐惧心理，争取患者的主动配合。

2. 了解病史、体检及辅助检查

（1）药物过敏史：对有药物过敏史者，局部麻醉时应特别注意。

（2）心血管及呼吸系统疾病病史：宜先行心电图及肺功能检查，最好在心电监护下进行支气管镜检查。

（3）有无精神异常或癫痫病史：这类患者应行无痛（全身麻醉）支气管镜检查。

（4）检查双侧鼻道有无狭窄、息肉、鼻中隔偏曲等情况：如有上述情况，可选择经口插入支气管镜检查。

（5）注意出、凝血时间及血小板计数，预防术中、术后出血。

（6）仔细阅读近期的 X 线片或 CT 片，明确病变位置。

（7）口腔有局部义齿的应取下。

3. 禁食　术前至少禁食 6 小时以上，以防反流误吸致吸入性肺炎或窒息。

4. 术前用药　常于术前半小时给予镇静药及莨菪类药物，以防患者过度紧张及麻醉药中毒，还可减少支气管内分泌物。如无禁忌通常给予阿托品 0.5mg 和苯巴比妥钠 0.06g。

（二）麻醉

良好的麻醉是支气管镜检查能否成功的关键。麻醉分为局部麻醉和全身麻醉（即无痛支气管镜检查），以往均以局部麻醉为主，现在要求无痛检查的患者越来越多。无论是局部麻醉还是全身麻醉，经鼻插镜的均需先以麻黄素和局部麻醉药物棉签以收缩和麻醉鼻道便于顺利进镜。

1. 局部麻醉　局部麻醉的药物常用的是 0.5% ~ 1.0% 地卡因和 2% 利多卡因，一般情况下成人总量前者不超过 60mg，后者不超过 400mg。常用的局部麻醉方法有几种，根据医生的经验及习惯选择。

（1）雾化吸入法麻醉：利用氧气筒内氧气压力作为喷雾动力，通过雾化器将麻醉药物喷入支气管内进行麻醉。方法简单，但需时较长。

（2）环甲膜穿刺麻醉：先做咽喉部的喷雾麻醉，然后行环甲膜穿刺，注入麻醉药。此法麻醉效果较好。但穿刺部位可有少量出血流入气管支气管内，注意与病理性的出血相鉴别。

（3）直接注入法：直接将镜插入咽部，在直视下通过支气管镜的活检管道注入麻醉药麻醉咽喉部，特别注意声门的麻醉。一般注入麻醉药 2~3 次后即可顺利通过声门到达气管，然后边插镜边注入麻醉药。此法简单省时，效果尚可，但局部麻醉药用量较多，特别适合于患者较多的医院采用。

2. 全身麻醉（无痛支气管镜检查）　建立静脉通道后，静注芬太尼 2.0μg/kg、异丙酚 2.0~3.0mg/kg，待患者意识消失后开始插镜检查，根据患者的反应情况，可适当静脉追加异丙酚 25~50mg，以达到适当的麻醉深度。麻醉过程中保持患者的自主呼吸、鼻腔吸氧及心电监护，密切观察患者的血氧饱和度变化情况。此法麻醉起效快，效果确切，恢复迅速而平稳，无明显不良反应，大大减轻了患者检查时的痛苦，但费用稍高。

（三）操作步骤

1. 体位　患者的体位可根据患者的情况及医生的习惯而定。通常采用卧位，医生在患者的头侧，也可采用坐位，医生面对患者进行检查。

2. 插镜途径　插镜的途径主要有 2 种，即经鼻孔插入和经口腔插入。

（1）经鼻孔插入法：先用含局部麻醉药和麻黄素的棉签插入至后鼻孔麻醉和收缩鼻腔和鼻道以便顺利进镜，在喉和气管麻醉后开始插入支气管镜。通常术者左手持支气管镜操作部，拇指略向下拨动旋钮，使支气管镜前端先端部稍向上形成自然弯曲，右手持插入部由鼻道进入。插入时，要保持视野清晰，在直视下沿鼻道之空隙前进，切忌盲目推进，以免损伤鼻黏膜而出血。进镜约 15cm 即可看见会厌及咽后壁，绕过会厌即可见声门。让患者平静吸气或嘱其发"啊"的声音，当双侧声带张开时，迅速将支气管镜通过声门插入气管。此步骤是支气管镜检查的技术难点，为进镜顺利和减少患者的痛苦，声门的麻醉是关键，如声门麻醉欠佳，则可加喷少许麻药，还要注意不得在声门闭合的情况下强行插入，以免引起喉头水肿、痉挛和声带损伤。

（2）经口腔插入法：分为经口直接插入法和经口气管套管插入法两种。经口直接插入时先让患者口服一支胃镜检查用含局部麻醉药的润滑胶浆，固定牙垫，然后插入支气管镜至喉部，其余方法同经鼻插入法。经口气管套管插入时则需先将气管套管套在支气管镜上，经口插入当镜进至气管下段后，再将气管套管从支气管镜插入部慢慢向先端部推进至气管内。

以上两种方法各有优缺点。一般认为经鼻插入较易进入喉腔和气管，不存在支气管镜被咬坏的可能，患者痛苦小；而经口气管套管插入法则便于支气管镜反复进出气管，对咯血和分泌物较多患者便于吸引，但增加了支气管镜被咬的风险，患者的痛苦稍大。

3. 气管、支气管的进入及识别　支气管镜通过声门后，要随时调节旋钮，使镜体先端保持在气管的中间位，勿使镜体端沿气管壁滑动，以免引起损伤和咳嗽。要边观察边推进，随时注意观察气管的形态，黏膜的色泽，软骨环的清晰度等。正常的气管黏膜红白相间，粉红色的黏膜位于气管平滑肌的表面，色泽光亮，表面无明显血管可见，间以白色的软骨环，界限清晰。成年人气管长度平均为 11.8cm，自鼻孔至隆突的长度为 28~30cm。正常隆突略偏左侧，吸气时边缘锐利，且有一定的活动度，如隆突明显增宽且固定，常常表示隆突下淋巴结受累。

（1）右侧支气管：纤维支气管镜到达隆突后，术者将镜身向右转 90°左右，同时拨动旋钮，使远端稍向上弯，支气管镜便从隆突向右移至右主支气管口。再向内伸入 1cm 左右，可在右主支气管的外侧壁上看到右上叶支气管管口。调整镜体远端的弯曲度，使视野对准右上叶支气管口，缓缓推进，即可进入右上叶支气管内。进入后首先看到前支与后支。有时需将弯曲度增加至 120°，才可以看见尖支。必要时可插入段支或亚段支，进一步观察亚段及次亚段支气管的情况。观察完毕，将纤维支气管镜退至右主支气管开口处，然后向中间支气管推进。在中间支气管远端可见 3 个呈前后排列的开口，即中叶，下叶及下叶背段支气管开口。调节弯曲度，使镜体尖端向上翘，对准中叶支气管开口，进入中叶支气管其远端可见内、外侧及其小分支。由中叶支气管退出，将镜端向下弯，可在中叶支气管开口同一平面或稍下方的后外壁上看到另一横行开口，此为下叶背段开口。将镜体远端向下叶推进，首先可见右下叶支气管内侧壁上的内基底支。下叶支气管远端可见前、外和后 3 个基底支气管开口。

（2）左侧支气管：镜端退回到隆突上方，术者将镜身向左转 90°左右，视野对准左主支气管开口徐徐推进，便可顺利将支气管镜插入左主支气管。进入4~5cm，可见前外侧壁上的左上叶支气管开口。对准左上叶支开口向前伸入，首先看到舌支。舌支在其远端分为上，下舌段支气管。继续前进即可见左上叶前支及尖后支气管。将镜端退至左主支气管远端，将镜端稍向下弯，可在后内侧壁上看到左下叶及背段支开口。将镜体尖端向下叶推进，依次可见左下叶支气管的前、外、后3个基底段支气管。

进行支气管镜检查时，通常应先检查健侧，然后再检查患侧。需注意的是几乎所有的叶段支气管都可见到变异的情况，要正确地识别。

五、常见疾病的镜下表现

（一）炎症

正常的支气管黏膜很薄，表面有光泽，呈粉红色，可见血管网，透过黏膜软骨环的白色轮廓清晰可见。当支气管黏膜及黏膜下层受到各种感染或其他刺激时，镜下可见到黏膜发红、肿胀、血管扩张、黏膜粗糙不平、分泌物增加等炎症反应。炎症反应可以是弥漫的也可是局限的，但均不具特异性，因此，支气管镜检查不能对所发现的炎症进行病因诊断。目前很少有人为单纯诊断支气管的炎症而行支气管镜检查。支气管炎症的一般镜下表现包括3个方面，即管壁、管腔的变化和管腔内容物的异常。

1. 管壁变化的镜下表现

（1）黏膜充血、水肿：黏膜因毛细血管充血而发红，有时可看到扩张的血管。充血后常伴有水肿，表现为黏膜表面亮度增加，有增厚的感觉，支气管嵴部变钝，支气管软骨环模糊不清，软骨环间沟变浅或消失。单纯的水肿，黏膜常呈苍白。

（2）黏膜粗糙不平、色泽苍白缺血：为支气管慢性炎症的表现，提示黏膜有增生与瘢痕收缩同时存在。

（3）黏膜溃疡或肉芽组织增生：可发生于急、慢性炎症。急性炎症引起的肉芽常伴有脓性分泌物。慢性炎症引起的肉芽，周围黏膜可无明显炎症。

（4）黏液腺孔扩大：表现为数目不等的小孔陷入黏膜表面，较易见于两侧支气管、右中间气管及上叶支气管。在慢性支气管炎时较常见。

（5）黏膜肥厚：黏膜由于增生而粗糙不平，色泽较差，嵴部变钝，但活动多良好，管腔有程度不同的缩小。

（6）黏膜萎缩：黏膜表面有收缩感，色灰白，常伴条索状瘢痕或纵横皱褶，隆凸嵴部锐利，管腔有扩大感。

（7）瘢痕：黏膜色灰白，表面可内陷或凸凹不平，常伴条索状瘢痕或放射状疤痕，可使管腔或管口变形、狭窄或闭塞。

（8）纵横皱褶：正常时可见于气管下部及大支气管后壁膜部，系由黏膜下弹力纤维束组成。当慢性支气管炎或支气管痉挛时，表现明显。

（9）管壁瘘孔：支气管壁或支气管淋巴结钙化后，可因物理因素磨破气管、支气管壁而穿孔，如合并继发感染，可使支气管或肺部化脓，在穿孔处可见有脓栓存在。

2. 管腔变化的镜下表现

（1）管腔狭窄：多发生于中小支气管，一般皆由支气管及肺部炎症引起黏膜水肿或增厚而产生狭窄。当肺叶改变体积较大时，管腔可发生变形和移位，例如上叶高度萎陷时，因下叶上移，可把下叶背段开口当作上叶开口，必须注意辨认。

（2）管腔阻塞：在支气管狭窄的基础上，由于脓栓、黏液栓、血栓阻塞，可使管腔阻塞，引起肺部不张，吸引后可通畅。也可由于炎症或手术后的感染引起黏膜高度充血水肿而阻塞，待炎症消散后可畅通。

（3）管腔扩张：可见支气管黏膜萎缩，管腔增大，嵴锐利，纤支镜可同时窥见多级支气管。

3. 管腔内容物异常　正常情况下管腔内无分泌物存在，只要能吸取到分泌物时即为异常。

（1）脓性分泌物：提示有化脓性细菌感染，黏膜常红肿。

（2）血性分泌物：除肺癌外，肺阿米巴病、肺吸虫病以及支气管病变时皆可有出血，在咯血后，有时可见陈旧性血栓阻塞于支气管内。

（3）钙化及骨化：慢性炎症时，于支气管内有时可见钙石及骨化碎片。有的游离于管壁，有时可见骨化的软骨自管壁突入管腔，在其表现有完整的上皮覆盖。

（二）结核

事实上肺结核的镜下表现同其他炎症一样，其改变包括管壁、管腔的变化及管腔内容物的异常，镜下难以区别，但可通过活检或制片来确诊，如合并有支气管结核则镜下表现有其特点，因此支气管镜检查已成为诊断和鉴别诊断结核的重要手段。支气管结核的镜下表现常见的有以下4种类型。

（1）浸润型：表现为局限性或弥漫性黏膜下浸润，结核性小结或斑块，亦可合并管外淋巴结压迫。在急性期，黏膜高度充血、水肿、易出血。出血常局限于一侧支气管的一个叶或段支气管。支气管开口处有时可有脓液溢出。在慢性期，黏膜有轻度充血水肿，呈灰白色；或黏膜粗糙，呈颗粒状增厚，软骨环模糊不清，可产生不同程度的狭窄。黏膜下结节或斑块常呈黄白色乳头状突入管腔，可破溃坏死，也可痊愈而遗留疤痕。

（2）溃疡型：可继发于浸润型支气管结核或由支气管淋巴结核溃破而引起黏膜表面有散在孤立的溃疡，溃疡底部有肉芽组织，有时溃疡底部有一层黄白色干酪样坏死组织，吸除后才能看出溃疡，如坏死物阻塞管腔或溃疡底部肉芽组织增生，常可引起管腔阻塞，可并发肺叶或肺段不张。

（3）增生型：主要是增生的肉芽组织，呈颗粒状或菜花状向管腔突出，易出血，可发生支气管阻塞，或愈合后而成疤痕。

（4）纤维狭窄型：为支气管结核病变的愈合阶段，黏膜成纤维组织，无活动性。狭窄程度和狭窄管腔长短不一，严重者管腔完全闭塞。

（三）肺癌

支气管镜是检查肺癌不可或缺的重要手段。对于中央型肺癌，支气管镜可直接观察肿瘤的部位、大小、形态及浸润范围，并对肿瘤进行活检或制片。对于周围型肺癌则可能见到一些间接征象如狭窄、阻塞、外压等，并可对其进行经支气管镜针刺吸引或支气管肺泡灌洗做细胞学检查。通过支气管镜检查观察支气管肺癌有3种情况。

1. 肺癌的直接所见　肺癌在镜下的形态可分为三型。

（1）肿块型：肿块的形态多种多样，可呈菜花状、结节状、息肉状、乳头状、分叶状、蕈状、斑块状等。少数肿块可长蒂，有移动性。肿块表面光滑或凹凸不平，可伴坏死、血管怒张、溃疡出血。其共同特点为肿块凸向管腔。大体分型属管内型。

（2）浸润型：表现为支气管黏膜凹凸不平，常呈扁平状隆起，伴有血管扩张、坏死，软骨环模糊不清，支气管黏膜充血、水肿、增厚。肿瘤可沿支气管长轴方向浸润，形成管状或漏斗状狭窄，也可沿横轴浸润，形成环形狭窄。如果以黏膜下浸润为主，黏膜表面好似正常，但有增厚、僵硬的感觉。浸润型与肿块型之区别，在于不形成明显的肿块，大体分型属管壁型。

（3）混合型：既见癌块，又见癌浸润。

肿块型或浸润型癌灶表面的坏死脱落后即可形成溃疡。所谓菜花样肿块，就往往是由于肿块表面形成多发性小溃疡之故。浸润型癌灶时可使管壁轻度凹陷。

2. 肺癌的间接所见

（1）阻塞：阻塞的原因很多，肿块、癌浸润、外压等均可造成管腔阻塞。支气管结核性肉芽、慢性支气管炎肉芽、外伤所致的支气管断裂、支气管黏膜肿胀、结核性及炎症性瘢痕、黏液、坏死组织、血块阻塞以及非肿瘤所致的外压等，亦可以造成支气管阻塞，注意鉴别。

（2）狭窄：狭窄的形态可呈环状、偏心状、不规则状、管状、漏斗状、扁状等。狭窄的原因有癌性浸润、肿块部分阻塞、结核性肉芽肿、炎性充血水肿、瘢痕、分泌物部分阻塞等。

（3）外压：外压性膨隆与外压性狭窄意义相同，前者是指管壁外压而膨出，后者是指管壁受外压而膨出后使特定管腔狭窄。外压的原因可由肿瘤、转移性淋巴结、良性肿块如结核等所致。

（4）隆凸或嵴部增宽、固定：是外压一种表现，其意义同外压。

（5）血性分泌物：常提示小支气管处肿瘤表面有少量出血，若用毛刷沿出血处支气管擦刷，有时可获阳性结果。

（6）声带麻痹：以左侧声带麻痹较常见，常提示肺部肿块压迫喉返神经。

3. 无异常　由于支气管镜一般只能观察到Ⅳ～Ⅴ级支气管，对周围型支气管癌变常无法观察到。即使是发生于大支气管的癌，有时病变主要表现为黏膜下浸润，初看起来黏膜好似正常，但活检或擦刷有时可获阳性结果。因此，对临床及影像学检查有异常的可疑肺部病灶，即使支气管镜检查无异常可见，也应常规进行活检及刷检细胞学检查。

六、现代电子支气管镜常用诊疗技术简介

（一）常用的经电子支气管镜活检方式

术者活检时调好内镜的深度、方向及前端的弯变，务必使要活检的部位暴露清楚，在视野中将钳端伸至病变部位上方，由助手打开钳口，然后准确压在病变部位，助手关闭钳口，术者将活检拽出。注意不可用力过猛。标本采取后由助手放在小滤纸片上，浸入10%甲醛溶液固定送检。

取材时应先吸出局部支气管内的分泌物，清楚暴露病变部位，并局部注入麻黄素或肾上腺素，可减少钳夹后出血，避免视野模糊。对于表面附有坏死物的病灶，要先尽量清除表面的坏死物后深入病灶中钳取以提高阳性率。

（二）经电子支气管镜细胞刷检的注意事项及防污染采样技术

细胞学刷检一般在活检后进行，将细胞刷慢慢插至病变部位，稍加旋转刷擦数次，然后将细胞刷退至镜前部（不要退入前端钳孔内），与内镜一起拔出，立即涂片，并置入95%的酒精中固定。

如用于细菌学的检查，要采用防污染细菌刷。毛刷在防污套管内，在病变部位推出毛刷刷检，然后退入套管内，将内镜同套管毛刷一起拔出，剪除套管顶端有污染的部分，伸出毛刷做细菌培养。

（三）经电子支气管镜肺泡灌洗液检查

将生理盐水5～10mL注入病变部位进行冲洗，再用吸引器收集入标本瓶中送检，可离心后收集沉渣行细胞学检查。

（四）经电子支气管镜激光、微波手术治疗肺部肿瘤

主要采用Nd-YAG激光，光源部分输出的激光通过可弯曲石英纤维导管头端，照射病变部位。大功率激光可直接产生高温高压，汽化肿瘤组织。

微波属高频电磁波，可作用于生物组织，产生高温，有效杀灭肿瘤组织。

（五）经电子支气管镜腔内后装机放射治疗肺部肿瘤

通过支气管镜可在病变部位放置后装放疗的施源器（头端为盲端的聚乙烯细导管）后，遥控放置放射源，进行近距离放射治疗，可有效对局部肿瘤组织进行治疗。

（六）经电子支气管镜光动力学治疗肺部肿瘤

对于早期不能手术治疗的中央型肺癌，肿瘤仅侵及黏膜并能被激光束照射到的病例较为合适。此外，对于肺癌切除术后支气管残端复发，或是姑息治疗，扩张患者的呼吸道也是较好的适应证。静脉注射光敏剂后经特定波长的激光照射，光敏剂被激活，产生细胞毒性，特异地杀死肿瘤细胞。现有的光敏剂多为卟啉类衍生物，采用波长为630nm的激光激活。

（七）经电子支气管镜局部化疗

采用肿瘤局部注射的方式，可提高肿瘤局部的药物浓度，对缓解部分晚期肿瘤有一定效果，同时可减少对全身的不良反应。常规的化疗药物大部分适应于局部治疗。对于中晚期不能手术治疗，其他疗效不佳，中央型腔内生长的肿瘤较适宜用此法。插入内镜后经活检孔送入注射针头，注射针刺入瘤体基底

部或瘤体中心，注入化疗药物。

（八）经电子支气管镜支气架置入术

对于肺部肿瘤术后或其他原因引起的气管或主支气管狭窄，可以经电子支气管镜置入气管或支气管支架以通畅气道。对于肿瘤所致的无法愈合的气管食管瘘，可以置入带膜的支架堵塞瘘口。

（九）荧光电子支气管镜检查及意义

当组织细胞受到光线照射时会产生自体荧光效应，通常情况下肉眼无法察觉。但是在特殊光源及高灵敏度的摄影机的辅助下，医生便能以肉眼检视自体荧光效应。因正常组织与早期癌细胞及癌前病变组织之自体荧光效应强度都有明显差异，所以自体荧光效应在临床上有着重大意义。荧光内镜影像技术就是利用此自体荧光强度之差异增强检查各种病变的能力。

（十）经电子支气管镜超声探头检查及意义

将一带水囊的超声微探头通过支气管镜的活检管道送达需检查的部位探查气管、支气管管壁及周边组织的情况。对于早期的病变或向气管外生长的肿瘤及周边淋巴结有较好的诊断作用。

（十一）电子支气管镜在其他相关领域的应用

如食管癌往往可侵犯临近组织和器官，最常见的就是侵犯气管，如果肿瘤未穿过气管壁，则仅可在直视下观察到气管膜部受压的表现。如果肿瘤穿破气管壁，则可明确看到癌组织。如果存在气管食管瘘，往往在食管镜窥视不清的时候，利用支气管镜可明确看到瘘口。

（石国亮）

第三节　食管镜检查

一、食管镜的发展简史

食管是消化道的一部分，而且是检查胃和十二指肠的必经之路，因此食管镜的发展与消化道其他内镜的发展同步。目前已很少生产专用的食管镜，而是用胃镜代替食管镜进行检查和治疗。

从 1868 年 Kussmual 制成第一台食管胃镜至今，内镜的发展大致经历了以下 4 个阶段。

（一）硬管式内镜

有 3 种不同的类型，即开放式硬管式内镜、含有光学系统的硬管式内镜及套管式内镜。目前部分医院尚保留有硬管式内镜，在取某些食管异物时较软镜方便。

（二）半可屈式内镜

是在硬管式内镜的基础上发展而成的，与硬管式内镜不同在于其远端可屈曲，可在体腔内做一定范围的弯曲，使术者能更大范围的观察体腔内的病变。

（三）纤维内镜

由于利用光导纤维来传导光和光学图像，使内镜镜身变细且柔软，可顺利插入人体各种腔道。纤维内镜的问世使医用内镜进入了一个新时代，并随着内镜的外围设备（如手术器械、电视系统等）的不断发展，使内镜在诊断和治疗人体各种腔道内疾病有了飞跃发展。

（四）电子内镜

将一极小的光敏集成电路作为微型电视摄像机安装于内镜的前端，把观察到的图像以电子信号的方式传至电视信息处理系统，在监视器上还原为图像，这就是目前广泛使用的电子内镜。它不需要利用光纤来传导图像，其图像质量较纤维内镜有了极大的提高，配以先进的计算机系统，图像及患者资料的处理（如打印、存取等）十分方便。

随着内镜制作技术的发展，新型内镜不断推出。目前临床常用的新型内镜有超声内镜、放大内镜、母子镜、荧光内镜等。

二、食管镜检查的应用解剖

食管起于咽部，向下经胸腔并通过膈肌止于贲门 E－G 线（即食管胃交界线）。成人男性食管全长 25～30cm，女性为 23～28cm。食管入口起自环状软骨的下缘，相当于第 6 颈椎椎体平面，构成食管的第一个狭窄，下行至第 5 胸椎平面跨越主动脉弓时构成食管的第二个狭窄，继续下行在主动脉前方穿过膈肌的食管裂孔进入腹腔，当它穿过膈肌脚时构成食管的第三个狭窄。

为便于描述食管病变的发生部位，通常将食管分为颈段、胸段和腹段。颈段即自食管入口至胸骨柄上缘平面，距门齿约 18cm；胸段又分为上、中、下三段。胸上段自胸骨上缘平面至气管分叉平面，距门齿约 24cm；胸中段自气管分叉平面至 E－G 线全长的上半，其下极距门齿约 32cm；胸下段即自气管分叉平面至 E－G 线全长的下半，其下极距门齿约 40cm。胸下段也包括食管腹段。跨段病变以病变中点所在归段，如上下长度均等则归上面一段。

食管壁由黏膜层、黏膜下层及肌层组成，无浆膜层。其上中下段的血液供应分别来自甲状腺下动脉、支气管动脉、肋间动脉及降主动脉的食管支，膈下动脉及胃左动脉分支。淋巴输出管穿出食管壁，一部分沿食管上行，一部分沿食管下行，分别注入食管旁淋巴结，其中一部分淋巴管绕过淋巴结直接进入胸导管。

三、食管镜检查的适应证、禁忌证及并发症

（一）食管镜检查的适应证

（1）用于诊断食管及与食管有关的疾病：凡有吞咽困难、胸骨后疼痛或烧灼感、原因不明的呕血等症状疑为食管炎症、溃疡、息肉、肿瘤、食管静脉曲张、食管异物及食管外压等均为食管镜检查的适应证。

（2）用于治疗食管疾病：如取食管内异物、扩张狭窄的食管及贲门、息肉的切除、食管静脉曲张的内镜下治疗、瘤内注射、肿瘤的光动力治疗、贲门失弛缓的内镜治疗等。

（3）用于食管疾病治疗后的随访。

（4）放置胃内营养管或放置后装放疗的施源器等。

（二）食管镜检查的禁忌证

随着内镜检查技术的不断提高及无痛胃镜的开展，食管镜检查的禁忌证越来越少。以下几点视为食管镜检查的相对禁忌证。

（1）环后区肿瘤或食管入口狭窄无法通过内镜者。但如能通过导丝则可先行扩张后再插入食管镜检查。

（2）未能控制的严重高血压患者。

（3）疑有主动脉瘤者。

（4）严重的心肺疾病致心肺功能不全或极度衰弱者。

（5）急性上呼吸道感染和严重咽喉炎则应在控制感染后进行检查。

（6）严重的脊椎（颈、胸椎）畸形。

（三）食管镜检查的并发症

食管镜检查的并发症通常与操作者的水平及患者原有疾病有关。可能发生的并发症有以下几种。

（1）局部麻醉药过敏：咽部麻醉前应先问清过敏史，并准备肾上腺素及其他抗过敏药物。

（2）咽部损伤、出血及感染：多由操作不熟练所致，如患者食管入口狭窄则较易发生。一般不需特殊处理，但若发生咽部蜂窝组织炎或咽后壁脓肿则应积极使用抗生素和局部治疗。

（3）食管穿孔：多发生于原有食管疾病，尤其是食管癌的患者。晚期食管癌常可合并食管穿孔，因此在对某些尚未穿孔的晚期食管癌患者行食管镜检查时的注气和插镜过程易导致穿孔。

（4）吸入性肺炎：发生原因可能是食管镜误入气管或检查过程中患者唾液呛入气管所致。

（5）下颌关节脱位：常发生于原有下颌关节脱臼史的患者，一旦发生即可用手法复位。

（6）出血：检查过程中偶可因剧烈呕吐致贲门撕裂出血，也可能将食管静脉瘤误认为其他病变活检而出血。

（7）其他意外：对有心脑血管病史的患者检查时可能诱发心律失常、心绞痛、心肌梗死、脑血管意外等。

四、食管镜检查方法

（一）术前准备

术前准备与支气管镜检查基本相同。术者应复习病史、检查患者及了解相关的检查结果；术前半小时肌内注射镇静剂以缓解患者的紧张情绪；术前15分钟肌内注射阿托品以抑制分泌和蠕动（青光眼和前列腺增生患者不用）；患者应于术前禁食6小时以上；取下局部义齿。

（二）麻醉

（1）咽喉部麻醉方法：目前大多采用胃镜润滑胶浆麻醉。胃镜润滑胶浆中含有局部麻醉药物、去泡剂及润滑剂，口服简单方便。

（2）无痛食管镜检查：方法同无痛气管镜检查。

（三）操作步骤

1. 插镜　患者左侧卧位，面向检查者，两腿屈曲，仰头张口轻轻咬住牙垫。术者的右手持着食管镜头端，使镜头方向保持与患者咽喉管方向一致，食管镜轻轻沿咽喉后壁进镜，进镜12~15cm处，当持镜的手部感到略有阻力时则将镜身退后，并嘱患者做吞咽动作以便会咽向前上方移动、软腭上升、气管关闭，食管入口处即在瞬间开放，在开放的同时迅速插入食管镜即可到达食管上端。若插镜时感到有阻力，可能是环咽肌痉挛所造成，可让患者休息一会，再做一次局部麻醉。切忌用暴力插镜，也不要让患者连续不断地做吞咽动作，因为这样可能会造成环咽肌痉挛更加严重。如用电子镜检查，则可在直视下进镜，当镜的头端到达下咽部时，将镜从环后区直接插入。也可选择从左或右梨状窝进镜，方法是如选择从左梨状窝进镜，当镜到达左梨状窝时，边向逆时钟方向旋转镜身边进镜即可顺利进入食管，反之亦然。切忌盲目用力，易致梨状窝损伤。

2. 观察顺序

（1）定位：当食管镜的头端进入食管后即边注气边匀速进镜。视野的上下左右分别为食管的右侧壁、左侧壁、前壁和后壁。食管全长约25cm，平均分成上中下3段，一般进镜40~50cm处即到达贲门口，E-G线清晰可见。

（2）观察顺序：食管镜由咽部进入食管腔后，缓慢地沿食管壁推进，同时观察食管四壁黏膜的形状、色泽、蠕动、扩张度等。一般在进镜40cm左右即可到达E-G线，仔细观察食管末端及贲门口的情况。食管镜插入贲门口后调节角度钮观察贲门下部和胃底部。当食管镜推进到50cm处调节角度钮，使内镜头部极度向上（高位反转），然后做左右180°的镜身旋转，边充气边通过"提插"胃镜的方法即可清晰地观察到贲门口四周及整个胃底穹隆部。

除非疾病所致食管明显狭窄无法过镜，一般即使在食管发现肿瘤病灶也应尽可能地设法观察肿瘤远端的情况，并争取使胃镜能进入胃腔，同时注意观察食管肿瘤病灶特别是食管下端病灶与贲门的关系，因为临床上常常有贲门癌向上累及食管下端的病例发现。

3. 检查后处理　食管镜检查完毕后嘱患者禁食2小时，待咽部麻木感消失后方可进温凉流质或半流质食物。如检查中出血明显或怀疑有食管损伤者，应使用止血剂或让患者留院观察，并根据病情做相应处理。

五、常见疾病的内镜下表现

正常食管黏膜光滑湿润，呈淡红色，皱襞纵横、柔软。血管清楚可见，主要沿纵轴分布，自由分支。一般均可观察到食管蠕动，其蠕动波呈同心环形收缩，最后形成 2~3 条纵形皱襞而消失。当食管松弛时环形或纵形皱襞消失。内镜下尚可观察到外部传导性运动，如呼吸、咳嗽等。吸气时胸腔负压增高，胸部食管可扩张。搏动性运动是由主动脉及心脏的搏动传导而致，见于食管距门齿 24~30cm 处。出现食管内部的活动，如吞咽或反胃时肌肉的收缩，属于正常生理性现象。在距门齿 40cm 处即可发现原先整齐纵行的食管皱襞变为粗大、不规则的胃襞皱，并可观察到淡红色食管黏膜延伸为橘红色胃黏膜，此处有曲折而清晰的分界线即 E-G 线。

（一）食管静脉曲张

食管胃底静脉曲张可发生于导致门静脉高压的任何一种疾病。门静脉高压时门静脉血流发生梗阻，梗阻可以发生在门静脉或肝静脉内（肝外梗阻）。食管胃底静脉曲张通常是肝内梗阻的结果，在我国最常见的原因是肝硬化。

食管镜下食管静脉曲张是指在食管镜检查时，当少量注气使食管松弛、消除了正常的黏膜皱襞后仍可见到显著的静脉，即称为食管静脉曲张。食管静脉曲张的内镜诊断标准目前尚未统一，我国常用的食管静脉曲张的诊断标准有 3 种。

1. 日本分类法　为 1979 年日本第 12 届"门静脉高压症研究会议"制定的标准。

（1）基本色调（C）：分白色（Cw）和青蓝色（Cb）两类，与正常黏膜一致者为 Cw，青蓝灰色或浅蓝色为 Cb。同一病例如见数条曲张静脉而色泽又不一样时，取最粗大的基色为准；一条曲张静脉各段色泽不一样时，记录最粗部位的基色。

（2）红色征（R-C 征）：是指曲张静脉表面黏膜的红色征象。有蚯蚓样、樱桃红斑、血泡样斑、弥漫性发红等。

（3）形态（F）：分为 F_1（曲张静脉呈直线形或蛇形）、F_2（串珠状）和 F_3（结节状）3 种。同一病例如见 F_1~F_3 并存的话，记录其最严重者。

（4）部位（L）：气管分叉的近侧为上段（Ls，食管起始至 23cm），分叉至 E-G 线平均分为两段，即中段（Lm，25~32cm）和下端（Li，32~40cm）。胃底曲张静脉记录为 Lg。

（5）食管炎（E）：是指曲张静脉之间的食管黏膜充血、糜烂或附有白苔。

2. Dagradi 分类法　将内镜下所见的曲张静脉按外观大小分为 5 级。

Ⅰ级：曲张静脉直径 <2mm，颜色红或蓝，需用内镜的镜端按压方可显露，常呈线状或 S 状，食管黏膜松弛时不隆起。

Ⅱ级：曲张静脉 2~3mm，色蓝，线状或轻度扭曲，食管黏膜松弛时不用镜端按压即突出表面。常在食管前壁向头侧延伸一较长距离，称为"前哨静脉"。

Ⅲ级：明显隆起的蓝色曲张静脉，直径 3~4mm，直或迂曲，常为单个，表面黏膜完好。

Ⅳ级：蓝色，明显迂曲，最大直径超过 4mm，多条曲张静脉围绕整个食管腔，彼此几乎在中心相遇，曲张静脉被覆的黏膜完整或残缺。

Ⅴ级：曲张静脉呈葡萄串，阻塞食管腔使内镜不易推进，表层黏膜菲薄，且可见樱桃红色细小血管。

3. 国内分类法　较为简单，即将内镜下食管静脉曲张分为轻、中、重度。

轻度：曲张静脉直径 <3mm。

中度：曲张静脉直径约 3~6mm。

重度：曲张静脉直径 >6mm。

食管镜对食管静脉曲张诊断的重点是观察静脉的色泽、形态、大小、部位（与贲门之间的距离）等。只有在上消化道出血的病例才能观察到红色征中有血泡样斑，通常认为这种血泡样斑的长度若超过 5cm，极有可能在短期内发生出血，因此对这些病例要采取预防性治疗措施。白色纤维素栓子是出血停止不久的标志。

（二）食管恶性肿瘤

1. 早期食管癌　病变仅累及黏膜层及黏膜下层而未侵犯肌层者为早期癌。我国将食管镜下早期食管癌分为以下 4 种类型。

（1）充血型：病变处有小片状不规则的充血、发红、黏膜表面色泽潮红等变化，一般能区别出病变区与正常黏膜的交界处，如食管镜头轻触该区域都可造成出血。整个病灶黏膜表面平坦，无破损，食管管壁舒张良好，病灶区在食管舒张时能自如变形，无明显僵硬感。

（2）糜烂型：此型较为常见，病变处黏膜糜烂且稍凹陷，颜色较正常黏膜深，失去了黏膜正常的光泽，糜烂表面附有白色或灰白色黏液，病变处黏膜变粗易出血，食管的管壁舒张良好。

（3）斑块型：黏膜粗糙呈橘皮或颗粒状，表面色泽苍白或呈白斑样改变，如果病变范围较广则病类中央可出现微凹或小的浅表性糜烂。

（4）乳头型：肿瘤呈乳头状、结节状或小息肉状，头端突向食管腔内，病灶与周围黏膜的界线清楚。一般瘤体直径1cm左右，有时可见小的浅表性糜烂。

日本内镜学会将早期食管癌分为 3 型，即浅表隆起型（又分为息肉型、丘状型、上皮下肿瘤型）、浅表平坦型（又分为轻度隆起型、平坦型、轻度凹陷型）、浅表凹陷型。国内有相当多的医院采用此分型方法。

2. 进展期食管癌　病变侵犯深至肌层、外膜层或突破外膜。一般癌灶直径在 3cm 以上，食管镜下可分成以下 5 种类型。

Ⅰ型（肿块型）：肿瘤组织呈息肉状突入食管腔内，病变界限清楚，周围黏膜无明显浸润，此型约占中晚期食管癌的 20%。

Ⅱ型（溃疡型）：溃疡底部污秽，表面高低不平，溃疡中央可见小岛状结节，常有出血，溃疡边缘不齐，溃疡四周有隆起，呈小结节状。

Ⅲ（肿块浸润型）：除有隆起性癌灶外并有周围黏膜的广泛浸润，病灶处常有出血、坏死，肿瘤境界不清楚，此型在食管癌最多见，约占中晚期食管癌的 1/3。

Ⅳ型（溃疡浸润型）：溃疡性食管癌的周围黏膜亦有广泛的浸润，溃疡周围黏膜高低不平，表面有糜烂、出血坏死，肿瘤境界不清楚，此型约占中晚期食管癌的 1/3。

Ⅴ型（狭窄型）：由于食管全周被癌肿广泛浸润可引起管腔严重狭窄，检查时食管镜无法通过病变，此时若在狭窄区的上方注气可发现食管腔狭窄无法扩张，食管镜头端碰撞狭窄区常引起渗血。此型约占中晚食管癌的 1/10。

3. 特殊类型食管癌

（1）多发性食管癌：此类食管癌的癌灶可为多发性，一般病灶较小，发现多发性病灶时应仔细观察各病灶之间的间距、间距的黏膜形态等，认真推断这些病灶是否为一个较广泛病灶基础上的各个不同病变。

（2）重复癌：重复癌是指两个不同的脏器同时或相继发生的癌肿，食管癌可合并口腔、胃和结肠癌，亦可合并乳房癌、皮肤癌等。如临床怀疑有重复癌的可能，应做相应检查。

4. 食管的其他恶性肿瘤　食管肉瘤约占食管恶性肿瘤的 1%，以平滑肌肉瘤为主，其他还包括淋巴肉瘤、纤维肉瘤、横纹肌肉瘤、黑色素瘤、网状细胞肉瘤等。食管镜下根据肉瘤的形态可分成溃疡型、息肉型和弥漫型 3 类。单单凭形态变化肉瘤有时与食管癌不易区别，需依赖于活检病理学检查做出判断。食管黑色素瘤大多呈息肉状，表面有溃疡，黏膜活检可以明确诊断，但有人认为黏膜活检极易使癌扩散，需慎重对待。

（三）反流性食管炎

反流性食管炎是一种胃食管反流病，由胃和十二指肠内容物，主要是酸性胃液或酸性胃液及胆汁反流至食管所引起的食管黏膜的炎症、糜烂、溃疡和纤维化等病变。主要症状有胃灼热、胸痛、吞咽困难、反胃等。食管镜检查能准确判断有无反流性食管炎及炎症程度，且可对食管炎进行分级。我国参照日本的分级标准如下。

0 级：正常食管，无食管炎症表现。

Ⅰ级：E-G 线轻度模糊不清，远端食管黏膜失去光泽，但黏膜无明显破损。

Ⅱ级：食管镜下见一个或多个不连续的点状或条形糜烂，并可见白色渗出物。糜烂常见于食管皱褶的顶部，累及范围在 E - G 线上方 5cm 以内，面积少于 10%。

Ⅲ级：黏膜糜烂沿纵轴或横轴汇合成片，但不呈圆周状糜烂，表面有渗出物或痂形成。病变累及食管远端 5cm，面积约占 10% ~ 50%。

Ⅳ级：食管胃连接处有圆周状糜烂或渗出性病变，与病变累及的食管远端范围的多少无关。

Ⅴ级：食管任何部位的深溃疡或不同程度的狭窄。

六、现代食管内镜常用诊疗技术简介

（一）超声内镜在食管疾病中的应用

1. 超声内镜的原理　经内镜超声扫描是将微型超声探头安装在内镜的前端或通过内镜活检孔道插入微型超声探头，当将内镜插入食管后既可通过内镜直接观察黏膜表面的病变形态，又可进行超声扫描获得食管壁各层的组织学特征及周围邻近重要脏器的超声影像，大大提高了内镜和超声的诊断水平。

2. 食管超声内镜检查的适应证　一般认为，所有食管局限性病变都是超声内镜检查的适应证，但是对于食管癌的深度、分期、食管黏膜下肿瘤的鉴别诊断特别有意义。主要适应证有以下几方面。

（1）食管癌：用于食管癌可疑病变的诊断；判断食管癌病变的侵犯深度、周围淋巴结有无转移以及与周围器官的关系；术前 TNM 分期；术后或放疗后复发的诊断；放疗后疗效的评估等。

（2）食管静脉曲张及孤立性静脉瘤的诊断。

（3）食管黏膜下肿瘤的诊断及鉴别诊断。

（4）食管壁外压的判断及食管周围淋巴结的显示。

3. 正常食管声像图　食管壁与其他消化道管壁有着共同的组织结构特点，均由黏膜层、黏膜下层、肌层及外（浆）膜层组成。若将正常食管标本浸泡于生理盐水中进行超声扫描，可观察到 5 层结构。

（1）黏膜浅层：即第 1 层，为一薄的高回声层。

（2）黏膜深层：即第 2 层，相当于黏膜肌层，低回声层。

（3）黏膜下层：即第 3 层，高回声层。

（4）固有肌层：即第 4 层，低回声层。如用高频（20MHz 以上）探头扫描，此低回声层被一极纤细的高回声一隔为二，这时管壁显示为 7 层结构。

（5）外（浆）膜层：即第 5 层，高回声层。

在临床检查时，常因探头水囊压迫，管壁变薄，仅能见到 3 层回声：即第 1 层高回声相当于水囊壁、黏膜及黏膜下层，第 2 层低回声相当于肌层，第 3 层高回声相当于外膜层。

4. 食管癌的超声内镜检查　超声内镜检查不仅用于食管癌的诊断和鉴别诊断，而且由于其可比较准确地判断食管癌的浸润深度和周围淋巴结转移，已成为术前分期、判断可切除性、术后复发及放化疗疗效评估等的重要检查手段。

（1）侵犯深度的判断：正常食管在超声内镜下可显示 5 层结构，而食管癌的声像图表现为低回声病灶取代了其中几层或全层而形成缺损、不规则、断裂等现象。超声内镜检查时根据侵犯深度的不同，将食管癌分为以下几种。

m 癌　肿瘤浸润局限于第 1、2 层，而第 3 层完整，连续性好。

sm 癌　第 3 层变窄、不规则，但无中断。

mp 癌　第 3 层中断，且第 4 层可见点状高回声。

A_1 癌　第 4 层中断，第 5 层变窄。

A_2 癌　第 5 层中断，边缘不整。

A_3 癌　食管全层浸润并侵犯邻近器官。

（2）淋巴结转移的判断：通常转移淋巴结常为圆形或类圆形，直径多在 5mm 以上，若能见到 10mm 以上且多个融合的淋巴结则转移的可能性更大。但大小和形状均不能作为判断是否为转移淋巴结的准确依据，术后的病理证实，常见很小的淋巴结有癌细胞的转移，而较大的圆形淋巴结是炎症肿大淋巴结的情况。

（3）术前 TNM 分期：对于食管癌的术前 TN 分期，超声内镜是目前已知的最为准确的手段，大量的报道显示其准确性约为 80% ~ 90%，甚至更高。而对食管癌的 M 分期则远不如 CT 或 MR。

T 分期 T 分期与超声内镜浸润深度的关系如下：

T_1：相当于超声内镜下的 m 和 Sm 癌，即第 1、2、3 层受侵犯。

T_2：相当于超声内镜下的 mp 和 A_1 癌，即主要侵犯至第 4 层，而第 5 层虽可有变窄但光整。

T_3：相当于超声内镜下的 A_2 癌，即第 5 层中断，不规则。

T_4：相当于超声内镜下的 A_3 癌，即肿瘤已侵犯邻近器官。

N 分期：在食管癌中任何区域淋巴结的转移都被定为 N_1，而远处的淋巴结转移则被认为是 M_1。

M 分期：在超声内镜扫描时一旦发现有左肝的转移灶、腹腔动脉旁的转移淋巴结或胰腺的转移则可确定为 M_1。

（二）色素内镜检查

色素内镜检查即指在内镜检查时的黏膜染色技术。正常食管黏膜为鳞状上皮，含有丰富的糖原，遇碘后起棕色反应。而食管癌细胞内不含糖原，遇碘后不起任何变色反应，不典型增生的上皮内糖原明显减少，遇碘后呈浅染或淡染。常用的食管黏膜染色剂为 Lugol's 液，此法有以下优点：简单方便；有助于初步判断病变的良恶性；明确病变的范围；有助于诊断食管的多源多发癌。是目前最广泛使用的筛选早期食管癌的检查技术。

（三）内镜下黏膜切除术（EMR）

内镜下黏膜切除术目前广泛应用于消化道的扁平隆起性病变，能获得整块病变组织做病理检查，对于癌前病变或早期黏膜内癌更是一种有效的治疗手段。主要应用于早期黏膜内癌的切除、治疗癌前病变如中重度不典型增生、亚蒂或无蒂息肉、局部癌变息肉、侧向发育型息肉、来源于黏膜层的黏膜下肿瘤等。切除前明确病变的范围和深度是成功切除的关键，因此术前除一般内镜检查外，最好能利用色素内镜、超声内镜、放大内镜等以明确病变的范围和深度。

食管内镜尚广泛应用于食管各种出血性病变的诊治、食管息肉的治疗、食管贲门部狭窄的扩张和支架置入、食管异物的治疗、食管肿瘤的各种内镜下消融治疗、食管癌和癌前病变的激光光动力治疗等发挥着重要作用。

（杨　勇）

第四节　纵隔镜检查

一、历史发展

1949 年，Daniels 首次介绍了纵隔淋巴结病理的正规诊断技术，它包括用手指探查上纵隔及随后行斜角肌脂肪垫活检。在 1954 年，Harken 使用 Jackson 喉镜通过双侧颈切口，可探查和直视气管旁纵隔淋巴结，并首次提及外科切除纵隔淋巴结有转移的病例预后较差。1955 年，Radner 报道了经胸骨上切迹单一切口，在提供进路到达双侧气管旁淋巴结中的价值；1959 年，Carlens 介绍了在全身麻醉下使用颈部纵隔镜，并命名此操作为纵隔镜检查术。虽然纵隔镜检查术很快在欧洲普及，但直到 20 世纪 60 年代中，才由加拿大多伦多的 Pearson 及其同事，开始在非小细胞肺癌剖胸术前分期中，常规施行纵隔镜检查术；他们因此建立了一种系统评价纵隔淋巴结的方法，并能可靠地估计非小细胞肺癌区域转移的程度。

二、适应证与禁忌证

（一）适应证

（1）确诊纵隔肿物的性质，如淋巴瘤、结节病等。

（2）用于治疗，如纵隔内胸腺组织、胸腺瘤、支气管囊肿的切除等。

（3）明确纵隔淋巴结转移情况，协助分期，决定是否手术切除、确定放疗范围。

临床上纵隔镜检最常用于肺癌患者，以证实同侧或对侧纵隔淋巴结转移与否，和其他检查相似，它只在结果将改变患者治疗时施行。对较大的不能切除的纵隔淋巴结行活检，可提供诊断和分期的信息。对可能切除的肿大淋巴结活检，可证实多个水平的转移，从而将患者归类于预后很差的组别中。同样，对 T_3、T_4 的病例，无论淋巴结大小均需行纵隔镜检查术，因为此组有纵隔淋巴结转移时的手术切除并无得益。

在同时有双侧肺部病灶的患者，可能是双原发肺癌或者是一侧原发另侧单发转移；通常，如果纵隔淋巴结是阴性的，就按独立的原发肿瘤处理；因此纵隔镜检查术用于决定患者是按双发早期肺癌，还是晚期肺癌去治疗。纵隔镜检查术也用于决定患者是否合适进入新辅助化疗试验。另外，已证实为小细胞肺癌的单病灶患者，少数如考虑手术应在肺切除术前行纵隔镜检查术。

影像学上无纵隔淋巴结肿大病例，纵隔镜检查术的应用存在争论。如果主诊医生认为纵隔淋巴结有转移，无论多小，都不考虑手术（起码最初不考虑），那么应该常规行纵隔镜检查术。但假如已经会诊统一意见，推荐施行完整 N_2（通常为单站转移）切除，就没必要行镜检。此进路用在右侧肺癌很令人满意，因为全部的同侧纵隔淋巴结在都容易右侧开胸术时切除；不过在左侧开胸术由于有主动脉弓，使左侧气管旁区难以进入，因此部分外科医生认为，全部可切除的左上叶肺癌都应行镜检。

（二）相对禁忌证

有些罕见的解剖因素可影响纵隔镜检查术的安全，包括严重的颈动脉炎（妨碍颈部的伸展和镜身置入）、巨大甲状腺肿、大范围主动脉弓或无名动脉的钙化或扩张动脉瘤以及现存气管造口术。而再次纵隔镜检查术，尽管存在气管旁纤维化以及正常颈部筋膜平面消失，但在大部分病例仍可安全完成。

三、操作方法

（一）标准经颈纵隔镜检查术（图2-3）

标准经颈纵隔镜检查术可以评估气管旁纵隔淋巴结（1，2R，2L，4R 和 4L 组）和隆突下（7 组）前组。其敏感度为 85%~90%，特异度为 100%，阴性预测值大于 90%。对肺癌患者在行纵隔淋巴结切除术之前的分期，经颈纵隔镜检查术是最准确的手段。

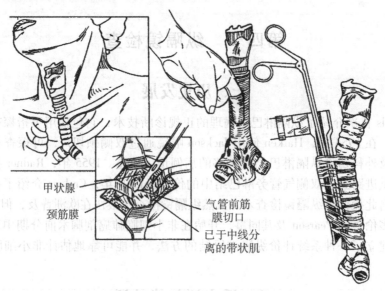

图2-3 标准经颈纵隔镜检查术

1. 手术方法 患者在气管内全身麻醉下，取仰卧位，置右侧桡动脉导管和/或指式血氧计，不仅能监测血压和血氧饱和度，也可提醒术中不经意压迫无名动脉的时间和程度。肩膀后垫卷枕令颈部过展，使气管从纵隔上提并方便置入纵隔镜。气管内插管从口腔另侧引出，与手术医生使用器械侧分开；胸前备皮和铺巾达剑突水平。平行胸骨切迹上方 1~2cm 行 3~4cm 皮肤横切口，切开颈阔肌，带状肌向外牵拉，向下纵向分离达气管前筋膜。

切开气管前筋膜，用示指伸入气管前间隙行钝性分离，利用这一重要手法可到达隆突水平并常可扪及异常淋巴结，纵隔镜通过分离好的隧道于直视下逐渐置入，以后完全用吸引头分离，活检前先行针吸避免误伤血管，分开纵隔淋巴结与比邻结构，用视频纵隔镜能更好显示和发挥手术技巧。一般可见隆突、主支气管、无名动脉、肺动脉干、奇静脉；为避免损伤左侧喉返神经，在左侧气管旁区域需小心分离、慎用电刀；在充分止血后，分层缝合伤口。

对右肺病灶，先分离右气管旁清楚暴露奇静脉，取右气管旁和气管支气管角淋巴结活检，奇静脉上方淋巴结为右气管旁淋巴结（2R、4R），下方为气管支气管角淋巴结（10R）。单纯活检无名动脉上方淋巴结（2R）是不够的，应仔细辨认并活检无名动脉下方淋巴结（4R），中下肺病灶常见仅有此处淋巴结转移。接着，活检隆突下淋巴结，纵隔镜前进到肺动脉干上方，即可见隆突下筋膜，用吸引头打开并暴露淋巴结，注意此处与食管关系最紧密，避免误伤。隆突下淋巴结的活检，最好推迟到镜检最后才做，因为此处血管丰富、镜检过程易出血而妨碍观察和降低诊断的准确性。

必须强调的是在此操作过程中，各部位的活检淋巴结没必要是完整切除。完整淋巴结送检病理并不比单纯活检诊断更准确。在活检前有必要完全暴露淋巴结，以核实其同一性，避免伤及相关血管和撕开淋巴结。用活检钳抓咬淋巴结和用力拉扯易撕裂比邻结构而出血。

2. 并发症和结果　小出血是最常见的并发症，多与供应纵隔淋巴结的支气管动脉（特别是隆突下）有关，用带电刀的绝缘吸引器头可电凝止血，少见情况下出现明显出血时，不要撤出纵隔镜，通过镜子直视下接近出血部，首先填塞止血材料和纱布压迫 5 分钟，看能否止血。损伤大血管的大出血可能致命，必须尽快辨认、填塞、修补；奇静脉出血有时通过压迫胸骨就可控制，但还须行右侧开胸术止血；损伤无名动脉、主动脉弓或肺动脉干，一般要行胸骨劈开术止血；另一罕见并发症可能需要开胸的是气管支气管的撕裂。

在标准经颈纵隔镜检查术中可能损伤的其他结构，有左侧喉返神经（在左气管支气管角易损）、纵隔胸膜（右侧较左侧多）、食管（在隆突下后区易损），喉返神经麻痹和气胸能通过仔细观察而获处理，而食管穿孔很罕见，多在出现纵隔源性败血症的症状和体征才获诊断。

尽管存在潜在的并发症，经颈纵隔镜检查术仍不失为安全的操作，且常在门诊层面施行。Pearson 报道行纵隔镜 432 例中，有出现并发症 1.6%（气胸 2 例，喉返神经麻痹 3 例，出血 2 例），全部无须开胸、无死亡。Coughlin 报道，累计 1 259 例已确诊的、可手术肺癌术前纵隔镜检查，无发生死亡，并发症发生率 1.7%，最常见的是右侧气胸（8 例），均为因经纵隔胸膜行肺活检所致；左侧喉返神经损伤 7 例，完全恢复 3 例；3 例分别因肺动脉干撕裂、食管撕裂、电刀损伤右主支气管而需要开胸。Luck 报道 1 000 例经颈纵隔镜检查术，3 例（0.3%）发生严重并发症而需要开胸，其中出血 2 例、气管撕裂 1 例；另外有 20 例（2%）发生小并发症，共计并发症为 2.3%，无手术死亡。

（二）纵隔镜行锁骨上淋巴结活检

锁骨上淋巴结活检不再是肺癌的术前常规，不过，研究表明，4%~24% 的可切除肺癌中，发现其不可扪及淋巴结有隐性转移，锁骨上淋巴结转移（N₃）彻底改变了患者的预后和推荐治疗。所以对此区域的评价也是合适的。

Lee 和 Ginsburg 介绍了改进标准经颈纵隔镜检查术，用于锁骨上淋巴结活检；在完成纵隔淋巴结活检之后，旋转纵隔镜于颈动脉鞘后方进入锁骨上窝。

据所报道结果，在一组怀疑有 N₂/N₃ 的 81 例选择病例中，标准纵隔镜证实为 N₀ 且无锁骨上淋巴结转移 29 例，不过在 39 例 N₂ 病例中发现 15% 锁骨上淋巴结转移，有对侧转移（N₃）19 例中有 13 例（68%）锁骨上淋巴结转移。全部发现有锁骨上淋巴结转移的病例，都是中央型（纤维支气管镜所见）和非鳞癌。

（三）扩大经颈纵隔镜检查术（图2-4）

扩大经颈纵隔镜检查术最先由 Kirchner 在 1971 年介绍，Ginsberg 和同事将其普及推广，作为左上叶肺癌术前分期的单独操作，出于考虑能避免胸前进路纵隔镜检查术的限制和潜在并发症，它提供左上叶肺癌的气管旁、主动脉弓旁纵隔淋巴结分期，适应证与上述的纵隔镜检查术相似。

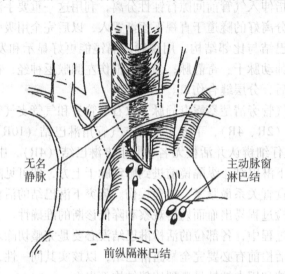

无名
静脉

主动脉窗
淋巴结

前纵隔淋巴结

图2-4　扩大性纵隔镜检查术

1. 手术方法　完成标准经颈纵隔镜检查术后，纵隔镜从颈部切口退出，用示指分开披覆主动脉与无名动脉间的筋膜，进入位于无名静脉后方与主动脉前外侧面的无名三角，纵隔镜由先前建立的隧道，逐渐置入主动脉弓旁纵隔间隙，钝性分离包绕淋巴结的疏松脂肪组织，清楚显露淋巴结并行活检，小心避免越入纵隔胸膜，确认无明显出血后，撤出纵隔镜，颈部切口如常规缝合。

2. 并发症和结果　要注意扩大经颈纵隔镜检查术需要熟习过程和特别小心，初次应用须做胸前进路切口，对应颈部切口双合诊，方便纵隔镜进入无名三角时避免副损伤。Ginsberg 和同事报道了 100 例左上叶肺癌的镜检结果，其中上纵隔、前纵隔或两者兼有转移的有 20 例，总共 75 例行剖胸术，74 例获彻底切除；镜检中有 8 例假阴性，每例都是第 5、6 组的微转移，均获彻底切除并组织学病理证实，此报道中唯一 1 例并发症是颈部切口浅表感染。

Lopez 和同事报道一组 50 例镜检结果，左上叶和下叶各 38 例、12 例，纵隔镜检查阳性 9 例，其余 41 例切除率为 97.6%；此组研究显示阴性预计值达 97.5%，诊断准确率达 97.8%。Urschel 的镜检后脑血管意外个案报道，质疑其安全性；如 CT 扫描有主动脉弓钙化、可触及的动脉粥样化斑块。

（四）前胸进路纵隔镜检查术

McNeil 和 Chamberlain 于 1966 年，介绍左胸前进路纵隔镜检查术，作为左上肺癌确定诊断和可能手术切除的方法。Chamberlain 相信，胸外科医生用此术式不仅可以行左肺门和主动脉窗淋巴结活检，而且能估计左上肺肿瘤与纵隔结构的固定程度，从而避免不能切除的局部晚期病例的不必要开胸。Chamberlain 术式，通常用于标准经颈纵隔镜检查术不能到达的纵隔淋巴结组别，即主动脉弓旁和主动脉窗（第5、6组）淋巴结的分期。适应证也与其他纵隔镜检查相似。1983 年 Deneffe 报道，在一组 45 例拟为左肺癌且临床纵隔淋巴结阴性的病例用此术式检查，活检证实 28.9% 纵隔淋巴结转移，均为左上叶癌所致。在这前 CT 时代的报道中，有学者总结认为左上肺癌应行此检查以改善切除率。Jolly 证实此检查阴性的左肺癌，预计切除率达 96%（25/26）。

新近 Barendregt 报道，在 37 例临床 N_0 确诊的左上肺癌，结合手指触诊和镜检，16 例确认有淋巴结，仅 1 例为 N_2，因此认为临床非 N_2 的病例没必要行胸前进路纵隔镜检查术。

1. 手术方法　患者全身麻醉下取平卧位，置单腔气管插管，于胸骨旁第 2 或 3 肋软骨部做 5～6cm 长切口，深达胸大肌。切开软骨膜在软骨膜下平面切除软骨，也可从肋间进路免切肋软骨。内乳动脉及静脉在术野中，应牵开或分离结扎。从胸骨后平面钝性游离纵隔胸膜返折，向外侧可暴露主动脉弓旁和主动脉窗纵隔间隙，可直视下行肿大淋巴结切除或切取活检，纵隔镜通过切口可行纵隔探查。

进入胸腔能改善解剖确认和进路，如果已进入，未伤及肺时无须置胸管，在关胸前置一导管于胸腔，另一端没于水面下 2cm，确认无出血，逐层关胸，让麻醉师鼓肺排气并退出导管。

2. 并发症与结果　胸前进路纵隔镜检查术的并发症和死亡率很低，可按门诊患者处理。主要有局部疼痛和第 2 肋软骨切除后的伤口愈合，尤其在须辅助放疗者。术中容易损伤的主要结构包括主动脉、内乳动脉、上肺静脉、左喉返神经、膈神经；不过除内乳动脉外，罕有损伤其他结构；报道最多的并发症是伤口浅表感染和气胸。

（杨　勇）

第三章

微创胸外科技术的应用

第一节　概述

微创胸外科手术是指以视觉为主，联系眼手协调，以器械操控被切除或重建的组织和器官为主要技巧，必要时以手辅助的小切口胸外科手术。其技术操作是通过胸部的有限切口直视，手术野结合胸腔镜的二维影像辅助，用可重复使用的深部细长器械或一次性器械对靶组织的进行切除或重建。它包括了电视胸腔镜和纵隔镜手术和影像辅助或不辅助的小切口直视手术（vedio assisted thoracic surgery，VATS 或 vedio assisted thoracic muscle spare surgery，VATMS）以及手辅助的电视胸腔镜手术 3 种胸部入路术式。单纯的影像下操作即所谓电视胸腔镜手术仅为微创胸外科手术的部分，并不代表微创胸外科手术的全部。

微创胸外科的开始源自于胸腔镜手术的出现的推动。1910 年，Jacobaeus 第一个发表了有关胸腔镜的文章，阐述了胸腔镜在胸外科手术实践中的重要性。20 世纪 50 年代初，胸腔镜开始较多的用于胸膜病变尤其是胸膜结核的诊断与治疗。然而直到 1990 年初，随着整个自然科学（麻醉双腔气管通气、电子成像设备、影像学、远距离操作机械与手工缝合结扎技术等）发展，胸腔镜外科得到了强力的推动。胸腔镜外科的出现给传统胸外科带来了曙光和启示。使我们有可能选择创伤更小的切口，去完成以前标准大切口才能完成的工作。

胸腔镜外科经过近 10 年的发展，其特点在于创伤小、操作难度大、适应证范围有限，而且虽然科技有了一定的发展，但并非可以随心所欲，还不能够在胸心外科的适应证和经济上得到普及，这就迫使胸腔镜外科与传统胸外科的结合，形成了微创胸外科的各种入路。一种好的技术必须具有先进性、科学性，在经济同技术上的可普及性以及实用性，才可以称之为"好"的技术，再先进的技术，得不到普及，也算不上好的技术。所以胸腔镜外科经过 10 年的发展，也应该淘汰一些不能普及和非实用性的技术，与传统的胸外科结合发展，达到了以上的"四性"要求。

（杨　勇）

第二节　微创手术切口的选择

微创伤胸外科是一个概念和理念，就是在胸内处理病灶达到与传统开胸同样彻底的情况下依靠现代科技手段最大限度地减少在胸壁入路所发生的创伤，从而使患者的机体和各系统的功能承受的创伤和损害是轻微的。也就是说微创伤胸外科是指相关胸外科手术切口形态相对传统胸外科切口小，但并非形态上绝对的"小"；其二是指手术对患者心肺肝肾功能及神经与运动系统所造成的损害从统计学上看微乎其微。

微创伤胸外科的切口其实就是一种个性化的切口，这是它与传统胸外科标准化切口的最大不同。具体的切口选择根据疾病的自然性质、病变的大小、术者的技巧与技能、所采用的手术方式以及患者所能支出的费用等因素而定。它包括了电视胸腔镜和纵隔镜手术和影像辅助的小切口直视手术以及手辅助的电视胸腔镜手术 3 种胸部入路切口（图 3 - 1）。

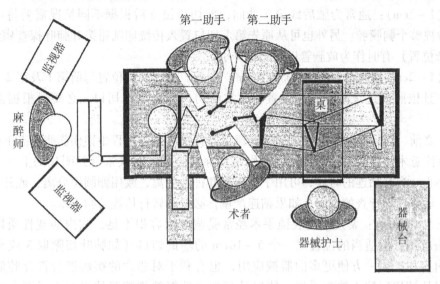

图 3 - 1　常用胸腔镜手术站位

一、常规电视胸腔镜手术的切口（图 3 - 2）

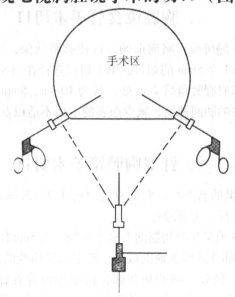

图 3 - 2　常用胸腔镜手术切口分布

　　胸腔镜切口和微创伤切口有 2mm、3mm、5mm、11mm、4 ~ 6cm、6 ~ 10cm、10 ~ 13cm、13 ~ 15cm 等。

　　1. 在设计切口时必须具备的基本观念　具体如下。

　　（1）第 1 切口不可以低，以免伤及腹腔内器官。

　　（2）切口间不可以太靠近，以免器械互相碰撞。

　　（3）内镜切口与器械切口要能平行操作。

　　（4）通常 3 个切口间呈三角形排列，与病灶呈倒三角形状。

　　2. 切口位置　第 1 切口（1 ~ 2cm）：通常在腋中线第 6 或 7 肋间，一般多选择在传统腋中线胸管引流切线上。必须注意如胸部 X 线膈肌位置太高或不清楚时，宁可设置在较高点的肋间，也不可拘泥于传统开胸切线而伤及腹腔器官。胸腔镜手术和胸腔镜辅助微创伤胸心外科手术切口通常于手术前置入胸腔镜探查病灶位置及用来评估第2及第3切口位置。手术完毕后利用此切口放置胸管。

第2切口（1~2cm）：通常为腋后线第7肋间，此切口设立后根据不同情况需要将内镜移来此切口，可更清楚检视整个胸膜腔。另外也可从原先第1切口置入传统卵圆钳拨开肺叶探查病灶。术后此切口（由于处最低位置）有时作为放胸管以达到最佳引流效果。

第3切口（1~2cm）：通常为靠近病灶（肿瘤）附近。第3切口位置与前第1及第2切口在胸壁上呈三角形排列并且依照前述之基本观念设置。通常此切口亦为操作切口，必要时根据需要延伸切口长度。

在进入胸腔之前，应注意术侧肺单侧通气，避免器械进入胸腔过程中损伤膨胀状态下的肺。在进入胸腔之前，还应注意术侧肺有粘连的可能，特别是当穿破胸膜的时候未听到明显的空气进入胸膜的声音，则更应该小心。当有粘连的时候，可用手指探查并钝性分离，或用卵圆钳分离，或开小切口用电刀进行分离，如此逐一打开探查的空间。如果粘连严重，必要时转行传统开胸手术。

辅助切口（5~10cm）：常规的胸腔镜手术经常受胸腔内容积不足，胸内病变性质以及操作器械三者的制约无法应用，但适当的位置加一个5~10cm的辅助切口（如肺叶切除取3或4或5肋间），既可以将胸腔内容积扩大，方便更多的器械应用，也有利于对恶性的疾病进行符合肿瘤原则的无污染操作；更可以从该切口放入数个手指，使仅具有视觉功能的胸腔镜技术增添了富有实在感的触觉功能，术毕可以完整地取出切除的组织和器官。从而大大扩展了胸腔镜技术的适用领域，构成了微创伤胸外科。

二、胸腔镜食管手术切口

双腔管全身麻醉后患者取左侧卧位，略向前倾，以使肺脏前倾，尽可能多的暴露出后纵隔和食管床。常规做3个10mm的切口和1个5mm的切口，第1切口选择在第8或9肋间腋后线，第2、3、4切口选择在第6肋间腋前、后线和肩胛骨角后2cm处，各为10mm、5mm和10mm，第2、3、4切口选择在同一肋间是为了影响尽可能少的肋间神经，减少患者的术后不适以及必要时做小切口只需要将2、3、4切口连接在一起即可。

三、针型胸腔镜手术切口

针型胸腔镜是1996年才面世的新产品，它的直径只有1.7~5.0mm，与粗的注射器针头的直径相仿。它对机体的损伤只如针穿一样，无须缝针。

1. 肺大疱手术切口 在第8或第9肋间髂前上棘水平做一1.5cm的第1切口，放入10mm 0°镜，全面检查胸腔，核实CT所显示的病变或肺大疱的数量，确定切除病变的位置和数目。再在肩胛骨下一肋间用穿刺针做穿刺，放入针镜，使肺大疱的病变部位清晰地成像在监视器上。在乳晕的边缘做一个2mm的穿刺点或0.5cm的第3切口，放入2mm的器械或5mm器械，提起病灶。第1切口选择如10mm内镜一样先在第8或第9肋间腋前线处做一个1.2cm切口。第2、3切口或穿刺点可根据2mm或10mm镜的定位选择方便操作点做穿刺。针型微镜因切口极小，通常无须缝合，故可按操作要求和方便性随意选择更多的穿刺点。

2. 胸腔积液应用 可选用局部麻醉，根据B超定位，选择胸液最多的一点进针。在Trocar处接上三腔接头，一孔进镜，另一孔抽液。在抽出部分胸液后，再进针镜，观察胸腔内膈肌面和积液腔的情况，将长Trocar再推进残留液平面以下，抽出针镜，继续在三腔管的另一个孔口抽液。

3. 针镜下肺肿物切除术 选用双腔管复合静脉麻醉，在第8或第9间髂前上棘水平做一1.5cm的第1切口，放入10mm 0°镜，全面检查胸腔，尽可能按CT定位找出病灶，但除非肿物突出在肺脏表面，否则手指触诊是极为重要和准确的。在病灶附近的前肋做一个1.0cm的第2切口，最好选择乳晕的边缘。再做胸骨与第2切口，相对称位置放入2mm的拨开棒和内钳，将肺推到第2切口处，让手指全面触诊，找出病灶。病灶定位后，从第2切口放入内钳提起病灶，再从2mm的第3切口放入2mm针镜，将病灶所在的肺组织成像在监视器上，从第1切口放入长内镜钳，在病灶根部做切除前的压榨预定切除线，从第 1 切口放入直线切割缝合器切出病灶，将肿物放入医用胶袋或手套内，从第 1 切口提出胸腔送病理。

4. 肺叶切除术　常规 VAT 肺叶切除术是 2 ~ 3 个 1.2cm 的切口加 1 个 5 ~ 6cm 的操作口，而使用 2mm 的针型手术器械系列，可以保留引流管的 1.2cm 切口放 Trocar 置硬镜，其他 1 ~ 2 个 1.2cm 的切口特别是背部的切口可改用 2mm 的手术器械做配合和牵引暴露，加做 1 个 5 ~ 6cm 的操作小切口进行标准肺门解剖式肺叶切除术，从而减少 1 ~ 2 个切口行肺叶切除术。

5. 食管癌根治术　常规 VAT 食管癌根治术是右胸 3 ~ 6 个 1.2cm 的切口加颈腹常规切口，右胸切口通常为 5 个，主要用于食管游离。使用 2mm 针型手术器械系列，只做 2 个 1.2cm 的切口，一个放硬镜，另一个作为操作器械的入口，放入电灼和钛夹钳以游离食管。其余放牵引器械的切口全部改用 2mm 的器械做配合和牵引暴露，这样减少 1 ~ 2 个切口行肺叶切除术。其余操作如常规 VAT 食管癌根治术。

6. 纵隔神经纤维瘤切除术　先在第 8 或第 9 肋间髂前上棘水平做一个 1.5cm 的第 1 切口，放入 10mm 0°镜，全面检查胸腔，尽可能按 CT 定位找出病灶。在乳晕的边缘做一个 0.5cm 的第 2 切口，放入电灼和剪刀，另做 2mm 的切口放入 2mm 器械，提起纤维瘤的包膜，分出纤维瘤，根部用钛夹钳钳夹后用电灼切出肿物，改用 2mm 针镜从 2mm Trocar 放入，再从 1.5cm 的第 1 切口放入医用胶袋或手套，将纤维瘤放入其中拉出体外，如肿物较大，可适当延长第 1 切口。

四、纵隔镜手术切口

1945 年 HarKen 首先利用 Jackson 咽镜通过锁骨上切口行前纵隔探查及淋巴结活检，开创了纵隔淋巴结活检预测肺癌能否成功切除的经验。1959 年瑞典医生 Carlens 首先报道通过胸骨上颈前切口的经颈纵隔镜检查术，并设计和使用了专门设计的纵隔镜，利用这种技术可较容易显露气管周围和部分肺门、隆突下病灶，奠定了现代纵隔镜检查术的基础，被称为标准经颈纵隔镜检查术（SCM）。由于经颈纵隔镜检查术难以窥视主动脉窗及左肺门病灶，1966 年 Mc Nail 和 Chamberlain 报道了经左胸途径纵隔镜检查术（LAM）。目前由于胸腔镜技术的成功临床应用，具有窥视清晰度高，操作精确、方便的特点，已逐渐取代了经左胸纵隔镜检查术。

对于左上叶肺癌，常累及主动脉弓下（第 5 组）和主动脉弓旁（第 6 组）淋巴结，常规的经颈纵隔镜检查术一直难以进行这些部位的活检。1984 年 Ginslserg 首先报道采用经颈常规纵隔镜检查后，在左颈总动脉和无名动脉之间钝性分离，将纵隔镜再插入主动脉弓上以检查前纵隔和主动脉、肺动脉窗部位的淋巴结，被称为扩大的经颈纵隔镜检查术（ECM）。

纵隔镜的常规切口：颈静脉窝旁胸骨上窝的胸骨上缘向头侧 1 横指横切开 3cm。切开皮下组织及颈阔肌，钝性分离并用甲状腺拉钩从正中线左右拉开胸骨舌骨肌及胸骨甲状肌。上腔静脉综合征病例必须结扎和切断该部位的静脉分支。在气管前面发现有怒张的甲状腺下静脉时，须结扎切断。左右分开颈前部肌层，到达喉下方的气管前面的深筋膜（气管前筋膜），锐性切开就到达纵隔镜插入的正确层面。

五、影像辅助或不辅助的小切口直视手术

在术侧预定术后放胸管的下胸部 8 或 9 肋间做一个 1cm 的切口，用止血钳撑开胸壁组织直接进入胸腔内，放入 10mm 的穿刺套管，将胸腔镜放入胸腔内进行探查。该切口在某些手术中也可作为光源的切入点，或可以选择术中做该切口，通过之放入长卵圆钳钳夹肺组织做牵引用，使操作切口仅作主刀的操作进出，减少小切口的使用压力。在第 4 或 5 或 6 肋骨上缘，以腋中线为中心，通常以背阔肌前缘为起点做一几乎为直线的切口，长度为 6 ~ 13cm，平均约 10cm，直至腋前线与前胸乳中线之中间为止点的切口线，只切开表皮和真皮层。切口的具体长度应取决于所需要切除取出的肺叶标本大小，胸腔的粘连程度，肺裂的发育程度，手术者操作熟练程度及患者的经济状况而定。

1. 微创伤胸腺手术　微创伤胸腺手术一般有半胸骨切开、颈部切口、侧胸部切口以及胸腔镜的侧

胸壁入路切口。对重症肌无力或较小的胸腺瘤（小于3cm），胸腔镜的入路无疑是创伤最小的，而且可以达到美容的效果，但是胸腔镜入路手术的要求是术者镜下操作的经验比较丰富才能完成。像cooper教授经颈部胸腺切除，创伤也不大，但是美容效果相对较差些。而对某些胸膜粘连或者曾有胸部手术史的患者，经颈胸腺切除，也许创伤比经胸腔镜入路会更少。而经胸部的正中切口，操作方便简单，技术含量较低，但对于较大的胸腺瘤（大于4cm），无疑更具彻底性。

2. 微创肺大疱与肺减容手术　微创肺大疱手术有针型胸腔镜与常规胸腔镜手术入路及小切口3种入路。单发没粘连的肺大疱选择针型胸腔镜手术切除，对患者可能是一个最佳选择；粘连或多发大疱选择常规胸腔镜手术切除，更便于操作；假如对镜下操作不熟练或患者经济状况不好的或者病情特别复杂的患者选用小切口是一个不错的选择。

肺减容手术也有胸腔镜和常规开胸两种手术入路切口，对于需要双肺减容而且不能耐受长时间麻醉的或者双肺粘连明显的患者选用正中切口可能对完成手术较为有利；对肺大疱同时需要单肺减容或者双侧胸腔没有粘连的需肺减容患者选用胸腔镜入路或小切口入路可能损伤更小。

3. 微创伤肺结节的楔形切除　肺结节的切除以往有常规胸腔镜三切口切除和小切口入路两种。选用两切口胸腔镜入路，两切口较为实用和常用，第一切口可选在第7或8肋间，第二切口可根据肺部小肿物的相应体表易扪及和取出的位置而定，多选择第3、4、5或6肋间，必要时扩大至2~3cm以容二指放入胸腔内做二指间双合诊；肿物小于0.5cm深藏在肺实质内者可能需要做6~8cm小切口把手放进胸腔内做病灶定位。一旦病理证实为恶性，第二切口稍延长为辅助小切口。从而将损伤控制在2个肋间而减少切口侵袭。

4. 微创伤肺癌手术3种切口　微创伤肺癌手术有保留肌肉的小切口、胸腔镜辅助小切口以及胸腔镜入路3种切口。保留肌肉的小切口对肺门血管和支气管的解剖操纵较为容易。对胸膜顶和下胸部的粘连由于可视度不足难以松解游离，对第7、8、9的淋巴结的暴露也不清楚，限制了其在肺癌手术中的普及性。

手术开始前先从引流管的位置置入胸腔镜。对整个胸腔镜的探查印证术前分析的准确性和肿瘤的可切除性。确切有手术适应证后可以选择第4或第5，或第6肋骨上缘做小切口，小切口的长短根据所要切除肿瘤的大小与位置，一次性耗材的可使用量以及胸壁的厚度而定。简单而言，小切口的大小是根据"肿瘤多大，切口多大"个体化而定。

是否需用胸腔镜进行辅助？用胸腔镜进行辅助就更科学和创伤更小。用腔镜辅助可先实时分期，进一步降低探查率；切口比不用腔镜辅助短5~8cm，胸壁肌肉切断少；下肺韧带和下胸与膈肌之间的粘连以及胸腔顶的粘连可在腔镜下游离，这样辅助小切口的入路可以比常规切口高1~2肋间进胸，有利于支气管/血管成形术时操作位点直接在切口直视下，技术操作更容易；上纵隔距辅助小切口直线距离短，有利于做上纵隔的淋巴清扫。

5. 胸腔镜辅助小切口肺血管/支气管成形术　切口按常规腋中线第8或9肋间放入第1个套管（Trocar），一般胸腔内没有粘连且术侧肺顺利塌陷时，则可以直接放入硬镜，利用影像胸腔镜的高解度、广角性及放大性来做胸腔内各器官和部位的探查和分期。第4或第5肋上缘做一几乎为直线的切口，长10~15cm，用电刀顺切口线切开皮肤下层和脂肪层，顺肌纤维方向用拉钩钝性分开胸大肌，再纵行钝性分开前锯肌。用电刀电凝少许肌间小血管，直入肋间肌表面。不切断胸大肌和胸小肌及前锯肌，略切开背阔肌2cm。在第4、5或6肋骨上缘贴骨面入路，继续用电刀切开肌层附着面后进入胸腔，拉开小儿胸廓牵开器或Stoze胸腔镜牵开器的1/3，再慢慢拉开牵引器的2/3开口为止。

6. 微创伤食管手术　微创伤食管手术有食管拔脱术、经腔镜拔脱术、经贲门裂孔拔脱术以及手辅助食管切除术，具体哪种入路根据肿瘤的大小、部位与外侵性，以及术者的熟悉性而论，没有哪种是绝对最好的。

7. 微创伤交感神经切除术　交感神经切除有腋下径入路行第1肋骨及胸交感神经切除术、锁骨上径路第1肋骨切除术、胸部径路行第1肋骨及胸交感神经切除术、腋下-胸腔径路胸交感神经切除术、锁骨上（颈部）径路交感神经切除术。另外还包括胸腔经常规入路、纵隔镜或带操作孔的腔镜入路以及针型腔镜入路。无疑从美容和创伤的角度，针型微镜的入路是最佳的。

8. 微创伤纵隔肿瘤手术　微创伤纵隔肿瘤手术分为侧小切口、胸腔镜常规入路以及针型镜入路，具体的入路根据肿瘤的大小、位置、浸润性以及术者的熟悉性而定。一般来讲，囊性的肿瘤基本上都可以通过胸腔镜手术来解决，而实性的肿瘤就要根据"肿瘤多大，切口多大"的原则来选择手术切口。

六、手辅助的电视胸腔镜手术切口

手辅助的电视胸腔镜手术切口最早由 1993 年瑞士外科医生 Habicht JM 等开创，他们介绍的方法是胸腔镜加肋骨切开放手辅助，无须肋骨撑开器，取背侧肩胛骨下 8cm 切口并切断第 6 或 7 肋骨刚好容下整个手入胸，再于第 9 肋间插入镜头并加 1~2 个器械操作孔。

现在手辅助入路包括经肋间入路、剑突下胸骨后入路、季肋部经膈肌上入路、经膈肌裂孔入路以及肋下过膈入路等多种切口。体位选择半侧卧位或侧卧位，注意受力平衡，除了常规开胸铺巾外还增加单侧季肋部区域消毒铺巾。

以下专门介绍常用的肋下过膈入路。

肋缘下 2cm 平行做一 7~8cm 切口（与手套大小相同），分离腹直肌（改良 Kocher 切口），同时在腋前线第 7 肋间做一镜孔。然后手指滑过肋缘到达腹膜外平面深达腹直肌后鞘，暴露出膈肌底面的前肌纤维，胸腔镜在前引路，用卵圆钳上推膈肌并径向分离之，尽量减少膈神经分支的损伤机会，于是手通过膈肌裂口进入胸腔。

肺萎陷后容易触诊整个肺，手指可一一分离粘连，或者通过手拨肺配合操作孔下电灼分离。一找到目标就用内镜抓钳夹住或者内镜切割缝合器（EndoGIA）切除。整个手触诊可把握准病灶边界，钉合器也可通过手辅助切口随意操作，取标本时既可用内镜标本袋，也可直接从人手辅助切口取出。膈肌的修补既可在胸内通过内镜缝合，也可用组织钳将膈肌下拉于手辅助切口处缝合。

七、关于微创伤胸外科切口的容易混淆的两个理念

（一）使用腔镜并非就是微创，不用腔镜不一定就是大创伤

随着微创胸外科的发展，胸腔镜就像手术中的一般器械，如刀、钳子一样，在手术中扮演着一定角色。单纯的胸腔镜手术，腔镜往往起到主导地位，贯穿整个过程。但随着微创胸外科的发展，腔镜在手术中的角色可能是主导或者是辅助的作用。根据患者情况的不同，我们可能在整个手术中从始至终使用腔镜，或者仅仅在一个过程中使用腔镜。我们按照以往手术成功的经验，具体的使用方法取决于安全性、根治性、微创性。

例如甲状腺的腔镜手术，创伤比传统手术还要大，我们只能称之为"美容手术"，而不能称之为"微创手术"。再例如早期的食管癌病变仅限于黏膜层，使用胸腔镜手术，创伤肯定比传统的手术要大；而食管下端贲门癌，用胸腔镜＋腹颈联合切口的创伤是否就比左下胸一个切口的创伤大呢？

所以在胸外科手术中，腔镜只是胸外科医生的一个工具，我们在胸外科手术中根据患者病变的情况、手术者个人技巧的特点，以及患者的经济状态，在达到安全性、根治性的情况下，再考虑微创性的问题，去决定是否使用和什么时候使用腔镜。

（二）切口撑开和手辅助的问题

有些疾病处理的原则是需要完整的和大范围的切除，例如肺癌的根治术。假如一个 4cm 大的外周型的肿瘤，取出的标本即肿块本身与肺组织的直径可以达到 10cm，这时候，再小的伤口如果不撑开是无法完整的取出标本的。那么我们将切口撑大 4~5cm 与不撑开的切口，在不同肋间增加 1~2 个 1cm 切口去完成同样的手术，创伤相差有多大呢？8cm 与 10cm 相差有多大呢？撑开切口可能引起最大的问题在于对椎旁神经的压迫或者引起肋骨骨折，假如轻轻撑开注意不引起以上问题，与在另外不同肋间增加 1~2 个切口，对更多的肋间神经有损伤，手术时间延长，或大量使用一次性耗材，两者之间谁的创伤更大呢？肋骨的撑开绝对有量度的区别，假如这种撑开的量度不引起椎旁神经的压迫与肋骨骨折，是

否有质（创伤）的改变呢？

手是达到和实现人的愿望的最主要、最直接、最方便的递质，我们目前科技的发展、器械的进步所创造的科学工具，很多时候并不能随术者所欲，不能达到术者需要到达的地方，这时候，手的辅助还是必不可少的。人的手毕竟较大，将手通过切口放进体内操作所引起的创伤自然会大一些，所以，在微创手术中，尽可能地使用细长的深部操作器械来代替手进行操作。但是，在目前器械不能达到术者对靶组织进行完整切除或重建的要求下，手的辅助还是必要的。也许若干年以后，有相似或者类似的器械出现，我们会有更多选择，手辅助的比例会逐渐下降。在现代化手术的操作中，手和器械操作各占不同比例，并非追求极端化，即要么完全是腔镜手术，要么是传统手术。而是把这两者结合兼顾，在绝大多数病例里，都可以做到微创伤处理。在某些较简单或者良性疾病的外科操作中，器械所占的比例为100%；微创伤切口的选择取决于疾病的自然性质、现代化器械和设备的可使用程度、手术者的解剖与操作的熟练性以及患者的经济承受能力。无论如何，两者结合应用才能使微创伤技术在胸外科医生当中易于推广，在患者的适应证易于扩大，从而得到常规应用。

（刘高峰）

第三节 电视胸腔镜手术设备

随着高精密度胸腔镜、高清晰度微型摄像机和特殊手术器械的应用，胸腔镜手术已发展成为多种胸腔疾病诊断和治疗的现代胸腔镜微创胸心外科之一。胸腔镜手术设备主要包括仪器和手术器械两大部分。

一、手术仪器

（一）胸腔镜

胸腔镜由硬杆透镜系统和相连的纤维光源电缆构成。根据胸腔镜的直径可分为10mm镜、5mm镜和3.5mm镜等种类。根据胸腔镜末端视野的角度可分为0°、30°和45°镜等（图3-3）。较细胸腔镜适合于儿童，30°胸腔镜便于观察胸腔内隐蔽区域，临床上最常用的胸腔镜是10mm的0°硬胸腔镜，镜头可用擦镜纸擦干，也可浸泡在盛有加温（约500℃）生理盐水的保温杯内，然后用于纱布擦干。普通胸腔镜系统由硬胸腔镜和摄像机两部分组成，摄像机可将胸腔镜物镜的所有光学信息显示在监视器上。

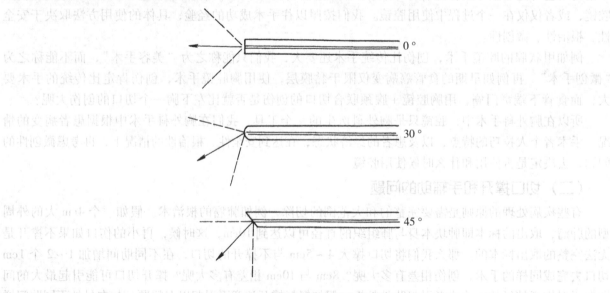

图3-3 三种视角硬胸腔镜的视域

（二）光源

光源是胸腔镜的一个重要部分，纤维光缆是光源的另一重要部分，它连接光源和胸腔镜，是冷光源的传送线，使用时要注意保护。光缆的光纤被折断时，光缆末端就会出现相应的黑点，若20%以上的纤维被折断，就无法继续使用。

（三）摄像机

摄像系统显著增加了胸腔镜医师的"视力"和"视域"，扩大了胸腔镜的应用范围。目前常用的内镜摄像机包括图像处理器和偶联器两部分。

（四）监视器和录像机

一般用一个监视器就能进行手术，为方便操作，有条件时可同时用2个监视器观察。常用彩色监视器的规格为37～54cm。普通全制式家用录像机即可满足手术资料的保存。还可配备彩色打印机。

（五）电刀

电刀多采用电切和电凝混合的输出方式。术中可根据需要，将电刀与内镜分离钳、抓钳、剪刀、吸引器头、电铲、电钩连接使用。

（六）氩气刀

氩气刀是通过氩气来传递单极电能进行凝血的装置。它的突出优点是操作时氩气流能及时吹去出血点处积血，从而强化了凝血作用。

（七）吸引器和漏斗

吸引器和漏斗是胸腔镜手术必备的设备，也可使用冲洗吸引器，但使用漏斗倒水更加实用方便（图3-4）。

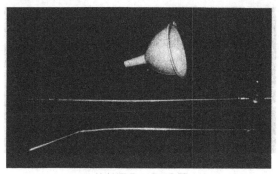

图3-4 吸引器和漏斗

二、手术器械

（一）套管针

套管针和开放式套管是胸腔镜手术中胸腔与体外的通道，用于通过胸腔镜或内镜器械，其作用如同常规手术的标准切口。套管针主要由两部分组成，一个是中心部分的穿刺针，另一个是套在外面的金属套管。现在大多用开放式塑料套管针，中心有塑料针芯，套管外周带有螺纹，套管针的直径一般为3～15mm，最常用的是5.5mm、10.5mm和11.5mm三种套管针。根据术中需要选用不同型号的套管针，胸腔镜常用10.5mm套管针，使用内镜缝合器（Endo-GIA）则需用11.5mm套管针。胸腔镜手术一般不用气腹机，所以胸壁套管通常是开放式的，手术时，先在胸壁皮肤上切一约2cm小口，用血管钳钝性分离皮下及肌层，并进入胸膜腔，然后将套管针按螺纹方向旋转送入胸腔，拔出针芯即可进行胸腔镜探查和手术。

（二）电钩

电钩也称"L"形钩状分离器，是内镜手术的一种重要器械，与电刀连接，处理胸内粘连十分方便快捷（图3-5）。

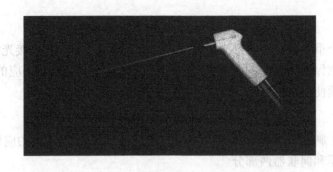

图 3-5 电钩：呈"L"形

（三）剪刀

根据内镜剪刀口部的形状，剪刀又分为直剪刀和 Hook 剪刀。直剪刀有 5mm 和 10mm 直径 2 种，适用于组织结构显露十分清楚或精细部位的切开操作，一般要求看清剪刀头后再行切开动作。Hook 剪刀刀口呈弧形，使用时尖部最先对合，在切开组织前，可用剪刀的尖部将组织提起，以免损伤周围结构，尤其适用于管状结构的处理。

（四）卵圆钳

可用普通卵圆钳代替内镜抓钳，用以抓提、固定、牵拉和分离组织，可分为长短 2 种类型，直接从操作切口进入胸腔进行手术。

（五）爪行拉钩

爪行拉钩用于术中牵拉肺脏和显露手术区域。可分为 3 片和 5 片拉钩 2 种。后者头部还可纵行弯曲 45°（图 3-6），使用更加方便。

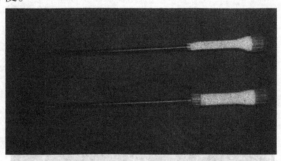

图 3-6 爪型拉钩

（六）施夹器

施夹器是一种十分重要的内镜止血器械，可方便、迅速、有效地闭和血管或其他管状结构。可分为重复使用性施夹器和一次性施夹器（图 3-7），前者每次只能施夹一个钛夹，需重新装钛夹后再用。后者内置有 20 个钛夹，施夹器头部不离开手术区，即可连续进行施夹，明显提高了施夹速度，适合较重出血的处理。

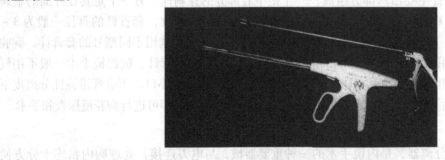

图 3-7 施夹器

（七）内镜缝合切开器（Endo – GIA）

内镜缝合切开器是现代胸腔镜外科赖以生存的主要手术器械之一。能将组织切开和切缘缝合一次完成。适用于肺楔形切除、肺大疱切除、全肺和肺叶切除术等。可分为Ⅰ型 Endo – GIA，如 Endo – GIA30、Endo – DIA45，其钉夹可以换 7 次。Ⅱ型 Endo – GIA，可分别换装 30、45、60 型号的钉夹（图 3 – 8）。钉夹又可分为缝合组织型（蓝色钉夹）、缝合血管型（白色钉夹），Ⅱ型 Endo – GIA 还可装绿色钉夹，用于缝合较厚的组织。

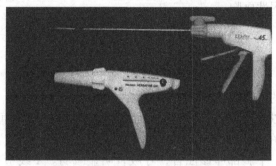

图 3 – 8　内镜缝合切开器（Endo – GIA）

（八）组织缝合器

与内镜缝合切开器不同的是，组织缝合器呈"L"形（图 3 – 9），只缝合不切开，需另用电刀或手术刀切开。可用于有胸壁小切口的肺叶和全肺切除手术。根据缝合组织的不同，可选用白色（缝合血管）、蓝色（缝合肺组织）和绿色钉夹（缝合较大支气管）。

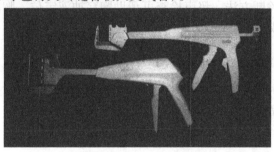

图 3 – 9　组织缝合器

（九）持针器

内镜持针器是在胸腔镜手术中缝合组织时使用。结构与抓钳相似，但抓持力量更大。根据头部形状可分为直持针器和弯持针器。

（十）打结器

打结器分两种，一种是前端带有推线槽的金属或塑料杆，另一种是持针器式的打结器，用于胸腔镜手术打结时手指不能到达的部位，结扎 3mm 以上的较大血管，可部分取代内镜缝合切开器。

（十一）标本袋

手术切除标本取出是一个需要重视的问题。直径小的良性病变可直接从胸壁套管或切口中取出。污染标本或恶性肿瘤标本需先放在标本袋中再取出，较大的标本需先在标本袋中粉碎后再取出。

（刘高峰）

第四节　胸腔镜血胸止血和血凝块清除术

血胸是胸部创伤的常见并发症，也是胸心外科手术严重的并发症。血胸的来源有：①心脏或大血管破裂；胸壁血管破裂；肺组织裂伤出血。胸腔镜血胸止血及血凝块清除术具有安全、有效、微创、并发症少等优点，可取得良好效果。

一、病理生理改变

大量出血可引起急性循环量降低，产生出血性休克。胸腔内积血会压迫肺脏，减少气体交换，纵隔移位，影响静脉回心血量。急性大量出血在胸内仍可凝成血块，以及纤维蛋白附着于肺表面形成纤维板，均限制肺膨胀，形成凝固性血胸。

二、临床表现及诊断

（一）临床表现

临床表现常取决于出血的量和速度。

1. 小量血胸　胸腔积血少于500mL，可无明显症状和体征，X线检查可见肋膈角消失。

2. 中量血胸　胸腔积血在500～1 500mL，常出现面色苍白、脉搏细速、呼吸困难、血压逐渐下降，体检发现伤侧呼吸动度减弱，下胸部叩诊浊音，呼吸音明显减弱。X线检查可见积血达肩胛角平面或肺门。

3. 大量血胸　胸腔积血大于1 500mL，出现烦躁不安、面色苍白、冷汗、呼吸困难、脉搏细弱、血压下降等休克表现。体检发现伤侧呼吸动度明显减弱，胸部饱满，气管向对侧移位，叩诊浊音，呼吸音明显减弱或消失。X线检查可见积血超过肺门平面，甚至全血胸。

（二）诊断

胸部X线检查是主要的诊断方法。超声检查可帮助胸穿抽液定位。胸腔穿刺抽出积血即可确诊血胸，凝固性血胸则不易抽出或抽出量很少。

三、手术适应证

（1）胸腔引流血量每小时大于200mL，连续3小时以上，或每小时超过300mL者。
（2）引出的血液很快凝固者。
（3）凝固性血胸。

四、手术禁忌证

手术前全面评估患者，大量血胸经抗休克和快速输血补液治疗，休克仍无明显改善者。余同肺大疱切除术禁忌证。

五、术前准备

1. 抗休克疗法　积极抗休克治疗，输血、补液，纠正低血容量休克，补充足量的血液，使患者血压升至90mmHg以上。

2. 胸腔镜器械及开胸器械　常规准备开胸手术器械，当遇到不能克服的困难时，立即改为开胸手术，确保患者安全。

3. 其他准备　同胸腔镜肺大疱切除术。

六、手术方法

（一）麻醉

采用全身麻醉，双腔气管插管。

（二）患者体位

健侧卧位，肩下垫软枕。

（三）手术操作

1. 切口 一般用 3 个切口，根据受伤的部位可选择于腋中线第 4~6 肋间做小切口，长约 1.5cm，置入胸腔镜，再在胸腔镜引导下，做另两个小切口作为操作孔，3 个切口成三角形，并保持一定的距离。

2. 操作 于观察孔置入胸腔镜，于另两个操作孔置入吸引器及牵引抓钳，吸除积血和血块，如为凝固性血胸，可将较大的血块钳碎后吸出。钳夹取出胸腔内的异物，迅速寻找出血点，采取电灼、缝合结扎或用钛夹夹闭血管止血。如为胸廓内动脉或肋间动脉出血，可用贯穿缝合结扎或钛夹夹闭止血（图 3-10）。如为肺组织大块撕裂伤的活动出血或心脏、大血管损伤等胸腔镜不能处理的复杂情况，可立即延长切口中转开胸手术，针对病因进行处置，如行肺叶修补或肺叶切除术，或心脏、大血管修补术止血。妥善止血后，以生理盐水充分冲洗胸腔，放置低位胸管引流。

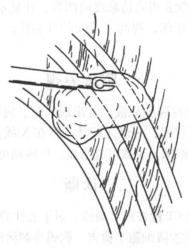

图 3-10 胸腔镜钛夹夹闭止血

对凝固性血胸治疗不能延误，应及时取出血块及清除附着于肺表面之纤维蛋白膜，即使发展成为纤维胸，亦应争取早期剥除纤维板，术后放置闭式引流，负压吸引，嘱患者进行呼吸功能锻炼，如采用吹气球的方法等促使肺尽早复张。

七、并发症防治

常见手术并发症有出血和感染。除注意胸腔镜切口出血外，还应注意术后再出血。

（一）术后再出血

手术时患者休克未完全纠正，血块清除后若不能找到出血点，应在补充足够血容量、血压上升后的情况下再仔细检查出血点。有时术中对血管的夹闭、缝扎不确切，致术后钛夹、结扎线松脱或血凝块脱落后发生再出血。或术中断裂的血管暂时收缩到组织内，不能找到出血部位而未做处理致术后再出血。少量出血可使用足够止血药物，保持引流通畅，密切观察等处理。大量出血时应再次胸腔镜探查止血。手术过程中应仔细止血，认真细致地寻找可能出血的部位，防止术后再出血。

（二）胸腔感染

胸外伤后异物污染胸腔，或凝固性血胸使术后肺未完全复张，胸腔积液易导致胸腔继发感染。防治：术中冲洗胸腔时，可用 1 : 5 000 氯己定溶液，或抗生素生理盐水反复冲洗，术后应用大量抗生素，保持引流通畅，鼓励患者咳嗽排痰，进行呼吸锻炼，促进肺早日充分膨胀，注意消灭胸内残腔。发生感染后，取胸腔液做细菌培养，选用敏感抗生素，放置两根胸管，行胸腔冲洗、引流。

八、术后管理

监测生命体征、血氧饱和度、血红蛋白、胸腔引流量，保持胸管引流通畅及低负压吸引。引流量较多时，血色素低的患者注意输血，补充血容量，纠正贫血。鼓励并协助患者咳嗽排痰，给予超声雾化吸入及化痰药物治疗，加强抗感染、镇痛及支持治疗。

（刘高峰）

第五节　胸腔镜胸膜活检及肿瘤切除术

累及胸膜的肿瘤约占胸膜疾病的一半，胸膜肿瘤可分为原发性和转移性两类。转移性胸膜肿瘤占胸膜肿瘤的95%，以肺癌、乳癌转移至胸膜为最多见，其次为胃癌、胰腺癌和原发子宫的恶性肿瘤，其他少见的胸膜转移瘤为淋巴瘤。原发胸膜肿瘤有良性、恶性两种，良性肿瘤有脂肪瘤、内皮瘤、血管瘤和良性巨块型间皮瘤。原发性恶性胸膜肿瘤也称间皮瘤。胸膜间皮瘤分为局限型和弥漫型，局限型多为良性，弥漫型多为恶性。现代胸腔镜能获得高清晰度的图像，并显示于高清晰的监视器，供多人观察、定位和诊断，配合机械操作获取病变组织，提高了诊断的准确性，可迅速制订治疗方案，争取治疗时机，创伤很小，很受欢迎。

一、临床表现

约50%的胸膜转移癌的患者有恶性胸腔积液，常出现气短、胸痛、胸闷、消瘦等症状。原发性良性胸膜肿瘤和局限型胸膜间皮瘤生长缓慢，一般无症状，多在X线检查时被发现。恶性弥漫型间皮瘤早期可有胸闷、胸痛、气短、消瘦和咳嗽，少数可有咯血。中晚期可出现大量胸腔积液。

二、诊断

良性胸膜肿瘤一般行X线检查及CT检查即可确诊。对于恶性的胸膜肿瘤，X线检查可发现胸膜积液，CT检查有重要帮助。此后可行胸腔液细胞学检查、胸膜穿刺活检及胸膜活检、胸腔镜胸膜活检术。

三、胸腔镜胸膜活检术

近年来胸腔镜胸膜活检术可以提供足量的标本组织行病理学诊断，诊断准确率几乎高达100%，事实证明它是一种安全、有效的诊断方法。

（一）手术适应证

（1）胸膜穿刺活检不能确诊的原发性胸膜肿瘤、胸膜转移癌者。

（2）原因不明的胸腔积液，胸腔液检查不能确诊者。

（3）胸膜病变位于纵隔、横膈、肺表面、肺门，不能行胸膜穿刺活检的。

（二）手术禁忌证

（1）密闭胸和胸膜广泛粘连者。

（2）凝血功能障碍者。

（3）心肺功能极差，不能耐受全身麻醉及单侧肺通气者。

（4）胸壁皮肤广泛感染者。

（三）术前准备

术前胸部X线检查、CT检查提供病变的位置、范围，以协助胸腔镜切口的选择。如有大量胸腔积液时先行胸腔闭式引流术。余同普通开胸手术术前准备。

（四）手术方法

1. 麻醉的选择　局部麻醉较少应用。常选用全身麻醉，双腔气管插管，健侧肺通气。

2. 手术体位　健侧卧位或平卧下进行。侧卧位时腰桥升高，以使肋间隙尽可能增大。平卧位时可调整手术床的倾斜度，以方便操作。

3. 手术操作　选择好切口，以便于操作进行。

（1）切口：腋中线第7、8肋间，腋前线第4、5肋间，腋后线第6、7肋间各做一1.0～1.5cm 切口，前者置入胸腔镜，后两者作操作孔。或在胸腔镜引导下根据病变位置选择更佳的切口。使三切口成三角形并保持一定的距离。

（2）操作：如有胸腔积液，可先以吸引器吸除积液，将胸液送检细胞学检查。当有胸膜粘连时，以抓钳牵拉肺组织，使之具备一定张力，再用电刀切开胸膜粘连。如为疏松粘连，可先用纱布球推开粘连，钝性分离，再用电刀切开条索状粘连带。对怀疑含有血管的粘连带，宜先用丝线结扎或钛夹夹闭后再切开，注意胸壁侧应行双重丝线结扎或双重钛夹夹闭；用胸腔镜探查胸腔，找到病变部位，用活检钳咬取胸膜病变组织送检（图3－11）以确诊，亦可用抓钳牵拉病变组织，以电刀切取部分胸膜病变组织送检，用电灼做电凝止血。术后常规于胸腔镜观察孔切口处放置胸腔引流管一根。

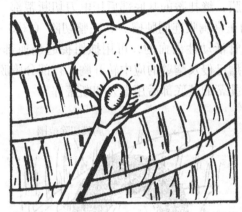

图3－11　胸腔镜活检钳咬取胸膜病变组织

（五）并发症防治

出血、胸腔液增多和种植是常见的并发症。

1. 出血　分离粘连时止血不够彻底，结扎线脱落，钛夹松脱或电凝处血凝块脱落是出血的常见原因。少量出血可适当应用止血药物治疗，保持胸管引流通畅，若出血严重时，可行胸腔镜探查止血。

2. 胸腔液量多　恶性胸腔积液生长速度快，引流量通常较多，可于胸管内注入抗癌药物或滑石粉，夹闭式胸腔引流管12小时后再开放胸管。

3. 预防种植　切除的病变组织应放入取物袋或手套内取出，可防止切口的种植转移。

（六）术后管理

患者术后均应监护，观察生命指征变化，除非是针型胸腔镜。注意观察胸腔引流量，量多者，适当补充血容量。鼓励及协助患者咳嗽排痰，超声雾化吸入，化痰药物治疗，应用抗生素控制感染。

四、胸腔镜胸膜肿瘤切除术

胸腔镜胸膜肿瘤切除术是新术式，具有安全、可靠、有效、微创等优点。

（一）手术适应证

局限性的胸膜肿瘤为胸腔镜胸膜肿瘤切除术的适应证，具体如下。

（1）胸膜良性肿瘤。

（2）局限性胸膜间皮瘤未侵及胸壁者。

（3）较局限的胸膜转移癌，原发病灶已完全控制，无其他远处转移者。

（二）手术禁忌证

广泛的胸膜肿瘤等仍为胸腔镜胸膜肿瘤切除术的禁忌证。

（1）弥漫型胸膜间皮瘤。

（2）局限型胸膜间皮瘤侵及胸壁者。

（3）广泛的胸膜转移癌，局限的胸膜转移癌已有胸腔积液者或侵及胸壁者。

（4）其他心肺功能不全、凝血功能障碍、严重恶病质及局部皮肤感染严重者等。

（三）术前准备

术前准备同胸膜活检术。

（四）手术方法

1. 麻醉的选择、手术体位、切口　同胸膜活检术。

2. 操作　分离胸膜粘连，方法同前。胸腔镜探查肿瘤的大体情况，初步判断肿瘤的性质。如考虑为良性肿瘤者，可先用电刀沿肿瘤边缘切开胸膜，用抓钳牵拉提起肿瘤边缘，用电刀完整切除肿瘤。如肿瘤有蒂，则以电刀切开蒂部胸膜，缝扎蒂的基底部后用电刀切断蒂部。如考虑为恶性肿瘤时，则切除范围应扩大，将距离肿瘤2cm的正常胸膜连同肿瘤一并完整切除（图3－12）。切除肿瘤后胸壁渗血可用电灼止血或氩气刀止血，有血管活动性出血的，可用抓钳提起出血部位的组织血管，以钛夹夹闭止血。分离肿瘤过程中，如发现肿瘤已侵及胸壁的应中转开胸，行部分胸膜剥脱或胸壁切除术。如肿瘤有蒂，则以电刀切开蒂部胸膜，缝扎蒂的基底部后用电刀切断蒂部。

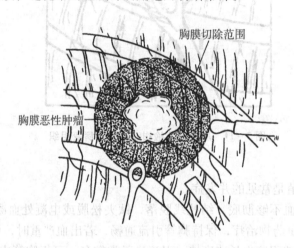

图3－12　胸腔镜胸膜恶性肿瘤切除范围

（刘聚良）

第六节　胸腔镜食管肌层切开术

胸腔镜治疗贲门失弛缓症，是近年来的微创外科手术治疗方法。因其创伤小、术后恢复快、效果显著而广为人们所接受。尽管气囊扩张术不失为治疗贲门失弛缓症的一种方法，但食管肌层切开术才是最有效的治疗方法。传统的Heller手术有经腹途径或经胸途径，但其手术的创伤大，术后并发症多，住院时间长，而胸腔镜食管肌层切开术以其突出的优点，势必将替代传统手术之趋势。

一、手术适应证

手术适应证经临床诊断为贲门失弛缓症，具有剖胸条件者。

二、禁忌证

禁忌证为双侧重度肺或胸膜病变者、乙状结肠型巨食管、经腹途径食管肌层切开失败者。

三、术前准备

按常规食管手术准备，备纤维食管镜。

四、手术方法

（一）麻醉及体位

双腔管插管全身麻醉，右侧卧位，右肺通气，左肺萎陷。

（二）手术切口

1. 胸腔镜切口　一般位于第6肋间肩胛下角线或第5、6肋间后腋线后5cm左右。

2. 操作套管切口　操作套管切口一般用3个。牵引器操作套管切口位于第5肋间腋前线；另一在第6肋间腋前线，可置入吸引管、分离器、抓钳等；另一位于第7肋间肩胛下角线外，可置入剪刀或抓钳。

（三）手术操作

用三叶爪拉钩牵拉左下肺叶向前上方，左下叶韧带用电剪刀或电钩予以离断；显露左后下段纵隔胸膜，提起并纵行切开纵隔胸膜，并显露食管下端。游离食管下端周围，以牵引纱条将食管轻轻提起；将纤维食管镜-光源或探条头置于胃食管交界处，以利于辨认解剖层次及照明手术野，在心包后与降主动脉之间，纵行切开食管下端肌层，用电刀或Hook弯剪刀切开食管纵形肌及环形肌，在肌层与黏膜间上下分离，此时出血不多且容易控制。向上剪开直至肺下静脉水平，向下以吸引头或剪刀钝性分离肌层与黏膜间隙，切开肌层，向下直至食管裂孔的食管胃交界以下约0.5cm，此处肌层方向稍有改变，注意勿损伤胃黏膜、止血。游离食管黏膜时可经胃镜向食管内充气以助分离；结果使食管黏膜层膨出占食管周径40%左右。经纤维食管镜或鼻胃管充气或胸腔内注入盐水，观察有无气泡以测试食管黏膜完整性。若遇黏膜破裂，可在镜下以吸收线修补。仔细检查无活动性出血，经胸腔镜切口置下胸管关胸。术后无特殊可在第2天拔胃管，第3天进食流质。

（四）术后并发症及处理

术后并发症及处理和开胸手术基本相同。

（刘聚良）

第七节　胸腔镜肺大疱切除胸膜固定术

肺大疱是指大疱性肺气肿，是肺实质内的异常含气囊腔，常发生在肺气肿的基础上，其形成机制与肺气肿相似，但程度较重，与炎症、弥漫性阻塞性肺部疾病有关，是由于小支气管活瓣性阻塞，产生气体滞留，使肺泡逐渐自发膨胀，肺泡壁破裂相互融合而成。肺大疱应手术处理，以排除人体内的定时炸弹，一旦破裂，形成张力性气胸，不但难以自愈，死亡率也高。Nathansen等人1991年研究发现自发性气胸第一次发作，通过胸腔闭式引流治愈后约16%复发，而第3次发作后约80%复发。现在以胸腔镜肺大疱切除胸膜固定术代替了以往的开胸手术，而使本病大多数得以彻底治愈，而且创伤少，恢复快。

一、肺大疱的临床表现和诊断

（一）临床表现

肺大疱以年轻人或老年人多见，以男性居多，其症状和体征为如下。

1. 症状　患者大多无症状，多在胸部X线检查时偶然被发现。其症状主要与肺大疱的数目、大小及是否有继发肺部病变有关。数目少、体积小的单纯肺大疱患者常无症状，肺大疱自发膨胀增大的机会为100%。数目多、体积巨大的肺大疱患者，可出现气促、胸闷，也是人体内的定时炸弹，自发破裂的概率约50%。当肺大疱破裂时可发生自发性气胸或血气胸，表现为患侧胸闷、胸痛、气促、呼吸困难。肺大疱患者常并发有慢性支气管炎、肺气肿、支气管哮喘，可以出现咳嗽、咳痰、喘鸣、呼吸困难。肺大疱可继发感染，但较少见，患者有咳嗽、咳痰、寒战和发热，经治疗后症状消失，而胸片上肺大疱感染的表现可持续数周或数月。

2. 体征　为原有的肺部病变的体征，可表现为局部肺呼吸音减弱或消失。肺大疱破裂形成自发性气胸时可出现发绀，气管向健侧移位，叩诊鼓音，呼吸音降低或消失。

（二）诊断

胸部 X 线检查是诊断肺大疱的主要方法，表现为病变区透亮度增高，呈圆形或类圆形，疱内无肺纹理。肺大疱继发感染时，可出现液平。肺大疱破裂时，X 线为气胸表现。胸部 CT 是有效的确诊方法，可全面、清晰地确诊肺大疱的数量、范围，提供胸片和胸透不能提供的直径小于 1cm 的肺大疱。

二、胸腔镜肺大疱切除术的适应证和禁忌证

（一）适应证

胸腔镜手术安全可靠、有效和微创，对患者循环呼吸功能干扰小，具有出血少、恢复快、美观、减少住院时间和术后镇痛药的使用少、降低气胸复发率等优点，目前已成为治疗肺大疱和自发性气胸的首选方法。

（1）巨大肺大疱：肺大疱体积巨大，占一侧胸腔 70% ~ 100%，临床上有胸闷、气促、呼吸困难等症状，经手术后肺组织膨胀，气道阻力减少，症状可明显改善。

（2）并发气胸：是肺大疱破裂所致。自发性血胸、血气胸多数是肺大疱或肺大疱所在的肺组织与胸壁的粘连带撕裂出血所致，胸腔的负压增加了出血的可能。经胸腔闭式引流术后反复发作的自发性气胸，或首次发病的自发性气胸都是胸腔镜手术的适应证。

（3）并发有弥漫性肺气肿的肺大疱：手术可减轻肺大疱对周围肺组织的压迫，改善肺功能，尤其是老年人、心肺功能较差而不能耐受开胸手术的患者。

（4）肺大疱并发继发性感染者。

（二）禁忌证

禁忌证包括胸腔粘连、凝血障碍和心肺功能不全等。

1. 密闭胸和胸膜广泛严重粘连的患者　胸膜广泛粘连、密闭胸，胸腔镜无法进入，难以进行各种操作。

2. 凝血障碍　有出血倾向、凝血功能障碍的患者。

3. 心肺功能不全　心肺储备功能极差，不能耐受单侧肺通气和全身麻醉的患者。

三、术前准备

术前按全身麻醉手术进行准备。

（1）禁烟：术前至少禁烟 1 个月。

（2）控制感染：包括超声雾化吸入、应用抗生素控制呼吸道感染、药物解痉等。

（3）胸部 X 线及 CT 检查：能够明确肺大疱的位置、范围及其与周围器官、组织的关系，可指导胸腔镜选择皮肤切口位置。对并发自发性气胸的患者，术前应先行胸腔闭式引流，待肺膨胀复张后，再做胸部 CT 检查，明确诊断肺大疱情况。

（4）胸膜固定术的术前准备同肺大疱切除术。

（5）其余同开胸手术术前准备。

四、手术方法

（一）麻醉的选择

一般采用全身麻醉，双腔气管插管。

（二）患者体位

常规采用健侧卧位，肩下放置软枕，使肋间隙增宽。

（三）手术操作

胸腔镜下切除肺大疱的手术操作介绍如下。

1. 切口　于腋中线第7、8肋间做1.0~1.5cm切口，以血管钳分离肋间肌，刺破胸膜，以手指探查胸膜腔，观察是否有胸膜粘连。若有粘连时，可用手指分离周围的胸膜粘连，插入10.5mm套管作为观察孔，置入0°10mm胸腔镜探查观察。于腋前线第4、5肋间，腋后线第6、7肋间分别做1.0~1.5cm切口，或根据肺大疱的位置，在胸腔镜引导下选择相应更佳的位置各做1.0~1.5cm切口，插入套管做操作孔，使3个切口成三角形，并保持一定距离。

2. 分离粘连　先用胸腔镜探查胸腔，如有胸膜粘连时则以抓钳牵拉肺组织，使之有一定张力，再用电刀切开胸膜粘连。如为疏松粘连，可先用纱布球做钝性剥离，再电灼切开条索状粘连带。对于肺大疱并发反复发作的气胸、多次行胸腔闭式引流术的患者，应特别注意肺大疱周围的条索状粘连带，因肺大疱的破裂口经常存在于粘连带的根部，切除时应尽量靠近肺侧，若怀疑粘连带含有血管时，胸壁侧应行双重丝线结扎或双重钛夹夹闭，避免出血危险。

3. 胸腔镜肺大疱切除术　置入胸腔镜后做全面检查，根据术前CT片提示，找出肺大疱。肺大疱好发于肺尖部，为乳白色、半透明，也可发生于肺脏的其他任何部位。如不能发现肺大疱或漏气部位，可于胸腔内注入生理盐水，嘱麻醉医师鼓肺，即可发现漏气部位。胸腔镜处理肺大疱的方法有电凝术、激光术、氩气凝固术、腔内套扎器套扎术、钛夹钳闭术及内镜缝合切割器（Endo-GIA）切除术等6种方法。各有其优缺点，有的效果欠佳，有的需要特殊设备，有的价格昂贵。Yim等不推荐使用氩气凝固术，他们认为可引起术后长期的肺组织漏气。Endo-GIA虽然价格较贵，但操作简易、节约时间、疗效可靠、并发症少，近年来已成为胸腔镜切除肺大疱的最佳方法。故有学者推崇在胸腔镜手术中使用Endo-GIA切除肺大疱，可配合钛夹或丝线双重结扎使用。所有肺大疱均应全部切除，不能遗漏。

（1）位于肺边缘的肺大疱：如基底小的可用7号丝线在根部缝扎或双重结扎，剪去肺大疱。对于基底部较宽的肺大疱，可用Endo-GIA切除肺大疱（图3-13），如切除后仍残留有肺组织的可用2~3个钛夹夹闭或双重丝线结扎。

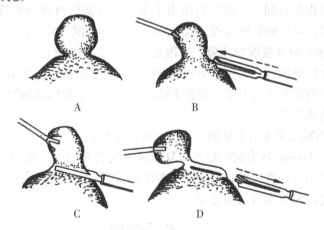

图3-13　Endo-GIA切除肺大疱步骤

A. 肺大疱；B. 抓钳提起肺大疱；C. Endo-GIA夹闭肺大疱基底部的肺组织；D. Endo-GIA切除肺大疱

（2）巨大肺大疱：可刺破肺大疱，吸出疱中气体、液体，使其萎陷，然后以Endo-GIA切除；激光或氩气刀不适用于巨大肺大疱处理。

（3）弥漫性肺大疱：对于弥漫性多发性肺大疱、位置较深的肺大疱不能用Endo-GIA者，或粘连较重的患者，当胸腔镜操作有困难时，应辅以5~8cm肋间小切口，以Endo-GIA切除肺大疱或直视下分离胸膜粘连，行肺大疱切除缝扎术或肺楔形切除术。

（4）葡萄样小肺泡：对于肺表面弥漫性葡萄样小疱者，可选择较大的进行丝线结扎，不予切除。

（5）自发性气胸患者：对于自发性气胸患者，术中不能发现肺大疱的，在找到漏气部位后，可用 Endo – GIA 切除漏气的肺组织。

（6）自发性血气胸患者：对于自发性血气胸患者，先清除血块，然后从肺尖开始，从上而下寻找出血部位、电灼、钳夹、缝扎，彻底止血后再切除肺大疱，修补肺破口。

4. 胸膜固定术　肺大疱切除术后有潜在复发气胸的倾向。Ohno 等认为胸腔镜术后自发性气胸的复发率达 9.4%，术后 1 年内复发率达 65%。胸腔镜胸膜固定术是防止自发性气胸术后复发的有效方法。胸膜固定术常用的方法有胸膜摩擦法、滑石粉喷撒法、胸膜切除术法、激光喷射法、化学性胸膜粘连法等。胸膜切除法因可引起胸腔出血较多、创伤大，临床较少应用。激光喷射法术后疼痛较重，已很少应用。化学性胸膜粘连法因患者对化学粘连剂反应大，胸痛重，已很少应用。

（1）胸膜摩擦法：是用纱布团或 Marlex 网做成小球，沿肋骨走行方向摩擦全部壁层胸膜，直至充血为止。

（2）滑石粉喷撒法：是将灭菌干燥滑石粉喷撒于壁层胸膜，使之在胸膜之间产生化学性炎症，以促进闭合胸膜腔，此法非常有效，但临床上常出现术后较重胸痛的现象，将 2% 利多卡因溶液与滑石粉均匀混合后再喷洒于胸膜，此法效果好且使术后胸痛明显减轻。偶有滑石粉喷撒法可致反应性发热、急性肺炎、成人呼吸窘迫综合征、急性肺水肿的报道。

5. 放置引流　术后常规放闭式引流管两根，即于锁骨中线第 2 肋间及原胸腔镜观察孔切口各放置一根胸管引流。

五、并发症防治

1. 出血及漏气　出血原因可能是：①胸膜粘连分离后止血不够彻底；②肺大疱基底部缝扎、结扎或钛夹夹闭不可靠；③胸膜摩擦过度等。少量出血可适当给予止血药物治疗，保持胸腔引流管引流通畅。若出血量严重时可行胸腔镜探查止血，必要时中转开胸止血或行小切口辅助止血。漏气的原因可能是肺组织缝扎针孔漏气，结扎线或钛夹松脱等。肺大疱切除后，在肺塌陷状态下，先检查是否漏气，再双肺通气，患肺膨胀下检查是否漏气，然后行结束手术。少量漏气可保持胸管引流通畅，即可自行愈合。漏气量多或时间长时，可行胸腔镜探查，以 Endo – GIA 切除漏气肺组织。

2. 胸腔感染　部分肺大疱并发继发感染，原因是切除肺大疱时疱内脓液污染胸腔。故在病灶切除时要做好防护措施，避免污染胸腔，如发生胸腔感染时，可采取脓液，做细菌培养、药敏试验，选用敏感有效抗生素，同时要行胸腔冲洗及引流，加强支持治疗。另一个原因是胸腔镜器械的消毒不严格，一定要加强胸腔镜器械的消毒管理。

3. 肺炎及肺不张　为胸部手术后常见的并发症，可对症处理。

4. 术后复发性气胸　Takeno 认为胸腔镜术后复发性气胸的原因，通常多由术中遗漏的肺大疱和新生成的肺大疱所致。手术中应认真、细心地寻找可能被遗漏的、隐蔽的肺大疱，手术动作轻柔，避免反复钳夹肺组织，最大限度地避免术后气胸复发。

六、术后管理

监测生命体征，记录胸腔引流量，胸腔闭式引流接通持续低负压吸引装置（1.47 ~ 1.96kPa），保持胸腔引流管通畅，根据引流量及复查胸片结果拔除引流管。对胸液较多的患者，可适当补充液体和胶体，维持内环境的稳定。多鼓励患者咳嗽排痰，选用抗生素抗感染、超声雾化吸入、化痰解痉药物治疗也是必要的。

（刘聚良）

第八节 食管癌的微创手术治疗

目前国内外开展的胸腔镜食管癌切除术主要有两大类：胸腔镜食管切除术与手辅助电视胸腔镜食管癌切除术。此外，还有胸腔镜辅助经食管裂孔食管癌切除术、附加小切口的胸腔镜辅助食管癌切除术。胸腔镜辅助经食管裂孔食管癌切除术其本质类似食管剥脱术，附加小切口的胸腔镜辅助食管癌切除术其本质就是常规手术。胸腔镜食管切除手术的最重要的部分为经胸腔镜进行胸段食管的游离，手术步骤包括经胸食管游离、开腹游离胃、食管－胃颈部或胸内吻合。其中经胸腔镜进行胸段食管的游离是手术的重点，也是本节叙述的重点内容。其他的经内镜的食管切除手术方式还包括：胸腔镜和腹腔镜联合食管切除术，经颈部纵隔镜下食管切除术。

一、胸腔镜食管切除术

1. 手术适应证 具体如下。

（1）良性食管瘢痕狭窄。

（2）食管癌病变较小，无远处转移的早期食管癌（T_0，T_1）。

（3）无常规开胸手术禁忌证。

2. 围术期准备 围术期准备与三切口食管切除术基本相同，包括 B 超、心电图、肺功能、肝肾功能、凝血功能和胸片等常规检查。此外，还需要行胸部 CT 或经食管超声检查，以了解食管肿瘤的外侵和周围淋巴结转移情况，评估手术难度，筛选合适的病例。在手术前除要准备常规的胸腔镜手术器械外，还要准备纤维食管镜、蛇形钩等器械，以备在手术中协助进行食管的游离。最重要的是还要做好常规开胸手术的准备，包括术前戒烟、体能锻炼等。

3. 手术体位 手术采用双腔气管插管以便于手术中单肺通气，麻醉完成后，于左侧卧位置入纤维食管镜以协助食管的显露分离。常规消毒铺巾，消毒范围包括颈部、胸部和腹部，右上肢消毒后用消毒无菌巾包裹，并尽量抬高以便于手术操作。胸部操作完成后再将患者体位改为平卧位进行颈部和腹部的操作。

4. 胸壁切口 胸腔镜的手术切口十分重要，正确的切口是手术能否顺利完成的关键，否则手术难度会增大，手术并发症也会增加，甚至可能导致胸腔镜手术无法进行而不得不中转开胸。腋中线第 6 或第 7 肋间的胸腔镜套管切口被一些研究者称为"万能口"，该切口不仅用于胸腔镜的放置，而且手术后还可以用来放置胸腔引流管。也有研究者依据自己的经验提出，将胸腔镜套管切口放置在腋后线或更偏后的位置，可以使对食管的显露更加满意。原则上操作套管切口的位置 2 个在腋前线，2 个在腋后线。但由于每个研究者的认识、经验，肿瘤位置以及胸腔的解剖特点的差异，各个研究者操作套管切口的位置也有所不同。目前常用的操作套管切口位置有以下几种：①腋前线第 4 肋间操作切口用于放置拉钩，以牵拉肺组织显露食管；腋前线第 6 肋间切口和腋后线第 5 肋间操作套管切口用于放置超声刀、抓钳、剪刀等器械。②4 个操作套管切口分别在腋前线第 5 肋间、腋中线第 9 肋间、腋后线第 5 和第 9 肋间。③腋中线第 8 肋间套管切口用于放置拉钩牵拉肺脏，另外 2 个操作套管切口位置在腋前线和腋后线第 5 肋间。

5. 基本手术操作方法 胸腔镜食管切除手术的关键操作步骤是能够清楚显露后纵隔，探明食管周围的解剖关系、肿瘤外侵情况，尤其是肿瘤与主动脉的关系。解剖关系清楚，尤其与主动脉具有"安全距离"，手术的安全性就具备了基本的保障。胸腔镜下食管的游离比较困难，很多研究者尝试了肾蒂钳、蛇形钩等器械并在纤维食管镜的帮助下完成食管的游离，手术者需要经过长期的训练才能熟练地掌握该技术。

（1）切开皮肤和皮下组织 1～1.5cm，用血管钳分离肋间肌，在进入胸膜腔前要求实施单肺通气，使肺尽快萎陷。用手指自切口探查胸膜腔内有无粘连，如果有粘连用手指分离切口周围粘连以便放置套管并放置胸腔镜。其他套管在胸腔镜监视下放置。如果胸膜腔粘连严重或者单肺通气不满意，应立即中转常规手术治疗。

（2）利用各种器械对肺脏进行有效牵拉以充分暴露后纵隔是手术成功关键。常用的手术器械为爪形拉钩，进入胸腔后可以展开拉钩形成扇形，对肺脏进行牵拉；有的爪形拉钩还可以纵向弯曲，更有利于后纵隔的显露。

（3）后纵隔显露后，用抓钳提起纵隔胸膜，用电钩沿食管表面纵行切开，切断奇静脉，然后将纵隔胸膜切开，上至胸顶，下至食管裂孔。处理奇静脉可以用内镜缝合切开器，也可以用钛夹钳夹，或者推结器结扎奇静脉。食管游离时，一般应选瘤体上方或下方的正常食管，从侧方开始分离。初学者可在食管镜帮助下对食管定位，依据手术者习惯，用剪刀、钝头吸引器或分离钩游离食管全周，用线绳悬吊牵拉食管。食管游离沿食管进行，可以采用钝性分离配合剪刀、电钩或钛夹钳夹方法进行，最好采用超声刀对食管周围组织钳夹切断，不仅操作方便而且止血效果可靠。对于纵隔创面的渗血，可以用电刀烧灼止血。因为镜像原因，在胸腔镜下游离中上段食管往往比下段食管容易，应尽量向下游离食管但不必要一定到达食管裂孔，因为从腹腔可以很轻松地游离食管下段。但如果应用腹腔镜进行食管的游离，则食管的游离必须到达食管裂孔并适当扩大裂孔。食管游离完成后应彻底止血，在胸腔镜套管切口放置引流管。

（4）在其余操作切口缝合后，患者改平卧位进行腹部和颈部的操作。代食管可以用胃或结肠，根据患者情况和术者习惯而定。

6. 常见手术并发症　开胸手术所有的并发症都可以出现在胸腔镜手术中。尽管胸腔镜食管癌切除手术具有创伤小、术后恢复快的特点，但是由于操作复杂，因此也存在较多并发症，如出血、套管相关并发症、器械相关并发症、复张性肺水肿等。现仅就胸腔镜食管癌切除中相关并发症简介如下。

（1）出血：是胸腔镜食管癌手术的较严重的并发症，常见的出血部位是食管动脉。由于食管位于后纵隔，在胸腔镜下显露困难，如果在显示不清时盲目游离，可以导致严重出血。在游离食管时应将条索状结构尽量予以钳夹后切断，或者用超声刀进行食管的游离。一旦手术中发生出血，应吸净血液后进行钳夹；如果日出血量大难以在镜下控制，应该毫不犹豫地中转开胸；如果有手术后活动性出血，保守治疗无效，应直接开胸探查手术。

（2）乳糜胸：胸腔镜食管癌切除手术后乳糜胸的发生原因与普通开胸手术类似，有效预防手段是在手术中分离食管时仔细操作，对于条索状物要彻底结扎，必要时结扎胸导管。

（3）其他：如肺炎、肺不张、吻合口瘘、脓胸等并发症与普通开胸手术类似，处理措施相同。

二、手辅助电视胸腔镜食管癌切除术

1. 手术适应证　具体如下。

（1）良性食管瘢痕狭窄。

（2）食管癌没有严重外侵、无远处转移的中早期食管癌。

（3）无常规开胸手术禁忌证。

2. 围手术期准备　围手术期准备与三切口食管切除术、胸腔镜食管切除术基本相同。

3. 手术体位　手术采用双腔气管插管以便于手术中单肺通气，麻醉完成后，取右侧躯体抬高45°位。颈、胸、腹部同时消毒。

4. 基本手术操作方法　手术包括3个主要部分：开腹游离胃，胸腔镜游离食管，颈部或胸内吻合。

上腹正中切口游离胃，以超声刀切断胃大小网膜，整个手术过程除胃左动脉外无须结扎，此过程操作要点同常规手术，尤其要注意避免损伤胃网膜右动脉、脾脏。经腹腔游离下段食管要比胸腔镜胸内游离容易。将下段食管向下牵拉游离6~8cm，游离并结扎食管周围条索组织。于贲门部切断食管，食管断端用双10号线结扎，贲门侧以30mm直线闭合器闭合，在胃壁靠近顶端处浆肌层缝2针牵引线。清扫贲门及胃左动脉旁淋巴结。

沿下段食管右侧壁钝性打开纵隔胸膜，使胸腹腔相通。单肺通气，于右侧第6肋间腋后线处做第一个1cm的切口，置入套管后将胸腔镜置入胸腔进行探查；在右侧第4肋间腋后线和腋前线各做一个1cm

的切口，分别置入超声刀和卵圆钳。术者一只手（辅助手）经腹腔进入胸腔有 3 个途径：经扩大食管裂孔（后路），经切开右侧膈肌（中路），经腹部切口右侧肋弓下腹膜外（前路）进入胸腔。食管结扎线经裂孔推入胸腔，经第 4 肋间腋前线处牵出体外，使食管保持一定张力。辅助手经腹进入胸腔扒压不张的右肺，显露后纵隔，以超声刀切开食管旁纵隔胸膜至胸顶部。辅助手钝性游离食管及肿瘤，遇到条索组织避免撕扯，以超声刀切割，无须结扎。充分游离奇静脉弓，食管由奇静脉弓下牵至上纵隔。取左颈部切口，经食管后间隙钝性分离并与胸腔接通，食管由颈部牵出。器械操作和手法操作相结合，进行食管旁、隆突下等部位淋巴结清扫，严格止血并注意胸导管有无损伤。监视器监视下胃经裂孔提入胸腔再提至颈部，一组手术者以 25mm 吻合器完成颈部胃－食管器械吻合或手法吻合。切开膈肌者需缝合膈肌，经胸骨后进入胸腔手术者可以直接缝合腹膜。放置胸腔闭式引流管，缝合胸部 3 个小切口、关腹。

该术式有以下优点：①手术时间缩短，创伤进一步减小；同一体位完成手术，无须再次翻身消毒；辅助手提供良好的解剖显露；食管周围条索保持一定张力，超声刀直接完成切割无须结扎；保留奇静脉弓解决了单纯胸腔镜下食管癌切除术中的难题。②扩大了胸腔镜治疗食管癌的手术指征。即使是 T_3 期患者，肿瘤存在轻度外侵但尚未固定，均可采用本术式，淋巴结显露清晰。③提高了手术根治性。由于辅助手的介入，使食管周围解剖间隙增大，肿瘤周围情况明了，在肿瘤侵犯范围之外将条索组织切断，食管旁淋巴结及纵隔淋巴结一并整块切除。④提高了手术安全性。辅助手的介入使术者能够迅速判断手术是否能够完成治疗，辅助手推开食管周围组织，切割过程中不易损伤其他器官组织，超声刀切割直径在 3mm 以下的血管安全可靠。

三、手辅助电视胸腔镜食管癌切除、胃食管胸内吻合术

全身麻醉，行双腔气管插管。右侧躯体抬高 45°，同时消毒颈、胸、腹部。取上腹正中切口约 8cm，以超声刀游离切断胃大小网膜，遇有网膜血管直接行分段凝固切断，除胃左动脉外无须结扎。清扫贲门及胃左动脉淋巴结。经腹钝性游离下段食管，并将下段食管拉至腹腔 6~8cm，沿食管外膜仔细分离切断周围条索组织。于贲门部切断食管，食管断端用双 10 号线结扎，贲门侧以 30mm 直线闭合器缝闭，在胃壁靠近顶端处浆肌层缝 2 针 7 号线为牵引线。沿下段食管右侧壁，以手指钝性打开纵隔胸膜，使胸腹腔相通。单肺通气，于右侧第 6 肋间腋后线处做 1cm 小切口（第 1 孔），置入套管后进入胸腔镜进行探查；在胸腔镜监视下在第 4 肋间腋后线（第 2 孔）和腋前线（第 3 孔）各做 1cm 小切口，分别进入超声刀和卵圆钳。术者的一只手经腹腔进入胸腔，将食管断端结扎线经食管裂孔推入胸腔，经第 4 肋间腋前线进入卵圆钳将结扎线牵出体外，牵拉牵引线使食管保持一定张力。操作手经腹进入胸腔，向前扒压不张的右肺，充分显露后纵隔，以超声刀切开食管旁纵隔胸膜至预计进行吻合的位置。内操作手可轻松到达胸顶处，钝性游离食管及肿瘤，超声刀切割条索组织，无须结扎。食管由奇静脉弓下牵至上纵隔。食管游离至待吻合处后，清扫食管旁、隆突下等部位淋巴结，严格止血。

操作手平托食管，由膈肌切口牵出食管牵拉线并保持食管处于紧张状态。在吻合处远侧 2cm 处切开食管前壁至黏膜层，经由第 3 孔进入卵圆钳轻轻夹持切开处食管的内侧壁，将吻合器底座放入食管腔并上推至吻合处。食管牵引线回纳胸腔，由第 3 孔送入特制荷包结扎器，食管远端送入结扎器中，向上推送圈套线至底座下方，检查无误后收紧圈套线完成荷包制作。距荷包线 0.5cm 处剪断食管，取出食管和肿瘤。经腹在幽门上 8~10cm 处切开胃前壁约 2cm，送入加长弯杆吻合器，套杆由胃底最高处相对乏血管区戳出，以套杆为中心用 4 号丝线做一直径 1cm 的荷包缝合，结扎在套杆上以防止胃戳孔处撕裂。最后套杆安放配套的塑料保护帽。扩大食管裂孔后将吻合器连同胃一起送入胸腔，操作手摘去保护帽，完成底座和套杆对合，听到"咔嗒"声后旋紧吻合器，使游标处于绿区中央位置。胸腔镜和操作手配合检查吻合口周围没有夹持其他组织并且对合良好后激发吻合器，完成吻合。退出吻合器，检查 2 个"甜甜圈"是否完整。检查吻合口四周确定吻合满意后将胃置于食管床内。冲洗胸腔，于第 1 孔放引流管，缝合其他 2 孔。胃切口两层缝合关闭后缝合腹壁。

与颈部吻合术相比，胸内吻合术可以根据肿瘤位置选择吻合的位置，从而达到了常规开胸术式对吻合位置选择的要求，大大减少在颈部吻合的机会，对多数食管癌患者来说创伤进一步减小，更加符合常

规手术的手术原则和大多数胸外科医生的手术习惯。胸腔镜右胸内吻合可以分为奇静脉弓上吻合和奇静脉弓下吻合。由于奇静脉弓上缘水平相当于主动脉弓上缘，故奇静脉弓上吻合相当于左胸主动脉弓上吻合，若吻合位置再稍高即是胸顶吻合。奇静脉弓下缘较主动脉弓下缘高 4～5cm，故奇静脉弓下吻合较左胸主动脉弓下吻合水平高。胸下段食管癌和位置偏下的胸中段食管癌可以选择奇静脉弓下吻合，位置偏上的胸中段食管癌可以选择奇静脉弓上或胸顶吻合，胸上段食管癌患者则可选择颈部吻合。

胸内吻合操作难度比较大，没有经过长期训练的医生很难完成。该手术方式目前也不是很完善，专用手术器械有待于进一步开发。

四、其他微创手术在食管癌治疗中的应用

为了降低食管癌围手术期并发症的发生率，微创外科技术越来越多地应用于食管癌手术中，除了单纯经胸腔镜食管癌切除术、手辅助胸腔镜食管癌切除术外，还有经纵隔镜食管癌切除术和胸腔镜辅助小切口食管癌切除术。本节将介绍后两种术式在食管癌治疗的应用。

（一）经纵隔镜食管癌切除术

最初的纵隔镜手术是用于上纵隔探查和活检，又称之为标准或传统纵隔镜术，临床使用已有 40 多年历史。近年来，电视纵隔镜的出现有效地弥补了传统纵隔镜在实际操作中存在的视野狭小、对于精细解剖结构及出血情况分辨率差的不足。1990 年，德国 Buess 等首先完成在影像监视下经纵隔镜的食管肿瘤切除术，开创了食管肿瘤微损伤外科切除术的新方法。该手术方式有一定的局限性，对手术者也提出了更高的要求。

1. 手术适应证　具体如下。
（1）肺功能差不能耐受开胸手术者。
（2）胸膜腔广泛粘连的早期食管癌患者。
2. 手术禁忌证　具体如下。
（1）肿瘤明显侵犯周围组织或有大块淋巴结转移者。
（2）隆突下及肺下韧带旁淋巴结转移者。
3. 手术方法　具体如下。
（1）麻醉：气管插管，全身麻醉。
（2）体位：仰卧位。
（3）手术操作：手术分两组同时进行。一组经腹部切口游离胃，扩大食管裂孔，尽量经腹腔游离更多的下段食管。另一组在胸锁乳突肌前缘做左颈部纵切口，游离出食管，先用手指对上段食管进行钝性游离。两组对端游离，基本操作同食管剥脱术，不同的是剥脱术为强力撕脱，纵隔镜手术则可以直视下处理至隆突水平，食管固有动脉可用电凝止血或钛夹止血。内镜下游离食管时要注意保护喉返神经及胸导管，并在内镜监视下游离食管旁、纵隔内及隆突下淋巴结。将食管在颈部切断，近端留做吻合用，远端用 7 号线缝扎并经食管床从腹腔拉出。牵拉食管时，可在内镜图像监视下慢慢地向下牵引。完全游离食管后，将食管拉至腹腔切断并关闭贲门，取出食管。在胃底顶部放置两根长牵引线，并由内镜将胃经食管床提至颈部，与食管近切端行端侧吻合术。颈部置皮片或 T 管引流，缝合颈部切口。

4. 手术优缺点　经纵隔镜行食管肿瘤切除术，在内镜图像监视下游离食管，可以清楚地观察到纵隔内和食管旁肿大的淋巴结，并可用器械进行分离后清除。手术方法简单，符合肿瘤切除术的基本要求。术中无须开胸和肺萎陷，所以更适合于肺功能极度不良的患者。术后患者体力恢复较剖胸术好，咳嗽也较剖胸手术有力，功能影响小，因而术后胸部并发症的发生率较低。总体上讲，经纵隔镜行食管肿瘤切除术创伤小于常规手术，安全性明显好于食管剥脱术。

经纵隔镜手术不能清扫隆突下及肺叶韧带组淋巴结，此类手术后长期生存率尚有待长期随访进行评价。

（二）电视胸腔镜辅助下小切口食管癌切除术

国内外原已采用的胸腔镜食管癌切除术开展较为缓慢，手术有相当难度并且十分烦琐，仅仅依赖器械操作影响了手术的根治性和安全性，过长的手术时间会增加术后心肺并发症发生的机会。胸腔镜辅助小切口手术在胸部或腋窝下增加了一个8～10cm小切口，使手术者能够在直视下完成手术治疗，比单纯胸腔镜更有利于纵隔的显露。这个手术方式存在很大争议：胸腔镜只起照明作用，太小的手术切口过度撑开带来了比较严重的术后疼痛。优点是手术难度降低。

1. 手术适应证　具体如下。

（1）胸中段食管癌病变长度≤2cm，胸下段≤4cm者。

（2）术前CT检查显示食管肿瘤无明确外侵，与周围组织界限清楚，无纵隔淋巴结肿大者。

（3）心肺功能可耐受单肺通气手术者。

2. 手术禁忌证　具体如下。

（1）食管肿瘤有明确外侵，与周围组织界限不清楚者。

（2）一般情况太差，不能耐受全身麻醉或者胸腔镜手术者。

另外，病变长度>4cm者均有不同程度的外侵，一般不采用该术式。

3. 手术方法　具体如下。

（1）麻醉：采用双腔管气管插管全身麻醉。

（2）体位：左侧卧位。

（3）手术操作：胸部手术时，患者取左侧卧位，左肺通气，在右腋中线第8肋间做1.2cm切口，向胸内置入胸腔镜，探查后于右第5肋间腋中、后线间做5～8cm小切口，用小儿牵开器稍牵开。电视胸腔镜显露纵隔，经第5肋切口放入操作器械，沿食管纵行剖开纵隔胸膜，探查食管肿瘤位置及外侵情况。在确定无外侵后，游离奇静脉，用推结器推丝线结扎奇静脉两侧后离断，在肿瘤上方正常食管处开始游离食管，完全游离出一小段食管后，用吊带将食管提起，再向上、向下用电钩将胸段食管完全游离，遇较粗血管则用推结器推丝线结扎。沿途一并检查和清扫淋巴结。检查无出血后，在胸腔镜插入口放置胸腔引流管。关闭胸腔切口，恢复双肺通气。

腹部手术时，患者转平卧位，腹部正中切口入腹，游离全胃及切断食管，钝性扩大食管裂孔，打通胸腹腔，在贲门以切割缝合器切断食管，同时封闭胃端切口，在胃底拟行吻合部位于浆肌层缝2针7号线为牵引线，牵引线另一端连胃管一起绑紧固定于食管残端。

颈部手术时，取左颈部切口，游离颈段食管，经食管后间隙钝性与胸腔打通。将食管连同胃管慢慢向外拉出，同时腹部手术组将胃经食管裂孔向上送，逐步将胃体引达颈部切口，切除食管，行食管－胃底吻合术。完成吻合后关闭颈部及腹部切口。

4. 术中问题的处理　具体如下。

（1）游离奇静脉要尽量长，结扎一定要牢靠。

（2）游离食管时先游离一小段后悬吊牵拉食管，充分利用电视胸腔镜的放大作用辨清食管与周围的间隙，紧贴食管游离。

（3）术中边游离食管边清扫淋巴结。由于电视胸腔镜的放大作用，更易辨认淋巴结从而提高淋巴结清扫率。

5. 术后处理　该术式便于操作，同样可达到微创的目的；术后引流量少，患者胸痛症状较轻，可较早下床活动，恢复较快，故术后胸部并发症的发生率较低。

（陈　康）

第九节　肺癌的微创手术治疗

随着科学技术的进步，外科手术技术及麻醉技术有了飞速的发展。选择性单肺通气的运用，使多数肺癌的外科治疗可以安全地通过微创手术完成。现在肺癌的微创手术治疗主要包括两种方法：①胸腔镜治疗肺癌；②微创肌肉非损伤性手术治疗肺癌。这两种方法与传统的胸部后外侧切口开胸手术比较，均具有创伤小，恢复快，出血、输血少，对心肺功能损伤小，开、关胸时间短，术后并发症少等优势。

一、胸腔镜治疗肺癌（VATS）

（一）手术适应证

（1）Ⅰ期肺癌且肿瘤位置位于周围，支气管镜检各级支气管未见异常，纵隔检查属于阴性，胸膜无转移，肺裂发育好。

（2）直径＜3cm，位于周边的孤立转移病灶。

（3）心肺功能稍差不能耐受标准开胸手术的周围型肺癌。

（4）Ⅳ期肺癌并大量胸腔积液，经多次胸腔穿刺，积液不能控制但肺能复张。

（二）术前准备

1. 心理治疗　术前做好患者思想工作。如实说明手术治疗的必要性和可能出现的特殊情况，消除患者的疑虑，患者对手术的风险性表示理解，取得友好合作等。

2. 确定病变位置　术前 CT 定位，肿物穿刺、标记。

3. 拟定手术方案　根据病变确定手术范围，行肺叶或楔形切除术，还是比肺叶切除术更复杂的手术。

（三）手术方法

1. 麻醉及手术体位　采用双腔气管插管全身麻醉，单侧健肺通气。患者健侧卧位，手术床呈"折刀位"30°，术侧上肢悬吊在麻醉头架上，术者于患者侧面操作。切除肺叶后，再行患肺正压通气，使残肺充分膨胀，以免存在胸腔镜下难以辨认的局限性肺不张。

2. 手术切口　胸腔镜肺叶切除手术切口，包括 1 个长 1.5cm 的胸腔镜套管切口，1～3 个长 1.5cm 的操作套管切口，或（和）1 个 5～7cm 长的胸壁辅助小切口。

（1）胸腔镜切口：一般选择在第 8 肋间腋前中线之间。切口位置的选择因不同的患者和所切除肺叶的不同而略有差异。

（2）操作套管切口：操作套管切口一般用 1～2 个，有时用 3 个；其位置可在胸腔镜探查胸腔后确定，以方便手术操作为原则。而牵引器操作孔一般选择在第 7、8 肋间腋后线附近。

（3）胸壁小切口：小切口的位置一般选择在第 5 肋间腋前后线之间，另外可根据手术需要和切除不同的肺叶而选定。小切口选择一般应遵循距肺门近、胸壁损伤少、切口的瘢痕相对美观为原则。

3. 肺血管的处理　肺动脉、静脉的解剖分离是肺叶切除的关键步骤，分离肺动脉尤应小心。

（1）分离叶间裂：叶间分裂不全者，可先用剪刀适当分离，后用缝合切开器处理分裂不全的叶间裂，分离肺叶后，显露肺动脉及分支，双肺下叶和中叶动脉的分离多由叶间开始，而上叶分离的顺序变化较多。

（2）结扎血管：除非病变特殊，一般选择解剖性肺叶切除方法（即肺动脉、静脉和支气管分别处理），较细的动脉可用标准型号血管夹双重处理，较大的动脉以结扎法或 End – GIA 法处理。肺静脉处理基本与肺动脉处理相同，肺静脉短粗且壁较薄，分离和处理时一定要耐心细致。

4. 支气管处理　处理肺动、静脉后支气管已被游离，可经小切口用支气管残端闭合器钉合叶支气管。若处理血管有困难，可先处理支气管，再处理血管。在切断支气管前，用电灼切断支气管旁的组织，必须清理支气管旁的纤维组织和淋巴组织，以清晰支气管的走向，须仔细辨认并鼓肺确认，用支气管残端闭合器钉合叶支气管后，一般无须再做残端处理。

5. 肺标本的取出　将标本放入标本袋或无菌手套内经小切口取出。

6. 淋巴清扫　镜下认真清扫各组淋巴结及周围脂肪组织。

7. 胸管放置与切口缝合　上叶切除置上下两根胸腔引流管，下叶切除置下胸腔引流管，均经镜孔或操作孔置入，上胸腔引流管可沿肺外侧上行放于胸顶；胸腔引流管放置应在胸腔镜直视下进行。各切口上下肋均以1%布比卡因行肋间神经封闭，以减少术后疼痛。在胸腔镜直视协助下，关闭胸膜和肋间肌，再依次缝合胸壁组织，最后缝合套管切口。

（四）术中及术后并发症的处理

1. 出血　手术中最危险的步骤是肺血管的处理，术中解剖和处理肺血管时可能发生意外损伤，引起术中大出血。

（1）原因：血管意外损伤的常见原因包括两方面。

1）病例选择不合适：如患者血管周围粘连较重，或炎症控制较差使血管壁变脆，或肺裂不全肺门解剖困难等。

2）操作不当：如术中未及时发现变异血管而予以相应处理，或解剖血管技术不当而损伤血管等，是最常见的原因。

（2）处理：一旦发生意外损伤出血，术者要冷静，切勿慌乱，更不能用血管钳盲目钳夹止血，以免加重血管损伤。若损伤较轻，肺门解剖清楚，出血部位和血管损伤情况较明确，可及时吸净周围血液，经胸壁小切口用血管钳或无创血管钳控制出血，然后再根据具体情况进一步处理。若出血较凶险时，肺血管损伤和肺门解剖不清楚，应立即经小切口用纱布压迫出血点进行有效的暂时止血，同时及时中转开胸。

2. 中转开胸　中转开胸手术的指征如下。

（1）大出血：镜下出血难以控制者。

（2）胸腔粘连：胸腔内有严重或致密粘连者。

（3）瘤体大：位于肺门区，解剖有困难者。

（4）非Ⅰ期肺癌：肺癌跨叶，肺门、纵隔或隆突下淋巴结肿大需要广泛清除者。

（5）肺裂无发育或发育不全等。

3. 术后并发症　胸腔镜肺叶切除术后的并发症与开胸肺叶切除术相类似，但发生率较低；原因是手术创伤小，术后痛苦轻，恢复较快。术后并发症处理同开胸手术的处理。术后患者常规送复苏室监测治疗，鼓励患者咳痰，采取措施吸痰，减少并发症的发生。

二、微创肌肉非损伤性手术治疗肺癌（MST）

（一）手术适应证

微创肌肉非损伤性开胸术可满足完成各种肺癌手术的需要，也就是说，只要适合传统开胸行肺切除的肺癌，均可行 MST。适应证如下。

（1）无远处转移（M_0）者，包括实质脏器，如肝、脑、肾上腺、骨骼、胸腔外淋巴结等。

（2）癌组织未向胸内邻近脏器或组织侵犯扩散者，如主动脉、上腔静脉、食管和癌性胸液等。

（3）无喉返神经、膈神经麻痹。

（4）无严重心肺功能低下或近期内心绞痛发作者。

（5）无重症肝、肾疾患及严重糖尿病者。

具有以下条件者，一般应慎做手术或需做进一步检查治疗。

（1）年迈体衰，心、肺功能欠佳者。

（2）小细胞肺癌除Ⅰ期外，宜先行化疗或放疗而后再确定能否手术治疗。

（3）X 线所见除原发灶外，纵隔亦有几处可疑转移者。

（二）手术方法

静脉复合麻醉，单腔或双腔气管插管。标准后外侧切口体卧位，侧胸壁切口，长 7~14cm，切开皮肤、皮下组织，以切口为对角线菱形游离皮下组织下肌层间隙，充分游离背阔肌和前锯肌。向后牵拉背阔肌，沿前锯肌肌肉纤维方向钝性分离至肋间表面，选定目标肋间，沿目标肋骨的上缘进入胸腔。根据手术的不同和胸腔内操作的需要，目标肋间可以是第 3~7 肋间不同。肋间置入小号撑开器，根据手术的目的、病变的部位和分期行手术。进胸及关胸时间明显缩短。微创肌肉非损伤性开胸术治疗肺癌应选择好正确的切口和肋间入路：不论是肺叶切除还是全肺切除，最主要的是安全、正确地处理好肺血管和支气管。通过术前检查，对于肺癌的位置、大小、范围、胸壁或纵隔受侵、纵隔淋巴结转移等问题多有较明确的判断，分析手术的困难所在，切口的选择以方便处理肺门血管为准。对有胸壁受侵者，在选择好肋间入路的基础上，切口偏前或偏后些以靠近受侵犯的胸壁。微创肌肉非损伤性开胸术治疗肺癌可获得满意的局部视野，麻醉双腔气管插管，选择性单肺通气，保证手术侧肺萎陷满意。

（陈　康）

第十节　电视纵隔镜检查术

1949 年 Daniels 首次介绍了斜角肌淋巴结活检术作为纵隔疾病的一种诊断方法，1954 年 Harken 及其同事首先报道了经颈纵隔探查术。1959 年，Carlens 在总结前人经验的基础上，首次正式描述和命名了纵隔镜检查术。1966 年 McNeill 和 Chamberlain 报道了胸骨旁纵隔镜检查术，用于主肺动脉窗淋巴结活检，也用于探查和确诊右前纵隔、肺门以及上腔静脉周围的病变。1987 年，Ginsberg 及同事采用扩大的经颈纵隔镜检查术，将纵隔镜置于主动脉弓上方和主肺动脉窗内，进一步扩大了纵隔镜检查的适应证。随着电视胸腔镜的广泛应用，近年又发展了电视纵隔镜检查术（video mediastinoscopy），即将光源和光学透镜合二为一，并连接在胸腔镜的摄显像系统上，术者单视野操作变为看监视器操作，摄像系统将手术野清晰地放大在监视器上，既改善了术者的视野和操作条件，又方便了助手们的配合，也便于纵隔镜手术的示教。目前，在美欧等发达国家，纵隔镜检查术仍是纵隔肿物的诊断和肺癌术前病理分期的最重要检查方法之一。

一、适应证

1. 纵隔淋巴结活检　观察肺癌纵隔淋巴结的转移情况，特别是左侧肺癌右上纵隔淋巴结情况，决定肺癌的分期和手术适应证，这是纵隔镜检查的最主要适应证。

2. 纵隔肿物　淋巴瘤、结节病、结核病和纵隔肿瘤的诊断和鉴别诊断。

3. 气管周围病变的切除　对于气管周围直径在 3cm 以下的孤立性小病灶，可在纵隔镜检查的同时切除病变组织。

二、禁忌证

（1）严重贫血或凝血机制不全。

（2）胸主动脉瘤，特别是主动脉弓的动脉瘤。

（3）严重的上腔静脉综合征。

（4）严重的心肺功能不全。

（5）严重的颈关节炎、颈椎强直不能后仰者。

（6）气管切开造口者。

三、手术设备和器械

（1）纵隔镜：普通型，附光学镜头型。

（2）光源：冷光源，纤维光缆线。

（3）监视器和摄像机：可直接接到电视胸腔镜的监视器和摄像机上。

（4）电刀：普通电刀，电凝吸引器。

（5）器械：分离钳，活检钳，特制注射器等。

（6）常规器械包：刀，钳，剪，拉钩（最好备乳突拉钩）等。

（7）开胸包备用。

四、术前准备和麻醉

（一）术前准备

术前同一般开胸手术的准备。虽然纵隔镜检查的手术创伤较小，但在某些特殊情况下，如检查过程中出现大出血，则还需开胸手术。

1. 病史及体格检查　详细的病史、体格检查和辅助检查不容忽视。在病史的询问中，要特别了解患者的既往史中是否有纵隔炎、肺结核、胸膜炎、胸部外伤、颈部、纵隔或胸部手术史等情况，因为这些情况可能会改变纵隔的正常解剖关系，导致纵隔镜检查无法进行。

2. 术前危险性评估　要了解患者是否有心血管或呼吸系统方面的疾病，这有助于对检查术本身和全身麻醉危险性的评价。

3. 辅助检查　除了胸部正侧位片和断层片外，需行胸部的 CT 检查。胸部 CT 检查不但可以辨别气管周围淋巴结是否肿大，而且也可为活检部位进行定位。

4. 禁食与术前　纵隔镜检查术前应禁食 12 小时，术前肌内注射阿托品以减少分泌物的产生，肌内注射鲁米那或地西泮以镇静。因为纵隔镜检查需时不多，可不留置尿管。

（二）麻醉

单腔管气管插管，静脉复合麻醉。

五、检查方法

（一）经颈纵隔镜检查术

1. 体位　仰卧位，肩部垫高，头过度后仰。按胸骨正中开胸术消毒铺巾。

2. 手术人员　术者站在患者头侧，助手站在患者两侧。

3. 切口　在胸骨切迹上一横指处，做 3~4cm 的横切口，切开颈阔肌，中线分开带状肌，解剖至气管表面，要注意有些患者的甲状腺下静脉和甲状腺峡动脉可能在该处形成血管丛，可结扎以防出血，还要注意有些患者的无名动脉可能位于胸骨切迹上缘，要避免损伤，以免引起严重并发症。分开气管前筋膜，用小弯钳牵吊切开的筋膜，显露出气管前间隙。

4. 检查　用示指沿气管正中线钝性分离气管前间隙，形成人工隧道达气管分叉部，气管前壁可作为手指向下分离的引导。气管前筋膜可作为一层屏障，沿此往下可避免损伤大血管。如果在气管前筋膜的浅面分离，则损伤大动脉的概率相当高，且难以到达隆突部。手指在进入胸骨柄后区时，即可摸到前方偏右有一条由下往上斜向右侧搏动明显的大血管，此为无名动脉。顺其向下可达横跨气管的主动脉。小心将其与气管和隆突分开。手指向右可摸到奇静脉上缘淋巴结，向下可摸到两侧左右主支气管的上缘。

沿人工隧道置入纵隔镜，气管软骨环可作为纵隔镜进入的引导及整个纵隔检查过程的标记，纵隔镜绝对不能进入未经手指分离和探查过的区域（图 3-14）。纵隔镜观察的重点区域是气管前区、隆突下区、气管右侧区和气管支气管区。气管左区由于左颈总动脉和主动脉的关系而应视为危险区（图 3-15）。检查中最重要的步骤是淋巴结的辨认。有炭末沉着的淋巴结易于辨认，但在镜下有时和静脉一样呈蓝黑色而不易分辨，此时应使用电凝吸引器或剥离器仔细分离，往往可见到静脉为长条形结构，而淋巴结为豆状或圆形。一般而言，癌的转移性淋巴结较硬，结节病的淋巴结较多且不粘连，淋巴结结核则多粘连或有干酪样坏死物。活检前一定要先行细针穿刺除外血管后方可活检，盲目活检是绝对禁忌的。活检后可能有渗血，可用电凝吸引器电凝止血或稍微压迫大多能止血，必要时可用明胶海绵、止血纱布填塞止血或钛夹钳钳夹止血。检查完毕后创面一般无须放引流，缝合气管前肌、皮下及皮肤。

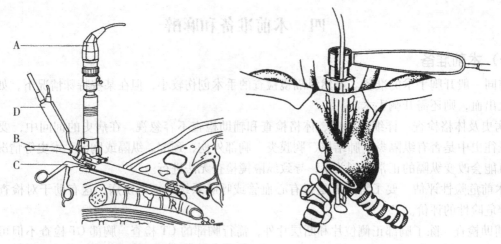

图3-14 经颈纵隔镜检查从胸骨切迹切口置
入纵隔镜至气管前间隙

A：摄像机；B：光缆线；C：微型活检钳；D：电凝吸引器

图3-15 经颈纵隔镜检查

可行气管周围、气管支气管、隆突下以及无名
动脉旁淋巴结的活检

（二）胸骨旁纵隔镜检查术

该方法主要用于肿大的第Ⅴ（主动脉下）、Ⅵ（主动脉旁）组淋巴结活检，评估肺门肿瘤的可切除性（是否T_4），穿刺活检失败的前纵隔肿物的活检，以及上腔静脉阻塞综合征的诊断，尤其是对于左侧肺癌的病理分期和诊断困难的纵隔型肺癌，提供了最好的微创诊断方法。

1. 麻醉和体位　同经颈纵隔镜检查术。

2. 切口　最初采用胸骨旁垂直切口，并切除第2肋软骨，现采用经第2肋间横切口而不切除肋骨。

3. 检查　于胸骨旁2cm第2肋间，做一长3~4cm切口，切置胸大肌并分离其纤维，在第2肋软骨上缘，用电刀切开肋间肌，要注意避免损伤乳内动脉。用示指向下钝性分离纵隔胸膜，从胸膜外进入前纵隔，置入纵隔镜探查淋巴结并取活检。若前纵隔肿物近切口，则可直接取活检。需小心不要损伤经过主动脉弓的膈神经或迷走神经，更要注意不要损伤上肺静脉、主动脉和主动脉弓下经过的左肺动脉。如果和经颈纵隔镜检查同时进行，可用双手示指分别从颈部切口和胸骨旁切口探查主肺动脉窗，有助于鉴别淋巴结肿大和肿瘤固定。在检查过程中如果打开了胸膜，则在术毕需放置引流管，嘱麻醉科医师加压通气排出胸腔内气体，若无肺损伤，应在术后或恢复室内拔除引流管。

（三）扩大的经颈纵隔镜检查术

该术式主要用于左上肺叶癌伴主肺动脉窗和（或）主动脉弓前淋巴结直径大于1cm（CT显示）的患者。能够取代左胸骨旁纵隔镜检查术，有助于减少需要两个切口的创伤。如果第Ⅴ、Ⅵ组淋巴结小于1cm或者很大时都不适合用该方法。先行标准的经颈纵隔镜检查术，若活检阴性，则再行扩大的经颈纵隔镜检查术。用示指在无名动脉与主动脉夹角处，向前下方钝性分离出一隧道，沿隧道放入纵隔镜，在无名动脉和颈动脉之间，将纵隔镜置于主动脉弓上方和主肺动脉窗内。用活检钳取标本送病理检查（图3-16）。

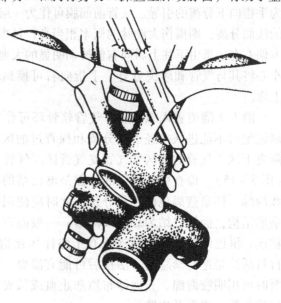

图3-16 扩大的经颈纵隔镜检查术

方法同经颈纵隔镜检查术，只是将纵隔镜放在主动脉弓上方和主肺动脉窗内

六、并发症的防治

熟悉纵隔解剖并能严格按照操作规程操作，纵隔镜检查的并发症尤其是严重并发症很少见，并发症的发生率在0.2%~2.3%。常见的并发症有以下几种。

（1）出血：多见于活检时误伤血管，最容易误伤的是奇静脉。肿瘤或淋巴结创面及滋养血管也容易出血，小的出血点可用电凝、压迫、明胶海绵或止血纱布填塞等方法止血，严重出血则需正中胸骨切开止血。

（2）气胸：通常发生在右侧，胸骨旁纵隔镜检查尤易发生。常由钝性分离、探查时动作过大过猛、活检时误伤胸膜而引起。表现为损伤处有嘶嘶的声音或可见气泡冒出。不要急于手术修补，可用明胶海绵或止血纱布填塞损伤处，缝合切口。也可患侧胸腔放置引流管，嘱麻醉科医师加压通气，排出胸腔内气体，缝合切口后拔除引流管。有些患者术后可能出现中度发热，可不做特别处理。

七、电视纵隔镜的治疗

因为纵隔镜的操作范围狭小，没有可供手术器械活动的空间，且气管周围的病变，也多为非手术适应证，所以电视纵隔镜在治疗中的应用较少。

（陈　康）

— 71 —

第四章

食管超声内镜

第一节　食管超声检查技术

一、术前准备

术前处理及体位与普通胃镜检查时相同，但因超声内镜检查时间较一般胃镜检查时间更长，术前做好患者的思想工作是必要的。要充分了解受检查者的全身情况，熟悉病史、病变部位及范围等。有食管－气管瘘、血管显露、静脉曲张或近期上消化道大出血者，原则上不宜进行超声内镜检查。为消除食管胃内气泡，术前让患者服用祛泡剂20mL，并进行充分的咽喉部麻醉，通常注射镇静药物及解痉药以解除患者的不安和减少食管、胃蠕动。

二、超声内镜的选择

对于大部分食管疾病，可使用常规的超声内镜，常用的型号有Olympus ME1、25、210等。当病灶浅小或病变使食管腔狭窄时，可使用超声小探头，但是小探头频率高，穿透力弱，对较大病灶的外侧边缘常显示不清，特别是对判断纵隔淋巴结转移以及病变是否侵犯纵隔其他结构有困难。小探头的常用型号有Olympus UM－DP20－25R、UM－2R、UM－3R、FujinonSP－701等。

三、超声内镜检查方法及顺序

一般有三种检查方法：①接触法：将超声探头直接接触于食管壁进行扫描，为避免食管内气体影响，应在扫描时不断抽吸，使食管壁与探头充分接触；②水囊法：超声胃镜插入食管后，将镜头外的水囊注入5～8mL脱气水再进行扫描；③水充盈法：直接在食管内注入脱气水100～200mL，使超声探头浸泡在水中。临床通常联合应用后两种方法以达到最满意效果。

（一）超声内镜的操作

一般先插镜至胃腔观察腹腔淋巴结及占位，然后退至食管腔，边退镜边观察食管壁内病变及壁外占位及纵隔淋巴结。由于超声内镜是前斜视镜，当镜端离左侧壁及后壁病变太近时，反而无法观察清楚。此时可适当退镜，再一次明确病变位置后，将超声内镜靠近，吸引食管内的空气，通过注入脱气水或水囊法，开始超声观察。对浅表或直径1cm左右的食管局灶性病变，主要通过水充盈法进行超声扫描，因水囊过大可压迫食管壁，使浅表病变及管壁结构显示不清，此时应用频率为12MHz或20MHz。对于较大的食管病变，可通过水囊法，并应用频率5MHz或7.5MHz显示整体图像。为了解淋巴结情况，应用5MHz或7.5MHz扫描从贲门到颈部食管的全长。这是因为食管癌淋巴结转移时可出现"跳跃式"现象。7.5MHz频率的焦点距离是30mm，12MHz是20mm。水充盈法能清晰显示食管壁的结构影像，对于食管中下段病变应用持续注水法常常能在探头和病变之间注满脱气水，获得满意的超声图像，对于食管上段病变使用注水法容易导致患者误吸，应使用水囊法或合并使用注水法和水囊法，注水不可太快，以免水溢出导致患者误吸。

（二）微型超声探头的操作

插入具有 2.8mm 以上直径的活检孔道的直视内镜，内镜观察到食管病变后，在活检孔道上连接附属的 T 形管，吸引食管腔内的空气并注入脱气水。当病变完全浸在水中后，再插入超声探头，通过内镜确认超声探头的位置，保持超声探头和病灶的距离为 1～2cm 进行超声观察。由于食管蠕动，脱气水可很快排空，而且插入超声探头后，追加注水也较困难。这时可利用患者恶心反流的液体，但常常含有较多的气泡及其他杂质，使病变显示受影响。也可用双孔道治疗内镜，一个孔道插入超声探头，一个孔道注水，较易显示病变，但会增加患者的不适；有时患者还需变换体位以改善病变的显示；也可用探头的水囊外套管，充水后进行检查。

（孔德海）

第二节　适应证、禁忌证及并发症

一、适应证

所有食管局限性病变都是 EUS 检查的适应证，但是对食管癌的深度、分期、食管黏膜下肿瘤的鉴别诊断特别有价值。主要有以下几个方面：

（1）用于食管癌可疑病变的诊断；判断已确诊癌病灶侵犯深度、周围淋巴结有无转移，以及与周围器官的关系；术前 TNM 分期；术前和（或）放疗后复发的诊断；放疗的疗效评估。

（2）食管静脉曲张及孤立性静脉瘤的诊断，以及曲张静脉内镜治疗疗效判断。

（3）食管黏膜下肿瘤的诊断及性质判断，鉴别食管息肉、脂肪瘤、囊肿及间质来源的肿瘤。

（4）判断食管壁外压迫的起源和性质。

（5）Barrett 食管。

（6）贲门失弛缓症。

二、禁忌证

（一）绝对禁忌证

（1）严重心、肺疾患：如重度心功能不全、重度高血压、严重肺功能不全、急性肺炎等。

（2）食管腐蚀性烧伤的急性期，极易造成穿孔。

（3）严重的精神病患者。

（二）相对禁忌证

（1）一般心、肺疾病。

（2）急性上呼吸道感染。

（3）严重的食管静脉曲张。

（4）重度食管、脊柱及胸廓畸形。

三、并发症

（1）食管穿孔，尤其患者食管入口或食管上段存在 Zenker 憩室时。

（2）消化道大出血。

（3）贲门黏膜撕裂。

（4）心脏意外、脑血管意外。

（5）咽喉部损伤、梨状窝穿孔。

（6）注水造成误吸，尤其是应用微型超声探头进行较表浅部位的检查时。

（孔德海）

第三节　正常食管声像图

食管由黏膜层、黏膜下层、固有肌层和外膜构成。食管黏膜层为复层鳞状上皮，黏膜下层主要由疏松结缔组织构成，肌层除食管中段以上是骨骼肌外，均由平滑肌组成。平滑肌分为两层：内环肌和外纵肌，外膜由结缔组织构成。

正常食管管壁的厚度约为3mm，全长较均匀一致。若将正常食管标本浸泡于脱气水中进行超声扫描，可观察到五层结构：第一层为薄的高回声层，相当于表浅黏膜，第二层低回声层，相当于黏膜肌层，第三层为高回声层，相当于黏膜下层，第四层为较厚的低回声层，相当于固有肌层，第五层为最外侧的高回声层，相当于外膜（图4-1）。但由于超声探头水囊直接与管壁接触，不可能将超声束准确聚焦于管壁，故通常食管壁的五层回声往往显示不出来。同时，因超声探头水囊扩张压迫，致管壁变薄，有时只能见到三层回声：第一层高回声，相当于水囊壁、黏膜及黏膜下层，第二层低回声，相当于固有肌层，第三层高回声，为外膜（图4-2）。

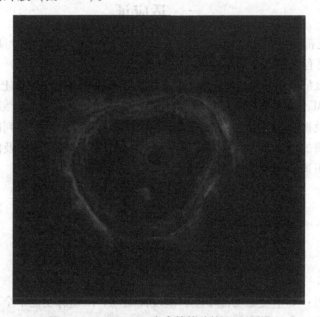

图4-1　IDUS 示正常食管管壁的五层结构

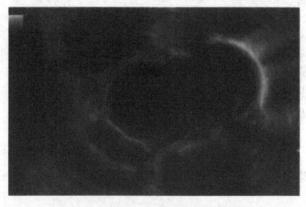

图4-2　EUS 示正常食管管壁的三层结构

食管为一管状器官，当超声内镜进入食管开始扫描时，其超声束与食管长轴垂直，因此，超声显示的图像为食管及其周围结构的横断面，要做到正确诊断食管及周围器官病变，必须熟悉超声胃镜下的食管及毗邻组织器官声像图。在超声内镜声像图上，食管可分为上段、中段和下段三部分。

一、食管上段

从食管上括约肌至主动脉弓上缘。当内镜位于食管上段时，除了食管壁本身外，超声能显示的周围结构包括后方脊柱、左右两侧颈总动脉和颈静脉、前方的高回声并带声影的气管及气管两侧的甲状腺（图4-3）。

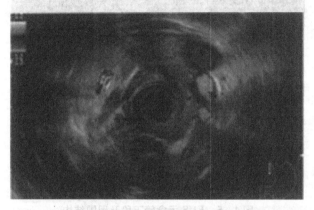

图4-3 EUS示食管上段及周围结构（食管入口）

二、食管中段

食管中段是从主动脉弓到隆突下缘。此段超声内镜下最容易定位的结构是主动脉弓，一般位于距门齿25cm处。再向下插入，降主动脉的横断面紧靠在食管的左侧，并且在此平面，奇静脉弓从后方的上腔静脉发出，升主动脉和上腔静脉因气体遮盖而无法显示。在隆突水平，左、右支气管为两团气影，随着探头深入而向两侧移动，右肺动脉位于前方，降主动脉和奇静脉分列左、右两侧；在肺动脉与食管之间，隆突下淋巴结常可显示。

三、食管下段

食管下段为隆突下缘至贲门。超声内镜在此段显示的主要是心脏及其大血管，左心房上口正好位于肺动脉下方，接下来可显示心脏的最大断面。离食管最近的是左心房，左、右肺静脉汇流入内（图4-4），在此平面还可显示典型的二尖瓣；可在右肺静脉旁发现右肺门淋巴结，而降主动脉和奇静脉仍位于食管两侧相对较固定的位置（图4-5）。由于超声内镜的超声频率较高，穿透性较差，除非是儿童患者，否则很难同时显示心脏的四个心腔。在心底部水平，可观察到下腔静脉进入心房，这个区域由于夹在两肺之间，实际上很难、显示。当肝左叶出现时，表明接近胃腔。

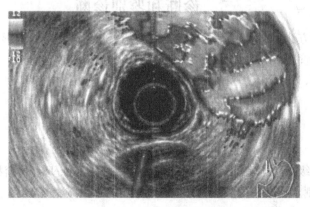

图4-4 主动脉弓及隆突层面

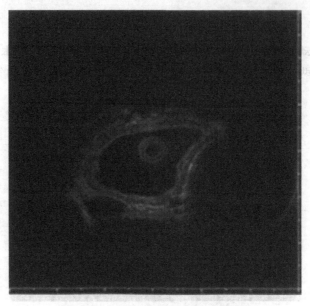

图 4 - 5　EUS 示食管下段及周围结构
（降主动脉和奇静脉）

（孔德海）

第四节　食管炎

食管炎是指各种原因导致食管黏膜损伤，引起食管黏膜的炎症。病因包括胃和十二指肠内容物反流、药物、感染、物理因素及某些全身性疾患如胶原病等。其中反流性食管炎最为常见，临床症状有反酸、胃灼热、胸痛、上腹痛和吞咽困难，有时也可无症状。其他症状包括胸闷、压迫感、嗳气、吞咽梗阻感、呕吐、恶心等。

一、声像图特征

食管炎不是 EUS 检查的重要适应证，声像图无特征性改变，有时可见黏膜层缺损造成的管壁正常结构中断以及炎症周围肿胀造成的黏膜层明显增厚等改变，但这些改变不是特征性的。对于一些壁内生长的肿瘤及壁外生长肿瘤向壁内浸润时，表面可形成肿胀、充血及溃疡等炎症表现，此时 EUS 有很好的适应证，但最终诊断仍需病理组织活检。

二、诊断和鉴别诊断

常用于诊断食管炎的方法主要有：内镜（包括超声胃镜）、食管钡餐造影、CT 及放射性核素显像、24 小时食管 pH 监测、食管测压、食管胆汁反流测定。其中胃镜是首选方法，胃镜结合病理组织活检可判断食管炎的程度和范围，并能和食管癌相鉴别。

三、影像学比较

（一）内镜

食管炎程度的内镜分级方法不一，目前应用较普遍的为 Los Angeles 分级法（表 4 - 1，图 4 - 6 ~ 图 4 - 9）及我国于 1999 年制定的烟台分级法（表 4 - 2）。

表 4-1　反流性食管炎内镜分级（Los Angeles 分级）

Grade 0	黏膜无损害
Grade A	黏膜损害的长径不超过 5mm
Grade B	至少 1 处黏膜损害直径在 5mm 以上，但无融合
Grade C	至少 1 处有 2 条以上黏膜皱襞的融合性黏膜损伤，但非全周性
Grade D	全周性黏膜损伤

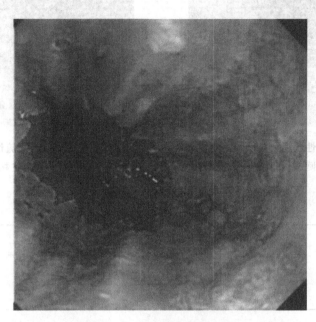

图 4-6　反流性食管炎 A 级
黏膜糜烂的长径不超过 5mm，伴有 Barrett 食管

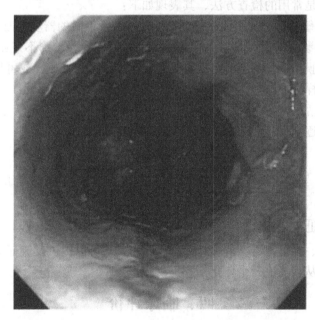

图 4-7　反流性食管炎 B 级
至少 1 处黏膜糜烂直径在 5mm 以上，但无融合

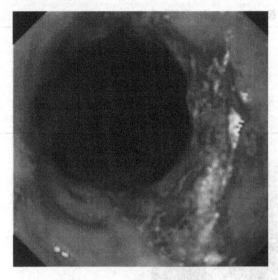 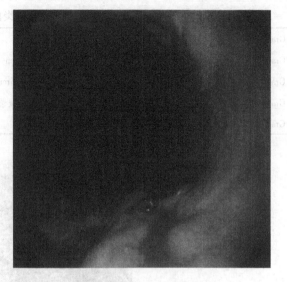

图4-8 反流性食管炎 C 级 　　　　　　　图4-9 反流性食管炎 D 级

至少 1 处有 2 条以上黏膜皱襞的融合性黏膜糜　　　全周性黏膜糜烂

烂，但非全周性

表4-2 反流性食管炎内镜分级（烟台分级）

0 级	正常（可有组织学改变）
Ⅰ级	点状或条状发红、糜烂，无融合现象
Ⅱ级	有条状发红、糜烂，并有融合，但非全周性
Ⅲ级	病变广泛，发红、糜烂融合成全周性，或溃疡

（二）食管钡餐造影

食管双对比造影检查是常用的检查方法，其表现如下：

1. 轻度　食管造影不敏感，可为阴性或只见功能性改变及轻微的器质性改变。

2. 中度　食管黏膜皱襞增粗、迂曲、食管壁钡线小连续，管腔轮廓不规则，食管痉挛明显或出现局限性环状缩窄，有的黏膜皱襞显示不清，或有黏膜糜烂、浅溃疡形成，或可见多发小斑片状龛影，有的可见细颗粒状和小结节样充盈缺损。

3. 重度　食管黏膜粗乱，壁缘粗糙呈毛刺状，可见树枝状的线样龛影，管壁僵硬，管腔狭窄，与正常段食管界限不清，呈逐渐过渡。

（三）CT

CT 显示食管壁增厚，呈均匀性环管壁增厚，管腔狭窄。CT 对其并发症的显示及鉴别诊断有一定价值。

（四）胃食管反流证据的检查

24 小时食管 pH 监测、食管测压、食管胆汁反流测定这些可以提供反流证据的检查，可以为临床诊断及治疗提供发病原因，从而为进行个体化治疗提供依据。

四、临床评价

胃镜结合组织活检仍是食管炎诊断的首选方法，反流性食管炎内镜下图像与早期食管癌内镜下所见黏膜的改变有许多相似之处，如局部黏膜充血、水肿、发红，与正常黏膜分界不清，或糜烂、白斑、小溃疡，失去正常光泽，触之易出血，内镜下碘染色可以有效鉴别病变的性质，但最终依据是内镜下病理活检。另外，超声内镜对其鉴别诊断有一定的价值，尤其对于形成明显隆起的部位更为适用。

（张增旺）

第五节　Barrett 食管

Barrett 食管是指食管的复层鳞状上皮被化生的柱状上皮所替代的一种病理现象。长度大于 3cm 的称为长节段 Barrett 食管，短于此长度标准的即为短节段 Barrett 食管。为避免胃食管交界处正常柱状上皮被误诊为短节段 Barrett 食管，短节段 Barrett 食管限定为内镜下食管外观异常（内衬柱状上皮）小于 3cm，活检见有肠化生者。

引起 Barrett 食管的原因分先天性和后天性。先天性是指在胚胎发育期间食管鳞状上皮未能完全替代柱状上皮而导致柱状上皮残留。后天获得性的原因有多种，主要为胃食管反流、遗传因素、不良的生活习惯和药物等，其中胃食管反流是主要原因。造成食管反流的因素包括食管下段括约肌缺如、发育不良、先天性短食管、食管裂孔疝和全胃切除等。多数学者认为，Barrett 食管由多种病因所致，如反流性食管炎。这些疾病可造成食管鳞状上皮损伤，在修复过程中由柱状上皮代替，反流性食管炎是主要病因。

本病多见于 50 岁以上，男女均可发病，主要症状是反酸、烧灼感、胸痛及咽下困难。

一、声像图特征

由于 Deviere 的研究显示，其发生癌变危险率是正常人群的 30 ~ 150 倍，因此，早期发现癌变，早期治疗成为必需，EUS 能发现食管壁内连续性的中断与轻度增厚，所以对早期诊断癌变可能有帮助。声像图显示食管壁局灶性增厚，且以黏膜的第二层低回声层比第一层高回声层更厚为诊断标准（图 4 - 10）。有时 EUS 显示黏膜局灶性增厚，但病理活检为阴性时，应每两个月复查一次 EUS，如果局部病变持续变大时，可建议患者行外科治疗，EUS 引导下行壁内细针穿刺（EUS - FNA）细胞学诊断，可能有助于明确诊断。

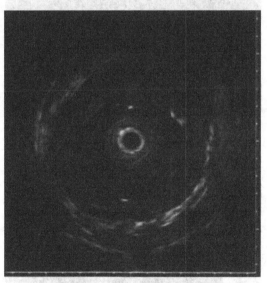

图 4 - 10　Barrett 食管
EUS 检查示食管壁局灶性增厚，黏膜的第二层
低回声层比第一层高回声层更厚

二、诊断

Barrett 食管的诊断方法主要有：内镜（包括超声胃镜）、食管钡餐造影及放射性核素显像，其中最常用且最可靠的方法仍是内镜下活检。常需与本病鉴别的疾病主要有反流性食管炎、食管癌及食管裂孔疝。

三、影像学比较

（一）内镜

典型表现为食管胃交界线（EGJ）近端出现橘红色柱状上皮，即鳞柱交界线（SCJ）于食管胃交界线（EGJ）分离。BE 的长度测量应从 EGJ 开始向上至 SCJ。内镜下亚甲蓝染色有助于对灶状肠化生的定位，并能指导活检，病变局部黏膜充血、水肿。可伴有食管炎性改变，可见浅表溃疡、糜烂、坏死假膜形成，并溃疡和狭窄（图 4 - 11）。

（二）食管钡餐造影

食管钡餐造影表现为食管下段局限性狭窄、管壁僵硬，局部腔内黏膜皱襞呈粗乱网状，有粗细小一的裂隙沟纹。食管造影对发现与该病关系密切的食管裂孔疝明显优于内镜。

（三）放射性核素显像

Barrett 食管系胃黏膜覆盖于食管下段，以柱状上皮取代鳞状上皮。胃黏膜细胞由具有分泌胃蛋白酶、胃酸和黏液功能的主细胞、壁细胞和黏液腺细胞所组成，这些细胞摄取^{99m}Tc后，其可分布在异位食管的胃黏膜细胞上，故可在 γ 射线扫描后成像。此法由 Berguist 等于 1973 年首次扫描成功，从而证实 Barrett 食管的存在。

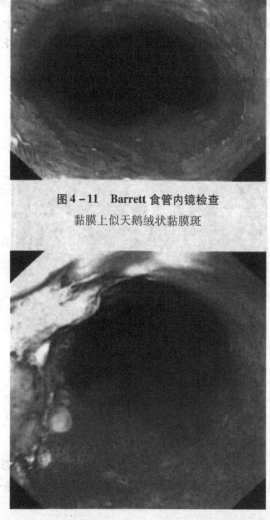

图 4 - 11　Barrett 食管内镜检查
黏膜上似天鹅绒状黏膜斑

图 4 - 12　Barrett 食管是反流性食管炎的常见并发症，内镜下可见食管溃疡形成，活检伴肠上皮化生

四、临床评价

Barrett 食管的诊断最常用且最可靠的方法是内镜下活检。内镜下对 Barrett 食管的诊断记录内容主要包括：①形态学分类（全周型、舌型和岛状）；②长度；③组织学类型；④异型增生及程度；⑤并发症（糜烂、溃疡、狭窄、出血）。由于 EUS 可获得食管壁高分辨率的影像，因此认为，其可能是在 Barrett 食管和高度异型增生的患者中发现早期癌的有用方法。EUS 检查时可显示局灶性增厚，但在实际应用时它可能由于黏膜结节样改变而存在过度分期的缺点。因此，EUS 的价值在于提醒临床医师需反复进行活检，以寻找组织学的诊断证据。

（张增旺）

第六节　食管息肉

食管息肉起源于食管上皮细胞，发病率仅次于间质细胞瘤，列食管良性肿瘤的第 2 位。本病病因不明，发病可能与慢性炎症有关。根据组织学不同命名为真性黏膜息肉、纤维息肉、黏液纤维瘤、脂肪瘤和纤维肌瘤等。本病以中老年多见，男性多于女性，多发生于 50 岁以后，病史较长，进展缓慢，症状取决于息肉的部位和大小，主要表现为咽下困难和胸骨后疼痛，少数有呕血和呼吸困难。当剧烈的咳嗽或呕吐时，部分长蒂的息肉可从食管腔内呕出为本病的特征，文献曾报道过因息肉阻塞喉部导致窒息的病例，此为息肉最严重的症状。

一、声像图特征

声像图表现为源于食管黏膜层的低回声结节，突向腔内，边界清晰，管壁无明显增厚，黏膜回声平滑，蠕动正常（图 4 - 13，图 4 - 14）。

二、诊断

食管息肉的诊断主要靠内镜检查和内镜下活检，临床上常将食管间质细胞瘤、食管乳头状瘤等误诊为息肉。当鉴别诊断有困难时，需借助 EUS 检查，息肉和乳头状瘤为黏膜病变，而间质细胞瘤为黏膜下肿物。其他诊断方法有食管钡餐造影、CT、MRI 等。

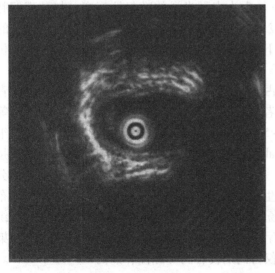

图 4 - 13　食管息肉
食管黏膜层的低回声结节，突向腔内，边界清晰，有蒂

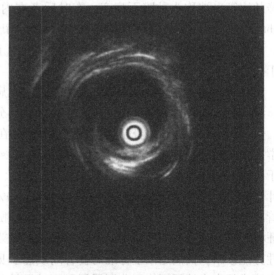

图 4 - 14　食管息肉
食管黏膜层的低回声结节，突向腔内，起始清晰，无蒂

三、影像学比较

(一) 内镜

内镜下表现为边界比较清楚的肿瘤，圆形或半球形隆起，可呈分叶状、乳头状或蕈状。其表面黏膜光滑，有时呈细而均匀的颗粒，可为广基或有蒂（图4-15）。

(二) 食管钡餐造影

食管钡餐造影可见管腔内有充盈缺损，表面黏膜光整，可随吞咽或呼吸上下移动。低张气钡双重造影可清晰显示息肉长蒂。长蒂的息肉可因体位不同或检查时间不同而有位置改变。

(三) CT

小息肉CT检查难以显示，体积较大的息肉表现为局部食管腔扩大，食管壁局限性肿块样增厚，密度均匀。增强扫描后息肉有明显强化，边缘清楚，有助于诊断。

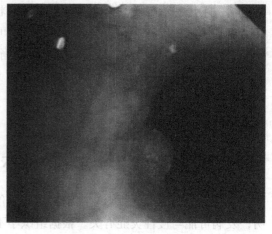

图4-15 食管息肉
内镜检查见边界比较清楚的半球性隆起

四、临床评价

食管息肉的诊断仍以内镜检查及内镜下组织活检为主。EUS的价值在于其可获得食管壁高分辨率的影像，在和黏膜下肿物的鉴别诊断中具有重要作用。

（张增旺）

第七节　食管黏膜下病变

消化管道一大类来自黏膜层以下（非黏膜组织）的胃肠道异常，伸展至胃肠道壁的组织或结构内，通常把这些病变统称为黏膜下病变（submucosal lesion）。食管黏膜下病变包括真正的肿瘤性病变如平滑肌瘤（部分为间质瘤）、脂肪瘤、颗粒细胞瘤和淋巴瘤等。其他非肿瘤病变如食管囊肿、食管结核及食管静脉瘤等也被称为黏膜下病变，有时后者在内镜下呈现为表面光滑的隆起性病变，与黏膜下肿瘤（submucosal tumor，SMT）很难鉴别。近年来，新开发的内镜超声分辨率不断提高，有些黏膜层的病变，由于上皮层结构完整，故将黏膜下病变称为上皮下病变（subepithelial lesion），但目前临床上仍习惯于把它们统称为黏膜下病变。

食管平滑肌瘤是最常见的黏膜下肿瘤，其发病约占食管良性肿瘤的52.1%~83.3%。多见于青壮年，肿瘤生长缓慢，早期可无任何临床症状，部分患者可有吞咽不适、咽部异物感和胸骨后疼痛等症状，但很少有吞咽困难。且全身症状少，病程多在1~5年以上。近年来，由于分子生物学和免疫组织化学技术的发展，胃肠道间质瘤（gastrointestinal stromal tumors，GISTs）的诊断逐渐增多。间质瘤是起源于胃肠肌壁间质的非上皮性、非淋巴造血组织、非一般性血管脂肪组织的，以梭形细胞为主要成分的间叶性肿瘤，可发生于全消化道，其中60%~70%发生于胃，20%~30%位于小肠，不到10%分布在食管、结肠、直肠，也可发生在胃肠道外包括网膜、肠系膜和后腹膜等。根据生物学生长特征和组织学特征将间质瘤分为良性和恶性。从狭义的诊断意义上看，食管间质瘤需要CD34和CD117免疫组化染色阳性方能诊断，而满足以上标准的食管间质瘤少见，仅占同期食管间叶源性肿瘤的12.5%~25%。由于光镜或超声内镜下不能区分同属胃肠间叶源性的平滑肌瘤，故近年来内镜下（包括超声内镜）诊断的食管间质瘤也包括了平滑肌瘤等间叶性肿瘤。

一、声像图特征

（一）食管间质瘤

超声影像表现为来源于第二层和第四层的低回声，即相当于黏膜肌层和固有肌层的块影，呈梭形或椭圆形，病灶边缘清楚，对周围组织无侵袭，周围淋巴结无转移，多有完整包膜。它们可以是腔内或腔外型生长，或为两种生长形式的混合（图4-16~21）。

（二）食管平滑肌肉瘤

平滑肌肉瘤少见，与良性平滑肌瘤鉴别困难。但肿瘤体积一般较大，多超过5~6cm。超声检查为不均质低回声包块，内有组织液化所致的低回声区甚至无回声区。形态不规则，黏膜可受累。对于声像图上显示的不均质低回声包块，尤其是界限不清、形态不整、瘤体内有组织液化所致的低回声区，甚至无回声区，且有周围组织受侵以及淋巴结有转移等，即应考虑食管平滑肌肉瘤的可能，必要时应做超声内镜引导下穿刺活检。钡餐检查食管内充盈缺损边缘不规则，有溃疡及黏膜破坏，局部食管壁僵硬，扩张收缩受限。CT扫描肿块密度不均匀，可有坏死液化。增强扫描肿块不均匀强化。MRI扫描肿块内信号不均，可见长 T_1、长 T_2 液化坏死信号。侵犯纵隔可致食管周围脂肪线消失和纵隔内淋巴结肿大。

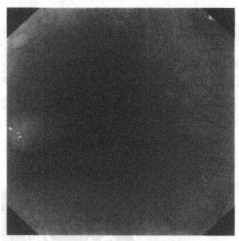

图4-16　食管间质瘤内镜图
食管25~27cm：食管半球形隆起，隆起处表面黏膜光滑，完整，隆起处质硬，呈弹性

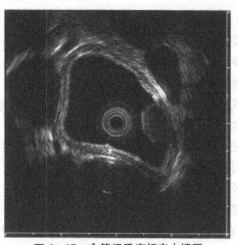

图4-17　食管间质瘤超声内镜图
食管壁内低回声占位，病变位于食管的黏膜层

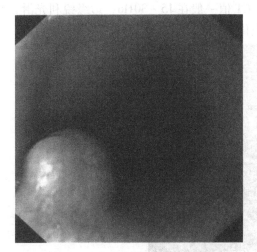

图4-18　腔内型食管间质瘤内镜图
食管20~30cm：食管半球形隆起，隆起处表面黏膜光滑，完整，隆起处质硬，呈弹性

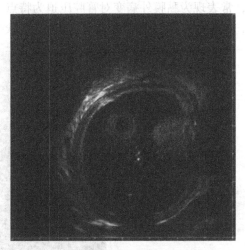

图4-19　腔内型食管间质瘤超声内镜图
食管壁内中等回声占位，病变主要位于食管的黏膜层，考虑为食管壁内间质瘤

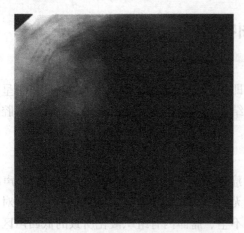 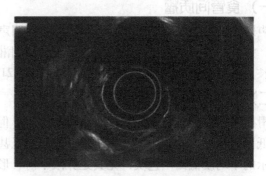

图4-20 混合型食管间质瘤内镜图
食管24~26cm：9~12点位食管半球形隆
起，隆起处表面黏膜光滑、完整，隆起处质
硬，呈弹性

图4-21 混合型食管间质瘤超声内镜图
食管壁内低回声占位，病变主要位于食管壁
的固有肌层，病变处食管壁黏膜层、黏膜下
层及外膜尚完整，考虑为食管壁内间质瘤

（三）食管囊肿

食管囊肿较少见，可发生于任何年龄，男性多见。临床分为三型：①重复畸形囊肿；②包涵囊肿；③潴留囊肿。其中前两种是先天性的，一般认为是胚胎期脱落的前肠细胞在食管内壁内生长而形成。食管潴留囊肿一般为后天形成，与慢性食管炎有关，系食管腺管阻塞后分泌液聚集而形成，一般源于食管的黏膜层或黏膜下层，形成囊肿后向管腔突出，表面覆盖正常或接近正常的食管黏膜，多位于食管上段。先天性食管囊肿，发生在婴幼儿及儿童多见，但有25%~30%至成人时方被发现，多为单发，以中下段多见。如果囊肿较大，可产生不同的压迫症状，出现咳嗽、呼吸困难、肺炎、支气管扩张等症状，有的因囊肿发生溃疡引起出血，有的溃疡穿孔可与气管和支气管形成瘘管。压迫食管可出现吞咽困难及呕血等，破入纵隔产生纵隔炎等并发症。超声表现为圆形或椭圆形无回声病变，多位于黏膜下层，多数形态规则，囊壁光滑，边界清晰，内透声清，其后方回声增强，不侵及管壁结构（图4-22~图4-25）。有时从超声内镜图像上对于食管囊肿与食管平滑肌瘤很难鉴别，一般来说，前者为无回声结构，后者为低回声结构，前者因起源于黏膜下层，其深层的包膜位于固有肌层的低回声区，所以整体观察外包膜呈低回声，而平滑肌瘤深层的包膜大多位于高回声的外膜层，所以显得包膜呈高回声。X线食管造影表现为局限性充盈缺损，钡剂多由缺损两侧分流或偏流而下，肿块上方食管腔被撑开，食管壁无破坏征象，常表现为黏膜外病变对管腔压迫为特点。CT值一般在15~30Hu，边缘锐利光滑，与食管无明确分界，增强扫描肿块内无强化，边缘可有环状强化（图4-26）。

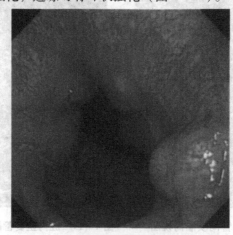

图4-22 食管囊肿内镜图
食管36~39cm：食管局限性隆起，隆起处表面黏膜光滑、完整，隆起处质呈囊性感

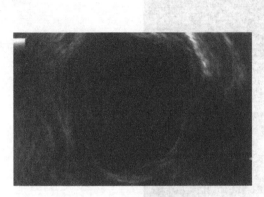

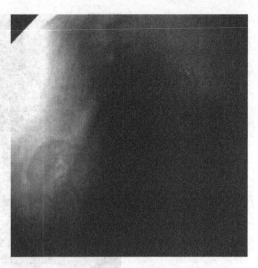

图4-23　食管囊肿超声内镜图

食管壁内低回声近无回声占位，病变回声尚均匀，病变边界不清楚，病变主要位于食管壁的黏膜下层，考虑为食管壁内囊肿

图4-24　食管囊肿内镜图

食管壁局限性隆起，隆起处表面黏膜光滑、完整

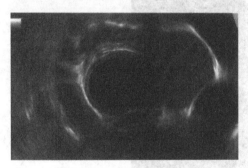

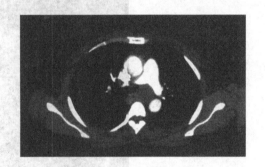

图4-25　食管囊肿超声内镜图

纵隔内中等偏低回声占位，部分层次与食管壁相互融合、无明确分界、囊肿？建议行胸部增强CT检查

图4-26　食管囊肿CT图

左侧气管食管沟旁可见稍低密度软组织肿物，最大截面约3.0cm×3.1cm，边界清晰，考虑良性，神经节细胞瘤或先天性囊肿可能大。术后病理：食管源性囊肿（先天性）

（四）食管血管瘤

　　食管血管瘤是一种罕见的食管良性肿瘤，按组织结构分为毛细血管瘤、海绵状血管瘤、混合型血管瘤、静脉血管瘤、淋巴管瘤、肉芽肿型血管瘤和血管球瘤。本病临床上多无症状，偶尔有间歇性出血，少数可出现致命性大出血。内镜下表现为局部黏膜呈结节状隆起，黏膜下可见紫蓝色包块，表面光滑。超声表现起源于黏膜下层的无回声结构，边界清晰，与食管囊肿的鉴别可应用彩色多普勒进行，CT增强扫描呈明显强化。

（五）食管脂肪瘤

　　食管脂肪瘤罕见，超声表现为密集高回声，位于黏膜下层（图4-27，图4-28）。X线检查管腔内显示圆形充盈缺损，边缘光滑锐利。周围黏膜正常，食管一般无狭窄。CT扫描有特征性改变，食管壁局限性增厚，呈肿块状。肿块密度减低，低于邻近正常食管壁，CT值为-40～80Hu，为负的脂肪密度，与正常食管壁分界清楚。MRI检查肿块为高信号，用脂肪抑制序列可与其他良性肿瘤鉴别。

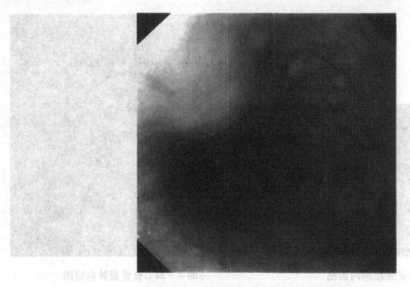

图 4-27 食管脂肪瘤内镜图
食管局限性隆起,隆起处表面黏膜光滑、完整

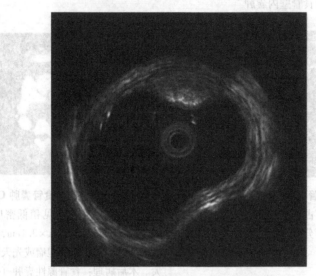

图 4-28 食管脂肪瘤超声内镜图
隆起处食管壁内可见高回声占位,病变回声尚
均匀,病变边界不清楚,病变主要位于食管的
黏膜层

(六) 食管神经源性肿瘤

食管神经源性肿瘤分为来源于周围神经的神经纤维瘤(neurofibroma)和神经鞘瘤(neurolem-moma)。神经纤维瘤多发生于后纵隔,发生于食管罕见。来源于交感神经的节细胞神经瘤,从副交感神经节发生的肿瘤又分为无分泌功能的副交感神经节瘤和分泌儿茶酚胺的嗜铬细胞瘤。临床上无明显症状,少数可有吞咽不适。超声表现为起源于第三、第四层内的低回声肿物,内部回声不均,边界不规则(图 4-29)。影像学上肿瘤多发生于食管下段,X 线锁餐造影,食管一侧壁见圆形、椭圆形充盈缺损,边缘光滑。局部黏膜皱襞变平,食管壁柔软,钡剂通过缓慢。本病可并发其他部位的神经源性肿瘤。食管神经鞘膜瘤源于神经纤维的施万细胞,发生于食管者罕见,食管钡餐检查为腔内充盈缺损,边缘光滑锐利,食管壁柔软,与平滑肌瘤难以鉴别,单凭影像学检查定性不易。CT、MRI 检查表现为与其他食管良性肿瘤相似腔内肿块,体积较大者可发生囊性变。

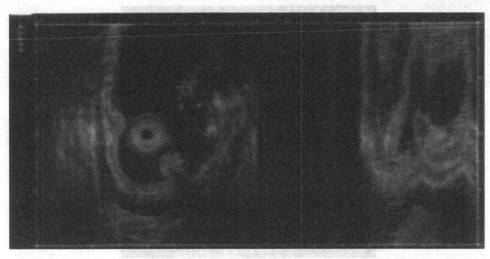

图4-29 食管纤维瘤超声内镜图

（七）食管结核

食管结核少见，多数食管结核是继发于邻近脏器尤其是纵隔、肺门淋巴结和肺结核，结核杆菌直接波及食管或经淋巴反流至食管黏膜下层。这也是食管结核多见于食管中段的原因。内镜下食管中段的浅溃疡伴溃疡底颗粒状增生和薄苔以及相对正常的周边黏膜为食管结核的典型形态。内镜下黏膜层表面未破溃者易误诊为平滑肌瘤，干酪样物质在黏膜下聚集，黏膜表面可形成破溃瘘管，可见白色豆腐渣样液体流出。超声内镜下可见食管壁内低回声结构，有时可穿透食管壁外膜（图4-30~图4-33）。纵隔内可见明显肿大的淋巴结，多数淋巴结内部可见钙化形成的高回声影。钡餐造影多表现为充盈缺损、狭窄、溃疡及窦道改变，但缺乏特异性。

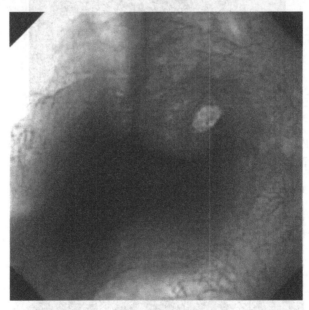

图4-30 食管结核内镜图
食管局限性隆起，表面黏膜粗糙但尚完整（未破溃）

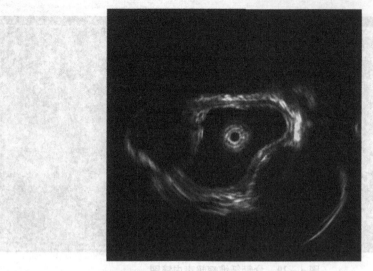

图 4 - 31　食管结核超声内镜图

病变处食管壁内低回声占位，病变主要位于食管壁的固有
肌层，部分层次与食管外膜关系密切，考虑为食管间质瘤

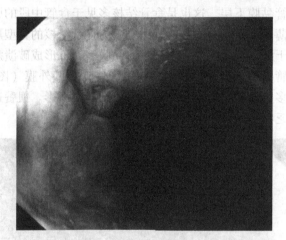

图 4 - 32　食管结核内镜图

内镜发现食管不规则溃疡，周围黏膜光滑，活检病理示：食
管 21 ~ 24cm 鳞状上皮黏膜组织呈肉芽肿性炎，坏死不明确

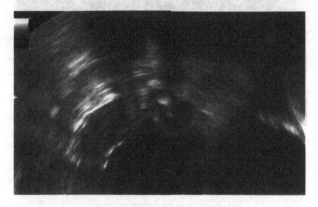

图 4 - 33　食管结核超声内镜图

EUS 检查发现食管低回声病变处食管壁正常结构、回声消
失，食管壁外见低回声结节（且部分层次壁外低回声结
节内部可见高回声影），考虑为纵隔淋巴结结核累及食管
壁，食管结核？建议专科医院诊治

二、诊断

食管黏膜下病变常与以下疾病鉴别诊断。

（一）蕈伞型食管癌

食管癌临床上有进行性吞咽困难。病变的范围常较平滑肌瘤广泛。食管黏膜破坏，管腔狭窄，管壁僵硬，扩张受限。超声检查显示肿块与周围组织分界不清，呈内部不均的低回声包块，形态不规则，黏膜层可受累。晚期癌肿可与周围组织分界不清，或局部淋巴结肿大。X线钡餐造影可见食管一侧壁见圆形、椭圆形充盈缺损，边缘不光滑，CT、MRI扫描，食管癌在管腔外形成软组织肿块，病变易侵犯纵隔及邻近器官，常见纵隔淋巴结转移。

（二）主动脉瘤或主动脉压迫

食管走行于胸主动脉的前方，二者关系密切，当主动脉瘤的膨大重叠于食管行径上或主动脉压迫食管壁形成隆起，超声可出现类似平滑肌瘤的特点，但超声多普勒检查可显示瘤体内有较丰富的血流信号，多呈涡流状，脉冲多普勒显示为动脉频谱。将超声探头置于隆起的边缘扫描，较容易区分壁内占位或壁外压迫。钡餐透视下食管壁局部弧形受压（图4-34），与平滑肌瘤鉴别困难。但压迹多表浅，与食管交角呈钝角相连。局部黏膜皱襞变平消失，为受压推移。透视下缩小光圈，可见主动脉的规律性搏动。CT扫描食管受压的局部为瘤样扩张的主动脉，MRI则显示特征性的血管流空信号。

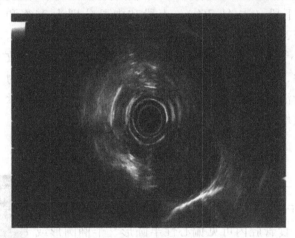

图4-34 食管胸主动脉压迹超声内镜图

（三）纵隔淋巴结肿大

虽然其回声可与平滑肌瘤相似，但纵隔淋巴结肿大压迫食管，肿大的淋巴位于食管壁外，不侵及食管壁的层次结构，因此，二者鉴别并不困难（图4-35）。

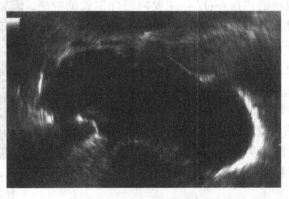

图4-35 纵隔淋巴结肿大

（四）食管胃静脉曲张

食管胃静脉曲张亦被看成是黏膜下病变的一种类型，在超声内镜显示为蜂窝状无回声结构。超声内镜既能显示食管黏膜内和黏膜下曲张静脉，又能发现食管壁周围及胃底的曲张静脉，根据其回声区的大小能判断静脉曲张的程度。常规超声胃镜因先端探头较粗，且探头周围的水囊会压迫曲张的静脉。微型超声探头检测食管静脉曲张，克服了超声内镜在检测食管静脉曲张方面的局限性。文献报道微型超声探头检测食管静脉曲张的敏感性为9.1%。它在显示食管和胃底静脉时不会对静脉产生压迫，而且其超声频率较高，能清楚地显示曲张静脉，因此，微型超声探头适合于检测食管和胃底静脉曲张，更适合于门静脉高压患者治疗前后食管和胃底静脉的检测，评价经颈静脉 – 肝内门静脉分流术、食管静脉硬化治疗以及药物治疗效果，预测门静脉高压患者静脉曲张破裂出血和再出血的发生率。超声内镜也用于静脉曲张硬化剂注射治疗或内镜下结扎术后疗效的评估。X线钡餐造影，食管四壁蚯蚓状充盈缺损，一直向下延伸至贲门（图4-36）。

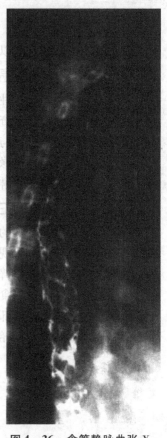

图4-36　食管静脉曲张X线钡餐造影图

（五）其他

其他如食管颗粒细胞瘤，原发于食管者罕见，主要表现为吞咽困难和胸骨后疼痛，多发生于食管下段（占41.7%），上段和中段分别为34%和21.3%。肿瘤为黏膜下结节，呈黄色斑块或丘状隆起，也可突入食管腔内。瘤体较小，文献统计直径小于1cm者占16.3%，少数环绕食管生长，可致食管狭窄。绝大多数为良性，少数为恶性，可发生转移或复发。超声表现为黏膜下层低回声，边界光滑清晰之肿物。食管纤维瘤亦非常罕见，超声显示黏膜下层中等回声肿物，质地较韧，内镜下常误诊为平滑肌瘤。

三、影像学比较

（一）X线

食管平滑肌瘤多发生于食管下段，其次为中段，很少见于上段。食管钡餐造影切线位观察，食管腔内可见偏心性半圆形、半椭圆形或分叶状充盈缺损，边缘光滑锐利，可出现双边征象，与正常食管壁分界清楚。充盈缺损与正常食管交角依肿瘤突入程度可呈锐角或钝角。局部食管腔变窄，但食管壁柔软，嗳气或大口吞钡时，管腔仍可扩张和收缩。食管蠕动时可见肿物在黏膜下呈纵行"滑动"。较大的肿瘤突向腔内，钡剂通过时可出现所谓"瀑布征"。主要向腔外生长的肿瘤，充盈缺损较浅，食管外压性改变，缺损外缘可见软组织肿块，肿块大小与充盈缺损相吻合发生于食管前壁的肿瘤，可引起气管受压移位。肿瘤的冠状面观察，见食管腔圆形、椭圆形透光区，有清楚的轮廓线环绕肿瘤。钡剂在肿瘤的上下缘呈弓形堆积，为典型的表现（图4-37）。局部黏膜皱襞完整，可通过肿瘤表面，较大肿瘤黏膜展平消失，呈涂抹样改变。病变邻近的食管壁柔软，蠕动正常。钡剂流经肿瘤区域可见分流或偏流，可稍有滞留但无明显梗阻。少数肿瘤可螺旋形包绕食管生长，致食管腔狭窄和黏膜皱襞扭曲。

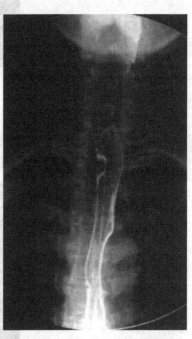

图4-37　食管平滑肌瘤X线钡餐造影图

（二）CT

食管平滑肌瘤CT平扫表现为食管壁的局限性增厚，形成偏心性圆形或卵圆形软组织肿块，边缘光滑，密度均匀一致，可有小点状钙化。CT 显示小钙化灶明显优于 X 线。肿瘤如发生坏死囊变，肿块中心可见片状低密度区。肿块相应的食管腔弧形受压变窄。口服造影剂后，食管腔内充盈高密度造影剂，显示更加清楚。肿块外缘纵隔脂肪线清晰显示，增强扫描食管肿块为均匀性强化，强化程度与食管壁一致，或稍低于正常食管壁，可显示肿瘤包膜。食管周围脂肪层清晰，仅有受压移位，纵隔内无肿大淋巴结，在薄层扫描后的重建图像上，肿块全貌为椭圆形。仿真内镜可见肿块突入食管腔内，食管腔偏心性狭窄。

（三）MRI

常规行 SE 序列横轴立位 T_1WI、T_2WI，斜位、矢状位 T_1WI 或 T_2WI 扫描。食管平滑肌瘤表现为食管壁偏心性增厚，呈肿块样压迫食管腔。T_1WI 肿块呈等信号或略低信号，接近正常食管壁信号。T_2WI 肿块呈高信号或中高信号，信号质地不均，与正常食管壁有较清楚的界限，注入 Gd – DTPA 增强扫描对诊断有一定帮助，肿块有强化，持续时间较长。但有时因正常的食管壁也同时发生强化，故界限可不明确，纵隔内一般无肿大淋巴结。

（许　冰）

第八节　食管癌

食管癌是我国的常见病和多发病，近年来，随着内镜和 X 线检查技术的发展，食管癌的诊断已不再困难，由于微创治疗技术（如内镜下黏膜切除术等）的发展和对不必要开胸探查术（开胸后发现肿瘤无法切除而关胸的手术）危害性认识的进一步加深，临床迫切需要一种无创的检查技术来判断肿瘤是否是早期，是否适合微创治疗，肿瘤与邻近重要器官和结构的关系，有无受累，以及手术能否切除。近二十余年来出现并不断发展的 EUS 技术正好能满足这一需要，使食管癌治疗方法决策更加科学化、个体化。

一、声像图特征

绝大多数食管癌病变的 EUS 声像图表现为低回声结节，边界不清，内部回声多不均匀。极个别表现为混合性回声，根据病变侵犯的深度，又表现为：①局限性黏膜层增厚，回声减低；②黏膜层的低回声或等偏低回声占位；③低回声占位侵及黏膜下层，固有肌层和外膜层回声正常；④低回声占位侵及固有肌层，外膜层回声正常；⑤病变侵透食管壁外膜，病变处食管壁正常结构和回声消失，病变向食管腔内外突出。部分病例于食管旁可发现表现为低回声的肿大淋巴结（图 4 – 38 ～图 4 – 45）。

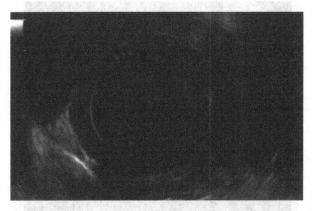

图 4 – 38　黏膜层增厚、回声减低，局部黏膜下层，肌层结构完整、回声正常

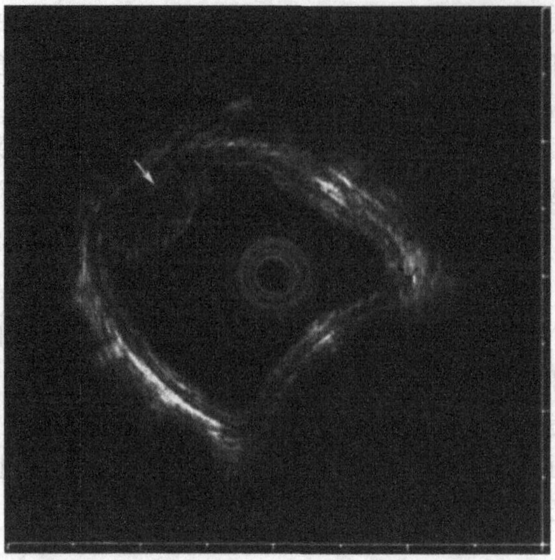

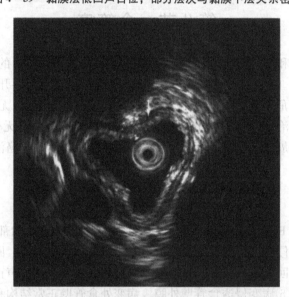

图4-39　黏膜层低回声占位，部分层次与黏膜下层关系密切

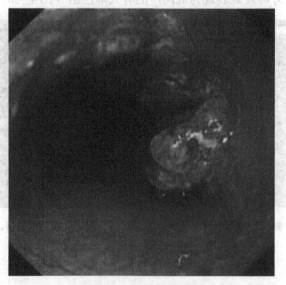

图4-40　病变侵及黏膜下层，故肌层、外膜层回声正常

图4-41　食管癌内镜图

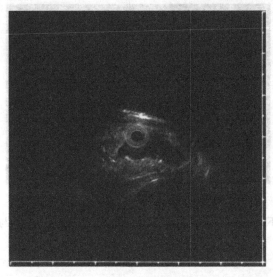

图 4 - 42　食管癌超声内镜图

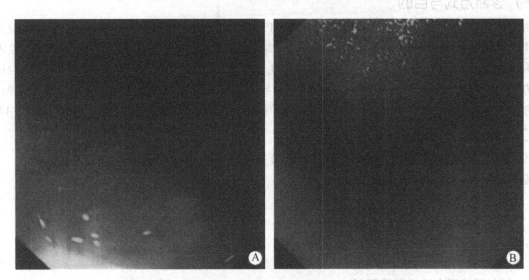

图 4 - 43　内镜发现食管黏膜不规则隆起，表面黏膜层粗糙、糜烂，病理活检：食管鳞状细胞癌

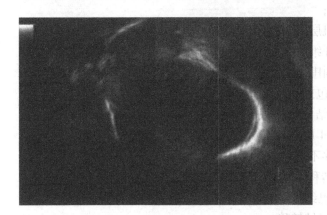

图 4 - 44　超声内镜图

隆起处食管壁内低回声占位，部分层次与食管壁外低回声中占位相互融合

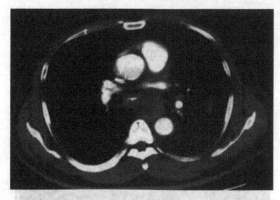

图4-45　CT图

食管中段管壁增厚，形成不规则团块影，与7区肿大的淋巴结相互融合，病变与心包、左右支气管相贴邻

二、诊断

（一）诊断方式与目的

食管癌的EUS诊断通常包含两种模式：一种是内镜加病理检查已确诊食管癌，通过EUS检查明确肿瘤的T分期及食管和胃贲门附近有无转移的淋巴结；另一种是内镜下怀疑，但常规方法活检未能证实食管癌诊断，行EUS检查帮助判断病变的囊/实性、血管和非血管以及病变厚度等，以选取合适的特殊活检方法如大块黏膜切除、挖凿样活检或EUS引导下行细针抽吸活检术（即EUS-FNA）等，获得病理诊断，同时也明确肿瘤的T分期及食管和胃贲门附近有无转移的淋巴结（图4-46，图4-47）。

（二）食管癌EUS的TNM分期

2009 AJCC对食管癌TNM分期如下（图4-48）：

原发肿瘤（primary tumor，T）

Tx：原发肿瘤不能确定；

T0：无原发肿瘤证据；

Tis：重度不典型增生；

T1：肿瘤侵犯黏膜固有层、黏膜肌层或黏膜下层；

T1a：侵犯黏膜固有层或黏膜肌层；

T1b：侵犯黏膜下层；

T2：肿瘤侵犯食管肌层；

T3：肿瘤侵犯食管纤维膜；

T4：肿瘤侵犯食管周围结构；

T4a：侵犯胸膜、心包或膈肌；

T4b：侵犯其他邻近结构如主动脉、椎体、气管

区域淋巴结（regional lymph nodes，N）

Nx：区域淋巴结转移不能确定；

N0：无区域淋巴结转移；

N1：1~2枚区域淋巴结转移；

N2：3~6枚区域淋巴结转移；

N3：≥7枚区域淋巴结转移。

注：必须将转移淋巴结数目与清扫淋巴结总数一并记录

远处转移（distant metastasis，M）

M0：无远方转移；

M1：有远方转移。

　　超声探头水囊可压迫食管壁，从而影响食管壁层次的显示，以及受 EUS 空间分辨率的限制，超声内镜环扫（水囊法）及微型超声探头检查可互相补充，微型超声探头可以明确地显示食管黏膜层及黏膜下层的病变，但是对于病变与周围组织的关系，周围淋巴结的情况无法显示，但是超声内镜则可以弥补这一点。简言之，对于早期食管癌或癌前病变，即 Tis 和 T1 肿瘤可由微型超声探头进行检查，而 T2、T3、T4 期肿瘤则可进行超声内镜环扫的检查。

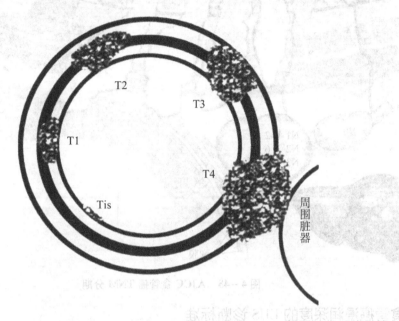

图 4 -46　食管癌 T 分期

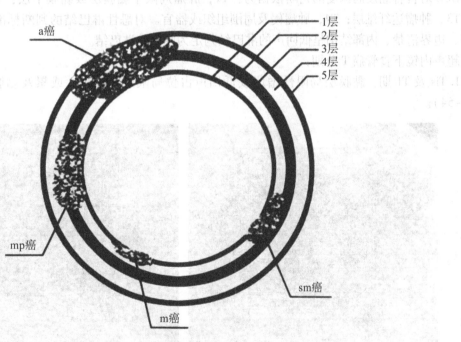

图 4 -47　EUS 食管癌浸润深度判别标准

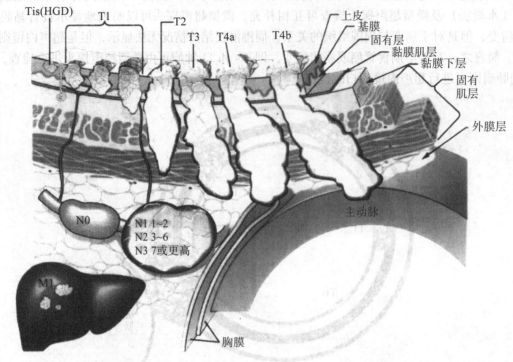

图 4 - 48　AJCC 食管癌 TNM 分期

（三）食管癌浸润深度的 EUS 诊断标准

EUS 对食管癌浸润深度的判断依据为：T1，肿瘤局限于黏膜层或黏膜下层：T2，肿瘤浸润固有肌层；T3，肿瘤达纤维层；T4，肿瘤侵及周围组织或器官。对恶性淋巴结的判断标准：直径 >10mm、椭圆形、边界清楚、内部结构呈低回声的淋巴结判定为肿大的淋巴结。

超声内镜下食管癌 T 分期：

1. Tis 及 T1 期　黏膜层局限性增厚或低回声占位局限于黏膜层，或累及黏膜下层（图 4 - 49 ~ 图4 - 54）。

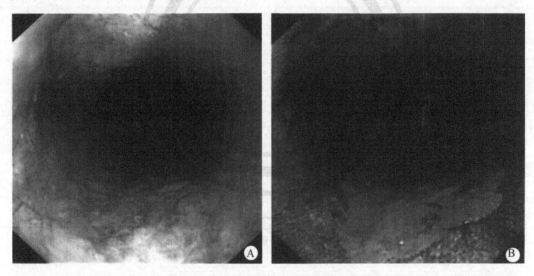

图 4 - 49　内镜可见食管黏膜粗糙、糜烂且呈颗粒样改变，碘染色后呈阳性，活检示鳞状细胞癌

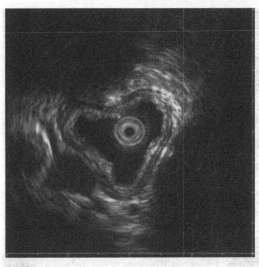

图 4-50　超声内镜检查示食管壁增厚，以黏膜层增厚为主。内镜下黏膜切除术后病理：食管早期浸润性鳞状细胞癌，部分呈黏膜内浸润癌，癌旁黏膜呈重度不典型增生/原位癌改变，侧切缘及基底切缘净

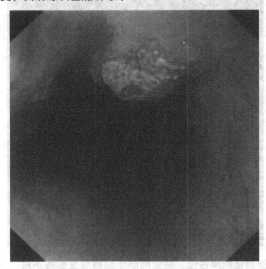

图 4-51　食管浅表隆起型病变，活检病理示：鳞状细胞癌

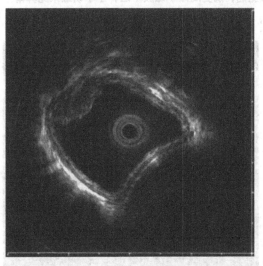

图 4-52　食管黏膜层内低回声占位，病变主要位于黏膜层，部分层次病变累及黏膜下层。内镜下黏膜切除术后病理：食管低分化鳞状细胞癌，肿瘤侵至黏膜下层，基底切缘未见异常

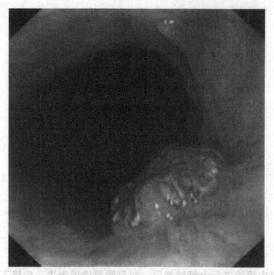

图 4 –53 食管浅表隆起型病变，活检病理示：鳞状细胞癌

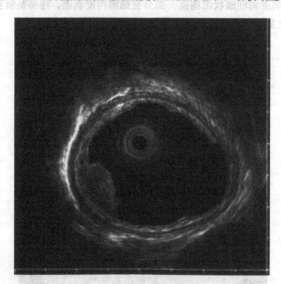

图 4 –54 食管壁内低回声占位，病变局限于黏膜层及黏膜下层。术后病理示：食管中分化鳞状细胞癌，病变局限于黏膜下层，上下切缘未见异常

2. T2　肿瘤侵至固有肌层（图 4 –55 ~ 图 4 –58）。

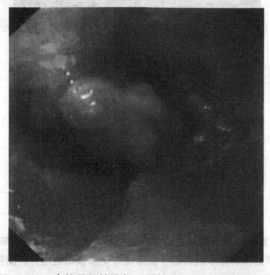

图 4 –55 食管局限性隆起，活检病理示：鳞状细胞癌

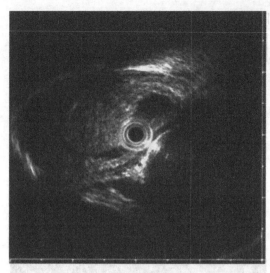

图 4-56　食管壁内低回声占位，病变主要位于食管壁的黏膜层及黏膜下层，部分层次病变累及食管壁的固有肌层，部分层次食管外膜似有中断。术后病理：食管蕈伞型中低分化鳞状细胞癌，病变侵至浅肌层，上下切缘未见癌

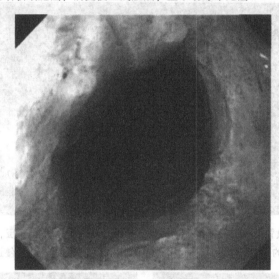

图 4-57　食管隆起型肿物，活检病理示：鳞状细胞癌

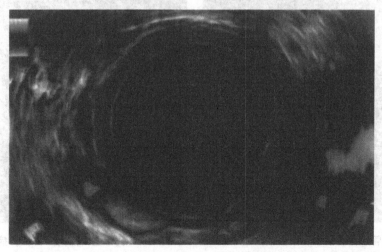

图 4-58　食管壁内低回声占位，病变主要位于食管壁的固有肌层。术后病理示：食管髓质型中分化鳞状细胞癌，肿瘤侵透浅肌层

3. T3　肿瘤侵至外膜（图4 - 59～图4 - 62）。

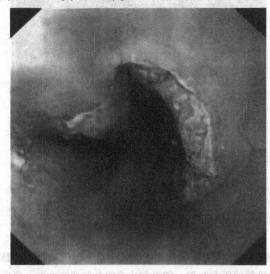

图4 - 59　食管溃疡性肿物，活检病理示：食管鳞状细胞癌

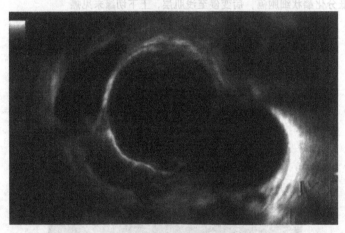

图4 - 60　食管壁内低回声占位，病变主要位于食管壁的同有肌层，部分层次
侵透食管壁的外膜。术后病理示：食管高分化鳞状细胞癌，肿瘤侵达纤维膜

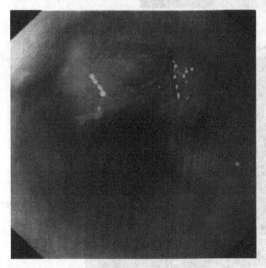

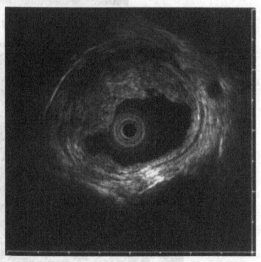

图4 - 61　食管溃疡性肿物，活检病理示：食
管鳞状细胞癌

图4 - 62　食管壁内低回声占位，病变主要位于
食管壁的固有肌层，部分层次侵透食管壁的外
膜。术后病理示：食管髓质型中低分化鳞状细胞
癌，可见脉管瘤栓，肿瘤侵透肌层达纤维膜

4. T4 肿瘤侵透外膜，侵及周围组织或器官（图4-63~图4-68）。

（1）累及气管膜部。

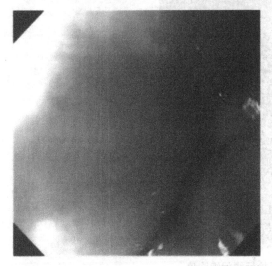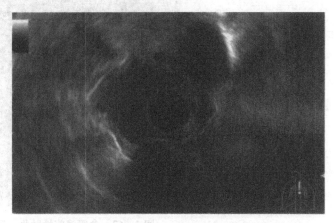

图4-63 内镜图

食管入口肿胀、隆起，表面黏膜粗糙、糜烂且局部可见溃疡，活检病理示：食管鳞状细胞癌

图4-64 超声内镜图

食管壁内低回声占位，病变主要位于食管壁的固有肌层，部分层次侵透食管外膜，病变与气管膜部关系密切，分界不清楚

（2）累及主动脉（癌性粘连）。

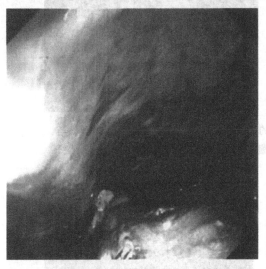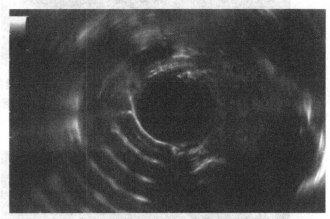

图4-65 食管隆起型肿物，活检病理示：食管鳞状细胞癌

图4-66 食管壁内低回声占位，病变主要位于食管壁的固有肌层，部分层次侵透食管壁的外膜，部分层次病变与主动脉关系密切、无明确分界，主动脉一侧关系僵硬，考虑为癌性粘连

（3）与心包癌性粘连。

5. 食管周围淋巴结转移 超声内镜检查资料显示：转移的淋巴结超声内镜图像表现为食管壁外圆形或椭圆形低回声占位，病变回声尚均匀，病变边界清或不清楚，直径一般在1.0cm左右（图4-69，图4-70）。

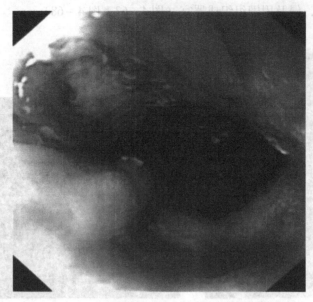

图4-67　食管溃疡性肿物，活检示鳞状细胞癌

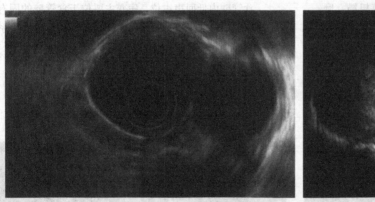 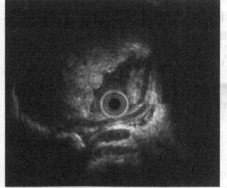

图4-68　食管壁内低回声占位，病变主要位于食管壁的固有肌层，部分层次病变侵透外膜，与心包及主动脉关系密切且分界不清楚。术后病理：食管髓质型中分化鳞状细胞癌，侵透肌层达纤维膜，与部分心包纤维粘连

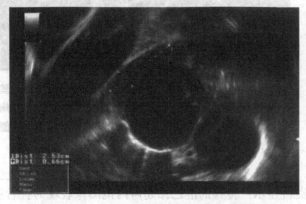 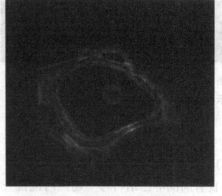

图4-69　超声内镜下食管旁肿大的淋巴结，炎性反应？转移的淋巴结？

图4-70　小探头EUS扫查食管壁外见圆形低回声结节

（四）超声内镜对放疗效果的评价

有文献报道，食管腔内超声检查在食管癌放疗前和放疗中检测肿瘤消退程度是临床有效观测指标之一，对预后判断有明显指导作用，利用腔内超声检查在治疗前、中肿瘤缩小程度，确定其是否能作为预测食管癌放疗后和判断放射敏感性的临床检查手段，为减少综合治疗盲目性提供临床依据。临床疗效评价标准：超声内镜下检测原发肿瘤直径（厚度）变化，将直径（厚度）缩小≥50%定义为缓解组，直径缩小<50%为稳定组。

1. 病变缓解　见图4-71，图4-72。

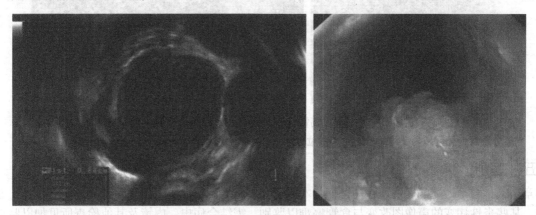

图4-71　放疗前：食管隆起型肿物，病变主要位于食管的同有肌层，病变厚度约为0.88cm

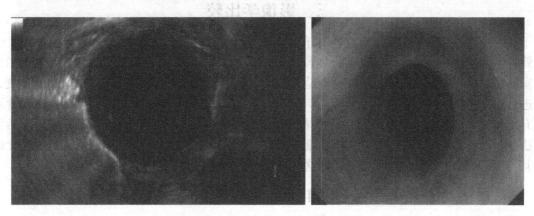

图4-72　放疗后：内镜下食管壁呈瘢痕样改变，瘢痕处表面黏膜充血、粗糙，病变处食管壁增厚，最厚处约为0.40cm，超声探测范围内未见明显占位

2. 病变残留　见图4-73，图4-74。

超声内镜对于食管癌放疗后的评价也存在一定局限性，如不能正确分辨放疗后纤维化或坏死组织，不能像治疗前那样评价治疗后肿瘤浸润深度和淋巴结转移情况。

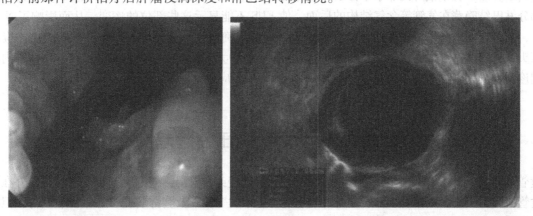

图4-73　放疗前：食管溃疡性肿物，病变主要位于食管的固有肌层，病变处侵透食管外膜，病变处厚度约为1.05cm

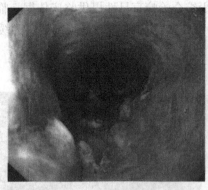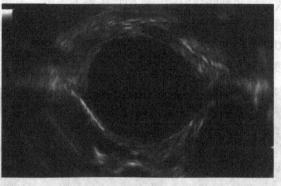

图4-74　放疗后：内镜下可见食管溃疡性病变，病变处食管壁全层增厚，最厚处约为0.08cm，部分层次增厚区域内仍可见一低回声占位

（五）鉴别诊断

本章中其他各节所述病变的声像图特征与本节有关食管癌的声像图特征即是鉴别诊断的要点，值得指出的是，某些炎性病变的声像图改变与食管癌难以鉴别，需结合病史、内镜及其他检查所见加以鉴别。

三、影像学比较

对于食管癌的诊断各种影像学检查各有千秋和侧重，一个完整的诊断应采用多种检查手段联合应用。食管气钡双重造影具有简单、无痛苦及病灶定位准确的特点，但微小病变的发现需要较高的检查技术和丰富的经验，不能取活检进行病理检查是其最大的小足。内镜检查直观、易于发现微小病变，可以取活检进行病理检查。但检查有一定痛苦。CT可以发现食管大的占位性病变，并可以观察食管周围及纵隔内有无肿大的淋巴结，观察病变与重要结构（如主动脉）的关系及有无侵犯等，但不能活检，目前也无法显示微小病变。小论是食管气钡双重造影、内镜检查还是CT检查均不能明确提供病灶的浸润深度及其与周围重要脏器和结构的关系，而这些正是EUS检查的优点。

四、临床评价

食管癌诊断的金标准是病理检查，单凭EUS检查是不能诊断食管癌的，EUS检查能提供病灶的浸润深度及其与周围重要脏器和结构的关系，有助于在非手术条件下判断肿瘤病变的T分期和N分期，尤其是T分期，也可在EUS引导下行EUS-FNA，来获得肿瘤的病理诊断和淋巴结转移的确切证据。文献报道EUS对食管癌T分期的准确性达85%～95%，EUS加EUS-FNA对食管癌N分期的准确性达85%。EUS是目前判断肿瘤T分期最好的非手术方法，能为食管癌治疗方案的选择提供重要的依据，由于设备扫查深度和部分淋巴结隐藏在气管等含气结构的后面，使EUS不能显示这些部位的病变，从而影响了N分期的准确性，需结合其他影像检查来提高肿瘤N分期判断的准确性。对于食管癌患者的EUS检查，应常规将超声探头置入胃底进行扫描，以检查腹腔动脉轴周围有否肿大淋巴结，如有肿大淋巴结并经超声内镜引导下穿刺诊断明确为转移淋巴结，即可诊断为M1期食管癌，应避免手术，改行放、化疗治疗。

（许　冰）

第九节　食管外压性隆起

食管邻近结构和器官的异常，可导致整个食管行径改变或食管局部的推压、牵拉和移位。外在因素所致的食管变化原因很多，可有颈部病变、纵隔病变、脊椎病变、肺及胸部病变、心脏管病变等。但临床常见的为纵隔病变和心血管系统病变（或压迫）。在纵隔病变中，又以纵隔肿瘤和纵隔淋巴结肿大多见。

一、声像图表现

食管外压性隆起声像图的改变取决于外压组织、器官、病变的性质。多数外压性隆起在超声胃镜下食管壁的结构完整性无改变，X线钡餐下最常见的大血管压迫如主动脉弓、胸主动脉的硬化、迂曲、扩张很容易辨认，但少数恶性肿瘤与食管壁分界不清。纵隔实质性肿瘤表现为低回声肿物，内部回声均匀，CT扫描表现为食管旁软组织肿物，MR表现为食管旁高信号肿物。肺和胸膜病变引起的食管外压隆起可借助胸片、CT或MR予以鉴别。

二、诊断

造成食管外压、牵拉等改变的原因不同，其临床症状各异，但其引起食管本身的症状几乎相似，主要表现为食管受压早期可无任何症状，随着病变的进展表现为进行性、持续性吞咽困难，食后阻塞感、异物感，以及疼痛不适感等。部分患者因上消化道不适行钡餐检查偶尔发现食管移位或存在压迹，或在胃镜发现球形、半球形隆起，多无桥形皱襞，边界清楚，隆起处的表面黏膜色泽与周围一致，但食管黏膜光整无破坏。

三、影像学比较

（一）X线表现

根据发病部位及病变大小、性质的不同，被压迫和推移的食管外形亦不同，但一般都能表现出明显的边缘光滑的外向性压迹，而食管的蠕动、柔软度、黏膜皱襞均正常。牵拉移位也与邻近组织器官的病变相伴随，只要认真地了解病史，采取多轴位透视、拍片以及一些有关的特殊检查，如血管造影，诊断不难确定。

（二）CT和MR表现

对食管造影比较困难，或需鉴别纵隔等部位肿块、脊椎病变以及大血管病变者，辅以CT或MR能更明确食管外压和移位的原因。CT可显示纵隔内有无肿块、血管有无异常、脊椎有无破坏及伴发肿物，增强CT能进一步明确诊断。MR则无须对比剂即可显示心血管是否异常，MR的三维图像更能显示食管外压和移位的立体解剖关系，便于明确病变。

四、临床评价

超声内镜检查能清楚显示食管壁五层结构，鉴别肿块是起源于食管本身还是食管外病变，并能近距离对外压性病变进行实时超声检查，鉴别外压性病变属于实质性肿块、囊性病变或血管性病变，确定病变大小和边界。三维超声内镜还能测量外压性病变体积和周围组织关系。对性质难定的实质性肿块或肿大淋巴结，可行EUS-FNA获得组织病理学诊断依据（图4-75）。

EUS-FNA诊断的敏感性及特异性均较高，且安全性好，是一项值得推广的技术。Sudhoff等报道对101例上消化道及纵隔病变进行EUS-FNA检查，其诊断敏感性是78%，特异性是100%，阳性预测值100%，阴性预测值81%，未发生严重并发症。因此，EUS-FNA有助于食管外压性病变的定性诊断。

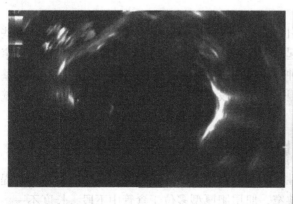
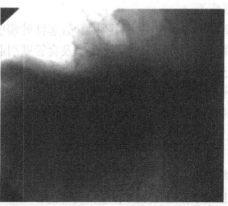

图4-75　食管壁局限性隆起，隆起处表面黏膜光滑、完整，超声内镜检查示：病变处食管壁外低回声占位，病变与食管壁关系密切、无明确分界

（许　冰）

第十节　食管狭窄

食管狭窄根据病因可分为先天性食管狭窄和食管运动功能障碍性疾病、炎性狭窄和肿瘤性狭窄等，其中先天性食管狭窄是由于在食管发育过程中，气管、食管隔膜基底部或食管侧嵴过度增生致食管腔有不同程度的狭窄，而食管壁本身组织结构可能是正常的。婴幼儿先天性食管狭窄分为肌层肥厚型、气管迷入型和蹼型狭窄三型。

一、声像图特征

肌层肥厚型食管壁的纤维性或肌性肥厚，特别是内环肌层肥厚，超声微探头显示在食管狭窄部位的固有肌层增厚。气管迷入型食管壁内含有能分泌黏液的腺体或软骨，超声内镜图像食管壁中迷入的软骨组织表现为高回声灶。蹼型狭窄表现为食管腔内蹼状隔膜。炎性狭窄超声图像表现为食管壁增厚，但各层次未见明确占位。肿瘤性狭窄超声图像表现为：一类是食管壁内低回声占位，一类是食管壁外恶性占位压迫或累及食管壁形成的管腔狭窄。

二、诊断

先天性食管狭窄常有出生后进乳呛咳、吸乳缓慢和溢乳等表现，并随年龄增长而渐出现食管梗阻症状。小儿常伴有生长缓慢和发育迟缓。年龄越小，吸入性肺炎的发生率越高。上消化道造影和内镜检查是诊断食管狭窄的临床常规检查，应用超声内镜检查可对肌层肥厚型和气管迷入型食管狭窄进行鉴别诊断。

先天性食管狭窄需与婴幼儿贲门痉挛、先天性食管裂孔疝等疾病相鉴别。此外，还需与其他原因引起的食管狭窄相鉴别，如肿瘤性狭窄、炎性狭窄、术后吻合口狭窄、食管异物及结石、外压性狭窄和贲门失弛缓症等。

肿瘤性食管狭窄中，对于因食管恶性肿瘤引起的梗阻性狭窄内镜下比较容易诊断，但是有些肿瘤性食管狭窄是由食管壁外恶性占位累及食管壁引起的，如纤维性甲状腺炎累及食管壁造成食管狭窄、食管壁外淋巴结转移累及或压迫食管壁、纵隔恶性肿瘤累及食管壁等，内镜下所见食管壁光滑、完整，通过超声内镜可判断出胸段食管壁外占位的情况，但是对于颈段食管而言，尚需更加注意对于食管壁外器官及组织的检查。

三、影像学比较

上消化道造影和内镜对于诊断炎性及肿瘤性狭窄有较高的价值，结合内镜及超声内镜可以提高诊断的敏感性，对于先天性狭窄可表现为食管局部狭窄，肌层肥厚型多位于食管中下段，长度不一，可见狭窄处食管腔突然变窄，但表面黏膜尚光滑，呈部分或完全性梗阻。气管迷入型常处于食管下段或末端，一般距贲门5cm之内，多为单一部位狭窄，其上方食管扩张。蹼型狭窄可发生于食管上、下端，X线及内镜可见明显的食管蹼。

四、临床评价

先天性食管狭窄多于婴幼儿期起病，对于肌层肥厚型、气管迷入型患儿采用超声微探头可较为准确地探查食管狭窄的部位，并可判断食管狭窄的类型。与食管造影相比较，超声内镜可以更好地反映出食管壁结构异常，有利于对狭窄的类型做出正确的诊断。

对于炎性及肿瘤性食管狭窄，内镜及超声内镜可提供更有利的临床证据。另外，结合颈胸部CT，对于颈段食管的肿瘤性狭窄亦可进行有效的诊断。

（许　冰）

第五章

慢性阻塞性肺气肿的胸腔镜治疗

（张 容）

第一节 概述

慢性阻塞性肺气肿（chronic obstructive pulmonary emphysema，COPE），是由于慢性支气管炎或其他原因逐渐引起的细支气管狭窄，终末细支气管远端气腔过度充气，气腔壁膨胀、破裂而产生的肺充气过度和肺容积增大的阻塞性肺部疾病，是慢性阻塞性肺疾病（chronic obstructive pulmonary disease，COPD）的一种。近数十年来阻塞性肺气肿的发病率显著增高，这是由于大气污染、吸烟和肺部慢性感染等诱发慢性支气管炎，进一步演变为本病。根据我国的普查，COPE 的患病率全国各地区不一致，最低为 0.6%，最高为 4.3%。COPE 为慢性病变，病程长，影响健康和劳动力，当第一秒用力呼气容积（FEV_1）占预计值 <30% 或 <0.75L，三年生存率为 50% ~ 60%，给社会生产和经济带来巨大损失。以美国为例，由于 COPE 的医疗费用和缺勤等经济损失，每年达数十亿美元。

一、病因

COPE 病因极为复杂，简述如下。

1. 吸烟 烟草含有多种有害成分可抑制支气管黏膜纤毛活动，反射性引起支气管痉挛。吸烟者并发肺气肿或慢支和死于呼吸衰竭或肺心病者远较不吸烟者为多。

2. 大气污染 尸检材料证明，气候和经济条件相似情况下，大气污染严重地区肺气肿发病率比污染较轻地区高。

3. 感染 反复感染可引起支气管黏膜充血、水肿，腺增生、肥大，分泌功能亢进，管壁增厚狭窄，引起呼吸道阻塞。肺部感染时蛋白酶活性增高与肺气肿形成也可能有关。

4. α_1 抗胰蛋白酶缺乏 体内的一些蛋白水解酶对肺组织有消化作用，α_1 胰蛋白酶缺乏可导致肺组织破坏而引起肺气肿。

二、发病机制

COPE 的发病机制尚未完全清楚。一般认为与支气管阻塞以及 α_1 抗胰蛋白酶缺乏有关。吸烟、感染和大气污染等引起细支气管炎症，管腔狭窄或阻塞。吸气时细支气管管腔扩张，空气进入肺泡，呼气时管腔缩小，空气滞留，肺泡内压不断增高，导致肺泡过度膨胀或破裂，细支气管周围的辐射状牵引力损失，肺血管内膜增厚，肺泡壁血供减少，肺泡弹性减弱等，促使膨胀的肺泡破裂。在感染等情况下，α_1 抗胰蛋白酶缺乏者对蛋白酶的抑制能力减弱，故更易发生肺气肿。

三、病理变化

1. 根据气肿发生的部位 可分为以下三型。

（1）全小叶型肺气肿：病变累及整个肺小叶，即呼吸性细支气管、肺泡管、肺泡囊和肺泡均有扩张。

（2）小叶中央型肺气肿：病变累及呼吸性细支气管部位，而远端的肺泡管、肺泡囊、肺泡等组织正常。吸烟和吸入粉尘在呼吸性细支气管周围浓度最高，故这一部分发生病变也最为显著。

（3）混合型肺气肿：在同一肺内存在上述两种病理变化者。

2. 细支气管的变化　管壁充血、水肿和炎性细胞浸润，纤毛脱落、稀疏，黏液腺和杯状细胞增生、肥大。管腔内分泌物潴留。细支气管壁软骨变性或破坏，弹性减退。

3. 肺血管和心脏的变化　与细支气管伴行的肺小血管有炎性改变，中膜平滑肌水肿、变性和坏死，管腔狭窄及至完全闭塞。由于肺泡破裂和炎症的侵蚀，肺毛细血管床数量及横截面积皆减少。尸检资料证实，COPE 患者约有 40% 并发右心肥大。

四、临床表现

1. 症状　如下所述。

（1）咳嗽、咳痰：慢性支气管炎并发肺气肿时，咳嗽频繁，咳痰多，甚至长年不断。若伴感染时可为黏液脓性痰或脓痰。咳嗽剧烈时痰中可带血。

（2）呼吸困难：病情迁延时，在咳嗽、咳痰的基础上出现了逐渐加重的呼吸困难。最初仅在劳动、上楼或登山时气促，随着病变发展，在平地活动时，甚至在静息时也感觉气短。当慢性支气管炎急性发作时，支气管分泌物增多，加重通气功能障碍，使胸闷、气短加重，严重时可出现呼吸衰竭。

2. 体征　肺气肿早期体征不明显。随着病情的发展出现桶状胸，前后径增大，肋间隙增宽；触诊语颤减弱或消失；叩诊呈过清音，心浊音界缩小或消失，肝浊音界下降；听诊呼吸音普遍减弱，呼气延长，心音遥远。感染时肺部可有湿啰音，缺氧明显时出现发绀，部分患者由于病程长、长期缺氧而出现杵状指。

3. 辅助检查　如下所述。

（1）呼吸功能检查：呼吸功能测定对于诊断肺气肿有决定性的意义。残气量增加，占肺总量的百分比增大，超过 40%；最大通气量低于预计值的 80%；第一秒时肺活量（FEV_1）常低于 60%；肺内气体分布不均匀，肺泡氮浓度常高于 2.5%。

（2）X 线检查：胸部扩张，肋间隙增宽，肋骨平行，活动减弱，膈肌下降且变平；两肺野的透亮度增加，有时可见局限性透亮度增高，表现为局限性肺气肿或肺大疱；肺血管纹理外带纤细，稀疏和垂直，而内带的血管纹理可增粗和紊乱。心脏常呈垂直位，心影狭长。

（3）血气分析：如出现缺氧及二氧化碳潴留时，动脉血氧分压（PaO_2）降低，二氧化碳分压（$PaCO_2$）升高，严重时可出现呼吸性酸中毒，pH 降低。

五、诊断

COPE 的诊断，尤其是早期诊断较不易，应结合病史、体征、胸部 X 线检查及肺功能检查综合判断。凡有逐渐加重的气急史，肺功能测验示残气及残气/肺总量增加，第一秒时肺活量/用力肺活量减低，最大通气量降低，气体分布不均，弥散功能减低；经支气管扩张剂治疗，肺功能无明显改善，诊断即可成立。

应注意与肺结核、肺部肿瘤和职业性肺病的鉴别诊断。此外慢性支气管炎、支气管哮喘和阻塞性肺气肿均属慢性阻塞性肺疾病，且慢性支气管炎和支气管哮喘均可并发阻塞性肺气肿。但三者既有联系，又有区别，不可等同。慢性支气管炎在并发肺气肿前病变主要限于支气管，可有阻塞性通气障碍，但程度较轻，弥散功能一般正常。支气管哮喘发作期表现为阻塞性通气障碍和肺过度充气，气体分布可严重不均。但上述变化可逆性较大，对吸入支气管扩张剂反应较好，弥散功能障碍也不明显。而且支气管哮喘呼吸道反应性明显增高，肺功能昼夜波动也大。

六、内科治疗

1. 抗感染治疗　COPE 急性加重的最常见原因是呼吸道感染，其致病微生物主要是肺炎球菌、流感嗜血杆菌、卡他莫拉汉菌、病毒等。如果一时无法进行药敏试验，可根据临床经验给予抗生素7～14天的治疗，如阿莫西林、喹诺酮类（如环丙沙星、氧氟沙星等）、新型头孢菌素（如头孢布烯）、大环内酯类（如琥乙红霉素、乙酰螺旋霉素等）、氨基糖苷类（如立克菌星等）。近年来由于葡萄球菌、耐药流感嗜血杆菌和链球菌等有所增加，如果初期经验性治疗效果不佳，应尽早根据药敏试验结果更换适当的抗生素。

2. 解痉平喘　目前主要有三种类型的解痉平喘药：①β_2受体激动剂如喘乐宁、特布他林（喘康速）气雾剂等；②抗胆碱能药如溴化异丙托品等；③甲基嘌呤类如优喘平、茶喘平等。应根据患者的个体情况选择使用，尽管并非所有患者用药后肺功能都会有所改善，但可缓解症状，改善患者的活动能力。

3. 糖皮质激素类　如泼尼松，每千克体重0.4～0.6mg，每日服用，连续2～3周。如果能明显改善肺功能，可考虑长期应用，但应及时减量到最低有效水平，预防并发症的发生。

此外还可使用化痰剂、黏液溶解剂等药物配合治疗，以提高疗效。

（石国亮）

第二节　外科治疗慢性阻塞性肺气肿

重度肺气肿患者肺的通气、换气功能降低，胸廓呼吸动力泵受损，其临床表现主要为胸闷、气促尤其是活动后气促。内科治疗主要为吸氧、应用支气管扩张剂、控制急性感染等，缺乏有效的治疗手段。重度阻塞性肺气肿是一种致死率很高的疾病，近来，外科治疗取得了很大进展，疗效良好，介绍如下。

一、外科治疗 COPE 的发展历程

1946年Alexander最早介绍了肺大疱分期引流术，Naclerio首先行肺大疱切除术治疗肺气肿患者，此项技术随后被广泛采用，但疗效结果尚不一致。为获得较好的结果，常需要严格选择病例，预测术后肺功能的改善情况。这种手术对大疱性肺气肿能显著改善症状，而无大疱的肺气肿则不适宜。为此，临床医师想通过缩小胸腔的办法来治疗无大疱性肺气肿。Lafoert和Gaensler曾采用胸廓改形、膈神经切断、迷走神经切断等方法均失败。1957年Brantigan首先为肺气肿患者施行肺多处楔形切除或折叠术，从而恢复小呼吸道弹性和减少呼吸道梗阻，术后75%患者临床症状改善。由于当时手术近期死亡率达16%及缺少客观评估指标，此手术未被广泛接受。肺大疱切除和肺多个楔形切除治疗肺气肿，在某种意义上讲是肺减容手术的初始阶段，但未形成治疗的理论基础和技术的支持。美国路易斯大学Cooper教授是国际肺移植的先驱和权威，在长期临床肺移植实践中发现：①供肺植入肺气肿患者的胸腔后，过度扩大的胸腔容积缩小，低平的横膈上升，患者胸式及腹式呼吸均比术前改善；②在单肺移植治疗慢性阻塞性肺疾病（COPD）时发现，单肺通气时气肿肺在适当通气下仍可有较满意的气体交换；③肺气肿患者单肺移植后，纵隔向术侧移位可使对侧横膈和胸廓形态趋于正常。在以往Brantigan经验启示下Cooper利用其开展肺移植的经验，并采用直线切割缝合器和牛心包片作衬垫，对部分COPD患者采用正中劈胸骨同期切除双侧受累的肺组织，取得近期良好结果，使该项技术得以推广，缓解了终末期肺气肿需肺移植而供肺不足的矛盾，并将此手术称为肺容积减少术（lung volume reduction surgery，LVRS）。

二、肺减容术治疗的机制

近年来对肺减容术的基础研究不多。肺气肿是因为小呼吸道慢性病变致肺组织内气体蓄积，肺组织过度充气，部分可形成肺大疱。当大疱巨大，占据一侧胸腔时，其余的肺受压，在X线胸片上构成肺消失综合征，由于肺组织长期过度充气，胸廓增大，膈肌下移，呼吸肌功能和肺弹性回缩功能均减弱。肺减容术后，通过七种机制改善肺功能。

（1）改善呼吸肌功能，因肺气肿组织过度膨胀，致肋间隙增宽，膈肌下降，胸廓构形发生改变，使两者运动受限，呼吸肌失去了其有效收缩长度，收缩力减弱。当肺容量减少后，胸廓构形恢复，部分

解除胸廓及膈肌的运动受限，呼吸肌也恢复了有效收缩长度。恢复胸廓弹性，改善肺顺应性。

（2）改善肺弹性回缩功能：因过度充气膨胀的肺组织弹性回缩能力减弱，影响了肺内气体的呼出，当 LVRS 后，肺弹性回缩力增加。

（3）恢复支气管的放射牵引力：在正常情况下，肺膨胀弹性传导到相对柔韧的支气管，保持支气管环形扩张、通畅。肺气肿时，肺弹性回缩力减弱，作用于支气管的弹性扩张作用减弱，损害了保持支气管的弹性扩张功能，增加了呼吸道阻力。LVRS 后，恢复了肺弹性回缩力及其对支气管的作用，降低了呼吸道阻力，呼吸困难改善。

（4）小支气管受压状态被解除：细支气管壁的结构成分中仅有片状软骨或无软骨，多为平滑肌，而对外在压迫，支撑能力减弱；肺气肿因过度充气的肺组织对细小支气管产生压迫作用；再加上支气管黏膜的炎症改变，细支气管狭窄，通气功能障碍。LVRS 后小气管受压状态可以得到解除。

（5）肺气肿组织部分出现了大疱和小疱，造成了对邻近肺组织的压迫。LVRS 切除过度膨胀肺组织和大疱，减少对其邻近肺组织的压迫，恢复了正常肺组织气体交换功能。

（6）切除过度充气的肺组织，减少无效通气，恢复正常通气血流比，从而改善肺弥散功能。

（7）切除了无功能的肺组织后，同时可帮助恢复肺、胸廓及膈肌的弹性，可以增加胸腔负压，有利于减少肺血管阻力及右心负荷。LVRS 后通过以上机制，使通气血流比失常得到改善，使患者呼吸困难的症状减轻或消失，血氧分压上升。

LVRS 治疗肺气肿，不但对肺移植供肺紧张起到缓解作用，而且对终末期肺气肿因伴发病或高龄，不适宜肺移植者提供了外科治疗希望。

三、拟行 LVRS 患者的筛选

COPE 的患者数量庞大，但真正适合手术治疗的患者不多，占总数的 10% 左右。那么什么样的患者应该手术呢，这是患者所关心的，也是胸外科医生所必须掌握的，因为患者的筛选直接影响到手术效果以及围术期的安全。采用统一的标准有利于手术疗效的对比，也可防止某些较轻的患者行 LVRS。

1. X 线胸片　X 线胸片应包括最大吸气位和最大呼气位的正侧位。通过阅片可以了解肺气肿病变的程度，有无肺大疱、大小及位置；病变是单侧、双侧，上叶、下叶还是分布无明显差异，观察胸廓和横膈运动。观察心肺其他疾患也是一项重要内容，如发现心肺其他严重疾患，是手术的禁忌证。

肺气肿 X 线影像学可分为两类：一类为均质性肺气肿，指肺组织过度充气，无肺大疱形成；另一类为非均质性肺气肿，除肺组织过度充气外，有肺大疱形成。DeVries 依据大疱的数量和肺组织状况，将大疱性肺气肿分 4 类：第 1 类为单发大疱性肺气肿，其余肺组织正常健康；第 2 类为多发性肺大疱，肺实质正常；第 3 类为多个肺大疱，呈大疱性肺病，并发弥漫性肺气肿；第 4 类为大疱性肺病并发其他弥漫性肺病如肺纤维化、硅沉着症和石棉沉着症、嗜酸性肉芽肿、硬皮病、组织胞质菌病等。一般认为，前两类手术预期效果良好，后两类则手术预期效果不肯定。

后前位 X 线胸片，上起胸腔顶水平下至左膈面水平，沿纵轴做一垂线段，过其中点再作一水平线，将肺野分成 4 个肺区。肺气肿征定义为血管纹理减少和肺纹理稀疏，若某一肺区内不出现肺气肿征，该肺区记 0 分，肺气肿征占据某一肺区的 1/4 记 1 分、2/4 记 2 分，以此类推，最高 4 分。以两个最高分之和减去两个最低分之和所得差值作为肺气肿异质性指数（heterogenious index，HI），取值范围 0～8，值越大肺气肿异质性越显著。HI>3 者行 LVRS 手术效果较理想，术后 FEV$_1$ 可望较术前有显著增加。

2. 胸部 CT　胸部 CT 检查尤其是高分辨率 CT（HRCT）可以确定肺组织的破坏程度，明确肺气肿病变分布情况，并明确肺部有无肿瘤等其他疾患，胸部 CT 较 X 线胸片有优势。

HRCT 是目前运用最多的肺气肿评价手段，其扫描层厚 1mm，在窗宽 1 500Hu、窗位 -600Hu 时可获得高质量的肺组织影像。取吸气末 6 个平面（头臂干平面、主动脉平面、主肺动脉干平面、中叶支气管平面、心室腔平面、膈上 1cm 平面）扫描。依据每个扫描平面中气肿病变所占的比例进行肺气肿严重程度（severity of emphysema，ES）评分：当气肿病变面积占每个 HRCT 平面面积 0～25% 时记 1 分，26%～50% 记 2 分，51%～75% 记 3 分，>75% 记 4 分。用一侧肺中 3 个最大 ES 评分的平均数减去同侧肺中 3 个最小 ES 评分的平均数，所得差值即代表该侧肺的异质性程度（degree of heterogeneity, DHT），取值范围为 0～3，DHT 值越大异质性越强，LVRS 术后效果越好。取一侧肺 6 个 ES 评分相加的较大之和除以另一侧肺 6 个 ES 评分相加的较小之和，所得比值代表肺气肿在双侧肺中分布的不对称率（asymmetric ratio of emphysema，ARE），取值范围 1～6，ARE 值越大说明肺气肿在双侧肺中的分布越不对称。ARE≥113 时单侧肺减容术后 FEV_1 增加更显著。因此，ARE 可作为选择单侧肺减容还是双侧肺减容的参考指标。

这些影像分类法，是临床评判患者病变程度的有效方法，各中心采用此统一的标准可使 LVRS 治疗肺气肿的结果有可比性。通过影像学判断，同时测定吸气时肺阻力可准确预示 LVRS 后的结果，为临床筛选 LVRS 适应证，提供了规范化标准。

3. 肺通气/灌注显像（V/P）检查 肺通气/灌注显像近年来常用放射性锝（Tc）标记溶胶，超声雾化吸入。Tc 的物理半衰期为 6 小时，故一次吸入后可进行多体位显像。肺气肿无呼吸功能区可出现放射性减低区。肺血流显像是用标记的大颗粒聚合人血清清蛋白（$^{99m}Tc - MAA$）静脉注射。正常肺尖较下肺放射性低减；COPD 患者两肺呈放射性不均匀状，肺血管床受损的表现。肺动脉高压时肺血流分布发生逆转，致使肺上部放射性反而高于肺底部出现放射性分布上下逆转现象。常用的摄片体位为后位、前位、左右侧位和左右后斜位。

通气/灌注显像分级。按照 Taplin 分级法将 V/P 显像分为正常、轻度异常、中度异常和重度异常。通气/灌注分型可分为：①局灶型：一侧或两侧肺实质内放射性稀疏缺损区呈局灶性分布，其他部位分布较好，表明肺气肿在肺内明显分布不均匀，严重病变区和相对正常肺组织间有较明显的区分；②弥漫型：两肺实质内放射性稀疏缺损呈弥漫性均匀分布，表明严重肺气肿病变弥散于全肺内，各肺区病变程度相似。灌注显像时肺气肿的表现有双肺体积增大，放射性分布显非节段性、斑片状减低区或缺损区。减低区或缺损区即肺血流受损区域，也是肺气肿病变严重的部分。

V/P 显像分级为中度以上，显像分型为局灶型病变的患者进行 LVRS 治疗。

4. 肺功能试验 FEV_1 简便易行，对鉴别阻塞性与限制性肺通气障碍很有帮助。但因 FEV_1 值受患者主观用力影响，检查时需患者密切配合，且 FEV_1 反映双肺功能的总和，不能反映单侧和局部肺功能。

X 线胸片及 CT 片能较好地确定肺气肿病变部位，判别被压缩的肺组织和一些剩余的正常或轻度气肿的肺组织，对判断预后及选择手术患者等方面有重要作用。但 X 线检查常常低估并且难以准确判定病变最严重的部位。灌注显像能准确显示灌注缺损区的大小及解剖形态，对 COPD 评判的灵敏度和特异性均优于 CT 及 X 线胸片。另外肺灌注显像可以显示在 CT 扫描中酷似均质性肺气肿而实际是非均质性肺气肿的患者。

V/P 显像反映 COPD 患者肺部病变程度优于 FEV_1 测定，能准确、客观地显示病变部位、范围和程度。

5. 肺气肿患者呼吸困难程度的判断 美国医疗研究委员会修订的呼吸困难指数分为六级（表 5-1）呼吸困难指数在 Ⅲ 以上者进行 LVRS。

表 5-1 呼吸困难指数

分级	症状
0	除剧烈活动外无呼吸困难
Ⅰ	除剧烈活动外无呼吸困难
Ⅱ	平地行走因气短而较同龄人慢或上楼气短
Ⅲ	每走 100m 或每走几分钟需停下来呼吸
Ⅳ	在室内活动，穿、脱衣时有气短
Ⅴ	休息时有呼吸困难

四、LVRS 适应证和禁忌证

1994 年，美国 Louis 大学 Cooper 等首先提出 LVRS 的选择标准：①过度膨胀和非均质性肺气肿；②显著肺功能损害（$FEV_1 \leqslant 35\%$ 预计值）；③给予充分治疗后，日常生活活动显著受限；④年龄 < 5 岁；⑤可接受的营养状态（为理想体重的 30% ~ 70%）；⑥能积极参与肺功能康复计划；⑦无伴发显著增加手术危险的其他疾病；⑧愿意承担 LVRS 相关的并发症和病死率的危险；⑨戒烟 $\geqslant 6$ 个月。这一选择标准成为大多数医疗中心的参考采用标准。

1998 年，美国成立了国家肺气肿治疗实验研究组（the national emphysema treatment trial，NETT）旨在进行多中心设计随机实验，确定重度肺气肿患者 LVRS 治疗与内科治疗对存活和活动能力影响的比较，作为医疗金融管理局对 LVRS 医疗费偿付依据基础。NETT 所宣布的肺气肿 LVRS 适应证的选择标准：①病史和物理检查，肺气肿诊断明确，体重指数为 $31.1 kg/m^2$（男）或 $32.3 kg/m^2$（女），泼尼松每日 $\leqslant 20 mg$；②X 线、高分辨率 CT 示双侧肺气肿显著；③肺功能（肺康复训练前）：$FEV_1 \leqslant 45\%$ 预计值；如年龄 < 70 岁，$FEV_1 \geqslant 15\%$ 预计值，肺总量 $\geqslant 100\%$ 预计值，残气量 $\geqslant 150\%$ 预计值，$PaCO_2 < 7.98 kPa$（60mmHg），$PaO_2 \geqslant 5.99 kPa$（45mmHg）；④心脏状态的确定，患者有下列情况需由心脏科医师确定可否手术：不稳定性心绞痛；超声心动图不能估计左心室射血分数；左心室射血分数（LVEF）< 45%；核素扫描示冠状动脉疾病或心室功能不全；心律失常（室性期前收缩每分钟 > 5 次，休息时心律为非窦性节律或室性）；⑤手术的确定在随机分组前和肺康复训练后，由肺科、胸外科和麻醉科医师共同确定可否手术；⑥运动状况：肺康复训练后，6 分钟步行距离 > 140m，能完成 3 分钟无负荷脚踏车耐受运动试验；⑦签订意向书：为筛选呼吸功能康复训练和签署随机意向表；⑧在初诊和筛选前 4 个月戒烟；⑨呼吸功能康复训练，必须完成随机和康复训练。患者必须符合全部标准，才能列入计划。这些适应证标准为我国统一协作开展 LVRS 治疗重度肺气肿提供良好的参考依据。

在国外经验基础上我国大多数中心采取的手术指征：

（1）诊断明确的进行性非特异性肺气肿，呼吸困难明显，内科治疗无效。

（2）年龄 < 5 岁。

（3）肺功能：FEV_1 0.5 ~ 1L 或 $\leqslant 35\%$ 预计值，最大通气量 20% ~ 30% 预计值。弥散功能 > 20% 预计值。

（4）动脉血气分析：$PaCO_2 \leqslant 50 mmHg$，$PaO_2 > 55 mmHg$。

（5）无呼吸机依赖、激素依赖及其他不易控制的心、肝、肾等脏器的严重疾病，无重大精神病。

（6）能进行肺康复训练。

（7）戒烟 > 6 个月。

（8）泼尼松量 $\leqslant 15 mg/d$。

（9）X 线胸片显示胸廓过度扩大，膈肌低平。

（10）胸部 CT 及放射性核素扫描示肺部有通气血流不均匀区域（靶区）存在。

LVRS 禁忌证：

（1）年龄 > 75 岁。

（2）正在吸烟。

（3）$FEV_1 < 0.5L$。

（4）$PaCO_2 > 55 mmHg$。

（5）肺动脉高压：平均压 > 35mmHg，收缩压 > 45mmHg。

（6）并发其他重要脏器严重疾患。

（7）无能力参加肺康复训练。

（8）泼尼松剂量 > 20mg/d。

（9）正在应用多种精神病药物。

（10）明显的支气管炎、哮喘或支气管扩张症。

(11) 既往肺手术史，胸腔广泛粘连或畸形。

(12) CT 及放射性核素扫描未见明显靶区。

高龄不是手术的绝对禁忌证，需结合体质、预期临床效果综合考虑。另外，Wissera 等认为高碳酸血症不应该认为是肺减容术的禁忌证，单纯性慢性高碳酸血症患者行 LVRS 其病死率、并发症发生率并没有显著增加；而就禁忌证中限制生命的疾病而言，Waddell 认为在肺癌与肺气肿并存的情况下，经过严格的病例筛选，可以在行肺癌切除术的同时行 LVRS，且可以达到两全其美的效果。因此，这些标准有时是相对而言，在充分地估计患者耐受能力及其他相关情况下，经过严格筛选，很多患者可经过 LVRS 取得满意的治疗效果。在某些选择病例肺叶切除术可代替 LVRS；肺气肿并发食管癌、肺癌或肺部其他疾病需开胸手术时 LVRS 适应证可适当放宽。

在这里需要指出，将肺叶切除简单地作为 LVRS 的一种新方法是不正确的，只有一叶肺的大部分已完全无功能或并发恶性肿瘤，为达到减容目的才适合作肺叶切除，并且此时与多边肺切除比较还具一些优势，如可以避免断面漏气、感染等并发症和利于肿瘤的根治切除。肺大疱切除虽然也减少了胸内无效气体占位，但严格来说，它不是真正意义上的肺减容术，仍应列入肺大疱切除范畴。然而，LVRS 的病例可以包含有肺大疱，因为很多肺气肿是大疱性肺气肿，也有不少患者高度肺气肿导致肺内出现弥漫性多发性体积很小的肺大疱，这种病例可选择 LVRS。

五、术前检查及准备

1. 术前检查　患者除常规检查外，重点做以下检查：①吸气相和呼气相胸部 X 线正侧位片；②胸部薄层 CT（HRCT）扫描；③肺功能特别注意 FEV_1（第一秒用力呼气量）、RV（残气量）、TLC（总肺容量）、DLCO（一氧化碳弥散量）；④血气分析；⑤超声心动图，了解患者肺动脉压，左、右心室射血分数；可疑肺动脉高压者行心导管检查，可明显降低术后心血管并发症的发生率；⑥肺通气/灌注显像，通过肺血流和通气显像，可了解患者通气血流匹配状况，肺通气血流不匹配或显著异常区即为肺减容切除的靶区域；⑦6 分钟步行试验，让患者在可耐受的活动量情况下行走 6 分钟，计算行走距离，同时观察脉搏和呼吸变化；⑧痰细菌培养、药物敏感试验，最好连续查 3 次，以确定有否细菌生长和感染细菌的种类。有铜绿假单胞菌（绿脓杆菌）生长者应慎重考虑手术。

2. 术前准备　完善、充分的术前准备是 LVRS 成功的前提条件，需要在以下方面进行准备：①呼吸功能训练，应积极鼓励、监督训练患者上肢运动、腹式呼吸和行走，纠正患者异常呼吸模式，利用膈肌的上下移动来获得最大通气量。以改善患者呼吸肌功能和耐受缺氧的能力，以 4～6 周为宜；②运动训练，以心率作为指标，运动训练时的心率应控制在 ［（220 - 年龄 - 静息心率）×70% + 静息心率］，持续时间为 20 分钟，每日一次；③控制呼吸症状，查体时患者肺部多有喘鸣音和/或痰鸣音，应给舒氟美片 0.2g，2 片/d，口服；氨溴索 30mg，3/d 口服；亦可超声雾化促进痰液排出；④抗生素的使用，COPD 患者肺部常有慢性感染，在痰细菌培养有细菌生长时，给予足量有效抗生素，直至痰菌阴性；⑤激素的使用，使用激素患者应逐渐减少激素的使用，泼尼松（强的松）口服 <15mg/d 为宜；⑥氧疗；⑦积极改善患者营养状态，体质较差者予营养支持如全胃肠外营养（TPN）2～4 周；⑧心理治疗，耐心细致地向患者及家属解释病情，最大限度消除患者对手术的恐惧心理，同时争取患者及家属对手术风险的理解及对预期疗效的客观评价。

六、麻醉

COPD 的麻醉实际上是呼吸功能不全的麻醉。对麻醉方法、麻醉诱导、术中麻醉管理及机械通气等提出更严格的要求。

（一）麻醉前准备

目的在于减少围术期并发症。此类患者多有吸烟史，并伴有慢性呼吸系统感染。资料显示吸烟者围术期肺部并发症的发生率是非吸烟者的 6 倍。而慢性肺部疾患患者肺部并发症的发生率为一般患者的 20 倍。另外肺楔形切除、肺不张、肺水肿等均可增加术后并发症，故术前呼吸系统准备非常重要，包括停止吸烟、支气管扩张剂、抗生素、排痰治疗、呼吸康复训练。

（二）麻醉的处理

1. **麻醉插管及诱导** 气管内插双腔管，可快速诱导插管，亦可给镇静药喉、气管局部麻醉后，在有自主呼吸时插双腔管更安全。麻醉诱导中联合用丙泊酚、氯胺酮、芬太尼、肌松剂以中、短效为宜，如维库溴铵（维库罗宁）、哌库溴铵（阿端）等。

2. **麻醉方法及术中管理** 全身麻醉常以静脉和吸入复合麻醉为多。用 VATS 行 LVRS 时，采用的麻醉方法以静脉联合硬膜外麻醉，不用或极少用吸入性麻醉剂，可减少呼吸道影响和肺部并发症。吸入性麻醉剂应禁止使用氧化亚氮（笑气），由于氧化亚氮可进入肺泡内，包括肺大疱内，从而增加了肺泡内压力，影响肺泡间质血流，增加肺血管阻力。

（1）麻醉中的通气：COPD 患者因小呼吸道功能异常，过度充气的肺组织对周围小支气管压迫，内在呼气末压增高（PEEPi），机械性通气模式选择不当会增加肺组织内气体蓄积，出现肺动力性过度膨胀。此种状态应及时发现并防止，因为气压伤为严重并发症之一。肺气肿患者用机械通气时，气压伤的发生率达 13% ~83%。因此，麻醉中通气以小潮气量、低吸气压和延长吸气相为宜，必要时应手控呼吸。潮气量在双肺通气时，可按 6 ~7mL/kg，单肺通气时按 3 ~4mL/kg，需长时间单肺通气时，应间断施行双肺通气，以纠正一过性低氧血症和肺不张。单肺通气中发生的低氧血症处理：吸入纯氧；确保支气管导管位置正确；去除影响呼吸道通畅的因素（解除呼吸道痉挛、吸除痰液、分泌物等）；应用 0.490kPa（5cmH$_2$O）的 PEEP 于通气侧；术侧肺持续吹入纯氧 2 ~4L/min；双肺通气。肺气肿患者呼吸道无效腔增大，术中易发生肺不张，特别在单肺通气、低潮气量、高浓度吸氧，以及手术操作挤压肺，更易发生肺不张，导致低氧血症。术中应采取间歇双肺通气或术侧高频喷射通气予以纠正。肺气肿患者呼吸道无效腔大，有效通气不足，易发生二氧化碳蓄积，采用低潮气量通气更易发生。一般认为在保证不存在低氧血症的前提下，允许存在一定的高碳酸血症，PaCO$_2$ <80mmHg 很少发生心律失常。行术侧肺复张时，必须缓慢、轻柔，防止复张过快导致急性复张性肺水肿。

（2）麻醉的维持：现已广泛使用丙泊酚，再辅以小剂量氯胺酮、芬太尼；同时应用硬膜外麻醉。

3. **麻醉后的处理** 关胸完毕手术结束时，应尽量对抗神经肌肉阻滞药的作用。当潮气量充分后，逐渐减少吸氧浓度。拔除气管内插管的指征：通气压力支持 ≤0.6kPa（6cmH$_2$O），PaO$_2$ >7.05kPa（53mmHg），PCO$_2$ <8.91kPa（67mmHg），吸氧浓度≤50%。拔除气管内插管后，改面罩给氧。当氧合维持在安全水平时，一定程度的 CO$_2$ 潴留并不造成危害，尽快恢复自主呼吸，尽早拔除气管内插管更安全。由于术终患者苏醒时，咳嗽容易导致气压伤以及肺漏气的发生，因此自主呼吸恢复后只要 SpO$_2$ 能维持好，即使 PaCO$_2$ 较高，也可考虑在患者完全苏醒前尽早拔管。拔管后面罩吸氧必要时辅助呼吸，等待苏醒，以减少术后并发症。

4. **麻醉期间输液管理** 长时间的肺气肿造成肺内压增加，右心室后负荷显著增大，这种改变早期可由心肌肥厚代偿，晚期则失代偿而出现心功能不全，因此对 LVRS 患者进行中心静脉压（CVP）或 Swan - Ganz 导管监测，以准确了解心脏的前负荷和心脏功能状态。此类患者术中输液切忌过多，防止血管外肺水量过度增加。另外通过 LVRS 切除过多膨胀的肺组织后，使相对受压的正常肺组织血管阻力下降供血增加，右心室负荷下降，同时胸腔容积减小，压力下降后，周围静脉回血增多，增加了肺组织的血流灌注。这样一方面改善肺换气功能，另一方面也对麻醉期间的输液提高了要求，如果此时输液过多或过快，肺水量过度增加，术中及术后并发肺水肿的可能性将增大。

七、手术方法及技巧

（一）单纯胸腔镜手术

1. **体位** 如拟行双侧手术，根据术前检查先做病变较重的一侧。侧卧位胸下垫软垫，左右切实固定（图 5 -1）。

2. **手术切口** 于腋中线第 7 或 8 肋间作 1.5 ~2cm 切口，置入胸腔镜，腋前线第 4 肋间，腋后线第

5 肋间作 1.5~2cm 切口，放入操作套管作为操作孔，根据术前胸部正侧位 X 线片、螺旋 CT、核素显像等辅助检查确定需要切除的靶区位置，并根据具体位置的不同，上下调整 1 个肋间切口位置。另外在不影响 VATS 操作的情况下，切口尽量选在常规开胸切口线上，一旦 VATS 失败，可以延长 VATS 切口为常规开胸切口，减少对患者的损伤（图 5-2）。

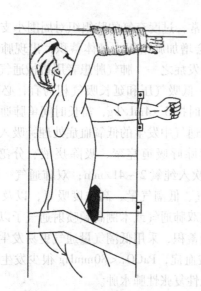
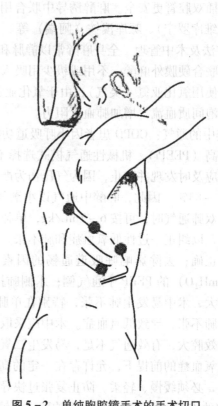

图 5-1　单纯胸腔镜手术的体位　　　　图 5-2　单纯胸腔镜手术的手术切口

　　3. 胸腔镜探查胸腔　明确肺气肿靶区的区域及范围，分离肺与胸壁及纵隔的粘连。由于肺气肿患者病程长并伴有长期的感染，因此胸腔内粘连可能会较明显，须耐心、仔细地分离。如果恰巧在探查口处存在粘连，首先用手指紧贴胸膜分出一片粘连，使肺下陷，伸进胸腔镜，在直视下分离粘连，扩大分离范围。疏松的粘连可用止血钳夹干纱布球推开。对于条索状或小范围膜状粘连可由术者或助手用卵圆钳轻轻钳夹肺组织，使粘连处稍有张力，电凝钩予以分离，卵圆钳不可用力过大以免造成肺组织撕裂，电凝要细致，粘连带内的血管必须妥善处理，因其为体循环来源的侧支，处理不当可引起术中甚至术后的大出血。血管丰富的粘连可用 Endo-GIA 切断或先用钛夹夹闭后再切断。在看不清术野的情况下，切忌进行盲目电烧，尤其是胸顶靠近大血管的部位，以免损伤重要的血管、神经等。不妨碍 VATS 操作的粘连不需要全部分离，以免浪费手术时间增加损伤。对于 COPD 患者，肺大疱及肺气肿严重部分多分布在肺尖部及肺下叶后基底段，肺组织基本处于半萎缩状态下。肺大疱多数呈现片状，大小不等，有 3~6cm，1~2cm 或 0.5~1cm。严重肺气肿多表现为葡萄状，一段或多段分布。对肺气肿靶区不能萎陷影响操作的，可用电凝钩烧破，使肺萎陷有利于暴露操作空间。

　　4. 切除肺组织的定位　切除肺组织的定位应由术前检查结果与术中观察共同完成，一般来说，理想的切除组织应具备：①解剖定位：胸部 X 线检查，特别是 CT 显示局部组织有严重破坏，血管纹理减少和肺纹理稀疏，存在大量含气空腔；②功能定位：ECT 通气显像显示大量滞留气体；灌注显像显示局部血流呈明显减少。显著非均质型表现为左肺或右肺中 2 个或 2 个以上相邻肺段的灌注成像强度与其余肺组织差别显著。中等非均质型表现为左肺或右肺中 1 个或 1 个以上不相邻肺段的灌注成像强度与其余肺组织差别显著。均质型全部肺野中灌注成像强度无差别或差别很小。其中显著非均质型的手术效果最好，均质型最差；③术中直视下定位：术侧肺充气后停止通气，静待数分钟，相对存在功能的区域由于气体吸收而出现萎陷，相反，无功能的"靶区"含气量不见减少，若用手触之，该区域有"捻发感"

或"泡泡糖样"感觉。

胸部高分辨CT（HRCT）主要反映肺组织结构，因此与ECT的评价结论有时并非完全一致，两种方法可相互补充。若CT评价为"均质型"，ECT则可能发现其中血流灌注不良的"靶区"；ECT对肺脏的轮廓显示不甚清楚，当病变局限于周围肺组织（如上叶顶部）时，ECT可能评价为"均质型"，此时ECT却能发现"靶区"。

5. 操作要点 从后操作孔置入卵圆钳提起气肿性肺组织，前操作孔用45mm的腔内切割缝合器（Endo-GIA有45mm、60mm两种型号，为避免切除过多，术后余肺重新塑形不佳，应选用45mm的Endo-GIA），沿预先设计的切割线围绕肺叶作"∩"或"U"形切割（上叶呈"∩"形，下叶呈"U"形，图5-3，5-4）。要逐渐推进切割缝合，将包括巨大肺大疱和严重肺气肿呈葡萄状的组织切除。防止肺组织切除过多，手术中切除1~2块肺组织后再充气确认切除是否恰当，切除后保持肺的形态，避免横行切除上叶肺的上部，即使上叶肺有多发大疱，也要避免上叶切除。对分散1cm左右的肺大疱用钛夹施夹器在大泡基底部上一颗钛钉夹闭，太小的大疱用电凝处理，切除肺容积20%~30%（一侧）。特别指出：切割时钉夹之间应少许重叠，避免钉夹间肺漏气，并且注意切除肺大疱时尽量切达基底部。

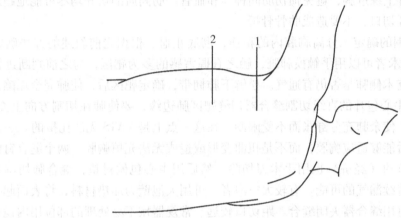

图5-3 肺减容术切除肺靶区域

1. 拟切除的肺靶区域；∩形；2. 用Endo-GIA已部分切割缝合后的肺组织

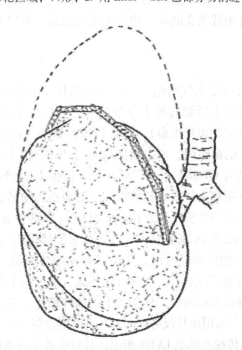

图5-4 上叶肺减容的∩形切除示意图

术中在麻醉医师膨肺下检查有无遗漏重要靶区，并同时用水冲洗检查肺组织是否漏气，小的肺泡漏气可在膨肺的情况下对漏气处用纤维蛋白胶喷涂，大的漏气需用缝合器再缝漏气处。对于上肺漏气处理不佳时可游离胸顶壁层胸膜包裹余肺上部切面。把胸腔内水吸引干净，彻底止血，游离下肺韧带至下肺静脉旁。所有患者均在手术完成后在光源切口处安置胸腔引流管一根，由于术后漏气常见，可在锁中线第二肋间留置一根稍细的引流管至胸膜顶，术后患者全部送入监护室观察，继续治疗。

如需施行双侧 LVRS 者，对术侧肺施行单肺通气 10 分钟以上，氧饱和度不低于 95% 时，可实施另一侧 LVRS。方法同前述。

（二）胸腔镜辅助小切口肺减容手术方法

1. 体位　侧卧位，注意为使术野暴露充分，术侧上肢屈曲外展 100°，以利于暴露腋下及肋骨牵开。

2. 切口　腋中线第 7、8 肋间，戳孔置胸腔镜探查。腋下皮肤切口后端起自腋后线第 3 肋间，前端止于腋前线第 5 肋间，前方不超过胸大肌外缘，略呈凹面向前上的弧形，依胸廓大小和胸壁薄厚确定切口长度，一般成人 6～7cm。游离背阔肌前缘及其深面，注意保护胸背血管和神经。前锯肌沿肌纤维分开而不横断。紧贴第 5 肋骨上缘进胸，避免损伤肋间神经和血管。肋间肌的切开均尽可能地超越皮肤切口。小肋骨牵开器逐渐撑开切口，不要造成肋骨骨折。

3. 胸内探查、病变范围的确定　分离胸腔内的粘连，彻底止血。根据之前叙述的方法确定"靶区域"。开胸的优点之一就是术者可以用手触摸肺脏，触之有握雪感的多为靶区，与之前判断进行对比是否相一致。不一致时要检查术侧肺是否仍有通气。松解下肺韧带，确定靶区后，使肺完全塌陷。

4. 操作要点　以垫有牛心包片的直线切割缝合器切缝靶区肺边缘，要使肺在切割方向上充分展开，以适应肺膨胀以后的形态，使余肺充分舒张而不受限制。在这一点上是 VATS 无法比拟的。一次切除不宜过多，使余肺重新塑形后能够适应胸腔，而不是扭曲变形或造成无法充填胸腔。两个缝合钉间注意加补水平褥式缝合。有时为节约（经济）也用手术刀切除，然后用牛心包做衬垫，缝合肺切割残端，以防止弹性差的肺组织术后持续漏气的可能。有较大空泡者，可用大泡壁为加垫材料，将表面起皱的空泡壁或明显肺气肿组织折叠再用缝合器夹闭缝合。距切口较远、常规器械不易处理的部位用内镜切割缝合器（Endo-GIA）处理。轻膨肺，检查漏气情况，轻微漏气者在肺膨胀时喷涂生物蛋白胶封堵即可，漏气较多者在肺塌陷情况下加针。一次切除肺叶容积 20%～30%。放置胸腔引流管，一根在胸腔镜戳孔处置一粗管，另一根细管在锁骨中线第 2 肋间，均接无菌水封瓶。常规关胸，重新摆体位，对侧手术方法相同。

（三）结扎法肺减容术

虽然用直线切割缝合器切除过度充气肺组织，肺截面再用牛心包做衬垫缝合仍为 LVRS 的标准术式，但由于此术式仍不能很好解决术后漏气等十分常见的并发症（此并发症可使感染和医疗费用明显增加，并可带来很大危险，甚至危及患者生命），且进口闭合器及牛心包等费用昂贵，因而国内熊汉鹏等采用结扎式减容切割过度充气的肺组织。术中根据目测（当术侧肺停止通气 10～15 分钟后，肺组织不萎陷的部位及范围）及手感结合 CT 确定手术"靶区"，用卵圆钳轻轻将靶区提起，用大弯钳轻轻钳压气肿肺组织，再在大弯钳之下用双 7 号线结扎肺组织，随后再加固结扎 1 次，由于大弯钳自身的弧形可使结扎后的肺组织保持肺形状并与胸廓平行，围绕上叶呈 C 字形单独结扎"切除"靶区，并同时结扎"切除"下叶背段及基底段病变靶区肺组织，将结扎远端的肺组织用电刀切开排除残气。平均每位患者减容 30% 左右。由于没有切割面和缝合面，几乎不存在漏气问题，关胸前以 30cmH$_2$O 压力膨肺，偶见漏气，取患者自身胸壁筋膜组织衬垫后，近端可再结扎一次，用生物蛋白胶喷涂漏气肺表面，基本能解决漏气。随后用于纱布摩擦脏壁层胸膜，日久产生无菌性粘连，其目的为预防术后胸的发生。

他们认为，该方法不但简单、实用而且没有创面，几乎能解决漏气等诸多问题。同时他们认为采用结扎式切割过度充气的"靶区"与传统的标准 LVRS 相比，其对患者生活质量的改善，对肺功能的改善尤其是 FEV$_1$、PaO$_2$ 的提高与传统的单侧 LVRS 比，差异无统计学意义，他们报道无手术死亡，并发症发生率为 30%，均明显低于传统单、双侧 LVRS（$P < 0.05$），并且患者病情相对较重，而治疗费用却较低。

八、关于 LVRS 的几个问题

（一）胸腔镜肺减容术的优、缺点

基于对肺气肿病理解剖和病理生理的认识，LVRS 治疗重度肺气肿的机制逐渐清晰。对于 LVRS 的适应证和禁忌证仍有争论，主要是哪些患者能够耐受并顺利通过手术。适应证能否放宽，手术效果是否好，决定于：①手术创伤要尽量小，使患者能安全渡过围术期这一关口；②肺减容要尽可能有效，使患者确实受益。

LVRS 术式有很多，包括在胸骨正中切口、常规后外侧开胸切口、胸腔镜辅助下腋下小切口、气管镜肺减容术（BLVR）等。其中胸腔镜辅助下腋下小切口 LVRS 兼顾两者，达到了满意的效果。胸腔镜 LVRS 的优、缺点：单纯胸腔镜优点是可以照明、影像放大；缺点是有死角，操作困难，尤其是肺的切缝，术中钉夹重叠处漏气者不易处理，而且无法替代手的感觉，可能遗漏或误切；目前的胸腔镜为平面图像，而不是三维成像，操作及肺塌陷时间长，术后复张性肺水肿、肺不张、肺部感染发生率要高。与胸骨正中切口、常规后外开胸切口相比，胸腔镜辅助小切口术式创伤小，与胸腔镜结合，充分利用胸腔镜的深部照明、影像放大、内镜切缝器较长、方便处理深部结构等优点，又能发挥小切口直视下用手触摸、肉眼分辨清晰的优点，可以直视下鉴别、触摸肺气肿明显的部位，以确定靶区。此术式创伤小，一些病情极重者亦可耐受，尤其是需双侧 LVRS 者，而不至于仅行一侧 LVRS 或分期手术。

（二）减容量

肺通气和血流灌注是制约肺减容量的重要因素。仅从肺通气角度讲，RV/TLC 比值下降是决定术后 FEV_1 增加最重要的因素，减容越多，RV/TLC 比值下降越多，FEV_1 增加越多。肺气肿力学方程推算出，减容量达 75% 时，术后 FEV_1 增加更显著。但临床上肺减容越多，肺血管床损失越多，导致肺循环阻力增加，甚至引起肺动脉高压。因此，目前有研究提出，用肺动脉压、CO_2 弥散率等肺循环相关参数来推测肺减容量。Cooper 认为，在严格筛选病例的前提下，如果术后患者肺功能、主观症状和胸廓过度扩张程度均较术前有明显改善，则说明减容量合适，如果术后 6 个月患者肺功能和主观症状无明显改善、胸廓仍明显扩张则提示减容量不足。目前临床采用的减容量多为 20% ~ 30%。

（三）结构决定功能

肺气肿本身就是由于病理解剖的改变而导致了病理生理的改变，使得通气功能障碍。所以 LVRS 应该是"适形减容"或"整容"术。减容术后的肺应贴切地适应胸膜腔的几何形态，使得剩余的相对正常的肺组织尽可能地舒张开。所以，仅考虑将靶区肺切除是不够的，还要考虑到切除后的肺处于什么样的几何形态、切多少、切多深。直线切割缝合一次不应该太长，否则就会失去球面张开的效果。切除肺组织时，肺处于塌陷状态，要尽量使肺处于拉长伸展状态，否则余肺就不能完全张开。同理，如果要应用生物蛋白胶，要在肺张开后再喷涂。如果术后胸片看到肺不张或肺膨胀不全，可能就是余肺受到某些机械力的束缚。

（四）双侧肺减容与单侧肺减容

VATS 双侧 LVRS 是目前欧美最常采用的术式。Lowdermilk 等分析了 457 例 VATS 双侧肺减容（BLVRS）和单侧肺减容（ULVRS）的疗效，发现 BLVRS 对肺通气功能的即时改善显著优于 ULVRS，可能是 BLVRS 减容量更多，术后 RV/TLC 下降更显著。但 BLVRS 术后 6 个月之后 FEV_1 再次衰退的速度也显著高于 ULVRS，可能的原因是减容量越多，肺组织在术后所承受的应力越大，肺组织弹性回缩的损失越大，因此 BLVRS 的长期预后并不一定优于 ULVRS。此外，BLVRS 手术死亡率也较高。对于高危患者或一侧胸腔粘连严重、肺气肿在双肺分布不对称者，宜采用 ULVRS，ULVRS 对未减容侧的肺功能也有促进作用。采用分期 ULVRS，两次手术相隔 2 ~ 3 年，能否使疗效更加持久正引起关注。

（五）是否常规采用胸膜固定术

目前越来越多的人为的胸膜腔粘连或胸膜固定术被应用于临床以治疗气胸、胸腔积液。有许多中心采用这种方法来防止 LVRS 术后漏气的发生。这种应用侧重于其治疗作用而忽略其对呼吸功能的负面影响。胸膜腔负压及少许滑液允许两层胸膜在呼吸周期中发生相对运动，允许肺及胸廓的适形性改变，使肺能最大限度地舒缩，并使胸腔内压力阶差最小，气体达到最佳分布。胸膜腔的粘连会增加呼吸肌的负荷和呼吸应力在肺内分布的阶差，从而影响气体在肺内的分布。对于肺功能代偿良好的患者来说，胸膜固定"牺牲"一定的"潜在的肺功能"，影响可能并不大，但 LVRS 后这种"牺牲"对肺功能的影响可能会比较突出。所以对于术中肺切缘处理理想的患者，经过膨肺验证无漏气者，不主张常规采用胸膜固定术来减少术后漏气的发生。反之，对于漏气经过处理后效果不佳者可采用此方法。

九、手术并发症的预防及注意事项

接受 LVRS 的终末期肺气肿患者，术前肺功能差、肺顺应差、肺组织脆弱、加上原有的呼吸道感染，术后并发症的发生率高，手术病死率高达 1% ~ 10%。而术后肺漏气和肺部感染是 LVRS 术后早期的主要致死原因之一，故在 LVRS 后的近期处理中，积极预防和正确处理并发症对手术的成功和患者的康复显得尤为重要。

（一）术后漏气

肺漏气是 LVRS 术后最常见的并发症，有肺表面漏气和胸壁切口的漏气。肺表面漏气时，漏气、肺不张、肺部感染互为因果。Cooper 报道 20 例 LVRS 术后漏气 >7 天 11 例，其中 5 例再次手术。Miller 等施行 53 例手术，21 例术后肺漏气 >7 天，14 例 >14 天。

为了减少肺漏气的发生率，一般采用牛心包片和 Endo – GIA 钉夹配合使用，旨在加固边缘对抗肺膨胀压力，结果效果显著，但手术材料费用显著升高。此外，还应该采用生物蛋白胶涂喷肺切缘封闭加固，因为生物蛋白胶能在 5 ~ 10s 内形成一层纤维蛋白薄膜覆盖创面，且有促进愈合作用，并且在肺膨胀的状态下涂抹。与牛心包片比较，手术材料费用也显著减低，符合我国国情值得提倡。当然，熟练掌握切割缝合器使用方法和技巧是预防漏气的关键。多选用 Endo – GIA 45mm，因这些钉有 6 排缝钉，切割后两侧肺切面各留下 3 排缝钉交错嵌闭。另外，切割时钉夹间应少许重叠，避免钉夹间肺漏气。如果术中因胸膜紧密粘连，胸腔镜下分离操作困难时，应果断附加 5 ~ 8cm 的胸壁小切口，在 VSTA 手术可以避免更多的肺组织损伤。

此外，术中、术后还应注意预防术后肺漏气：①操作应轻柔、仔细，尽量不用卵圆钳或肺钳重力钳夹肺组织，因肺气肿组织非常脆弱，一旦损伤后漏口难以修补、愈合；②不用内镜持针器缝合漏口，以避免不必要的牵拉、撕扯导致人为的肺漏口增大，给修补造成不必要的麻烦，最好采用切割缝合器切除漏口较为理想；③对于针眼漏气，不建议反复缝扎，因其易出现越缝越漏的被动局面，可改用生物蛋白胶封闭漏气针眼处，一般效果满意；④一些手术技巧，如肺折叠术和胸膜篷顶（pleural tent），既可配合垫片使用也可单独运用促进漏气创面愈合。"胸膜篷顶"是在胸腔顶部胸膜外钝性剥离，形成一个血清肿（影像形似篷顶），以填充胸膜残腔、覆盖减容切缘，能有效促进创面愈合，胸膜篷顶的壁层胸膜还可被直接利用，当成垫片覆盖靶区行胸膜外 LVRS。折叠缝合法可在胸腔镜下进行，属于一种术式的改良，先用卵圆钳夹取气肿肺组织，在助手的帮助下将靶区折叠后，连着折叠的脏层胸膜一起缝合。Swanson 等报道 32 例共行 50 次缝合，结果表明有 2 次缝合因术后漏气再行开胸手术，另有 4 次缝合持续漏气超过 7 天；⑤手术结束时恢复双侧肺通气时任其自然膨肺即可，适当压力进行膨肺，建议不超过 30cmH_2O，避免因用力膨肺增加漏气的发生率；⑥减少机械通气的时间。术毕尽早拔除气管插管，如因二氧化碳潴留需要保留气管插管，可更换单腔气管插管返 ICU，观察，但最好不用机械通气，也最好不用负压引流，以利肺表面创面尽早愈合；⑦术后加强呼吸道管理，予以消炎、祛痰、雾化、止咳等药物，以防剧烈咳嗽引起肺漏气；⑧加强营养改善全身情况。对于低蛋白血症者积极补充人血白蛋白予以纠正，必要时应用 TPN 支持疗法 1 ~ 2 周。

良好的胸腔引流、控制肺部感染、加强营养支持是处理术后肺漏气的关键。可考虑放置两根胸腔引流管：一根在胸腔镜戳孔处置一粗管（32 ~ 34F），另一根在锁骨中线第 2 肋间放置一根细管（24 ~ 26F）。有的学者在该处放置一根 18F 导尿管，气囊充水外牵，既可有效防止因患者营养不良、胸壁薄弱而出现皮下气肿，又可避免经胸壁漏气。尽量避免胸腔负压引流，因其可以增加漏气量，延长漏气时间。若有明显大量漏气及肺不张应首先检查引流管是否通畅，确定引流管通畅而不能改善漏气及肺不张情况的，可以考虑使用负压引流，但负压以使不张的肺复张为目的，通常负压不超过 15cmH$_2$O。

必须指出，大部分患者术后漏气，且部分患者漏气时间较长（＞2 周），在术后恢复过程中胸膜粘连后可发生局限性气胸，大多不会导致致命性后果。但有作者报道 1 例 LVRS 术后第 3～7 天内连续多次出现气急、发绀、大汗淋漓、端坐呼吸和低氧血症，开始误诊为痰液阻塞气管，虽经气管切开吸痰和加大双路吸氧，症状反而加剧。最后一次经紧急胸腔穿刺和床边 X 线摄片检查，诊断为局限性高压性气胸，行双侧多根胸管引流才转危为安。此例提示，在胸腔引流管通畅的情况下也会因胸膜粘连发生致死性的高压性气胸，应引以为鉴。

对于漏气时间长、平静呼吸或讲话时即有漏气，X 线胸片有残腔者，可试行支气管镜生物蛋白胶堵塞。有学者报道 2 例应用纤维支气管镜处理肺漏气的方法：均为右肺上叶 LVRS，根据术后残腔部位和手术部位，在气管内表面麻醉后用纤维支气管镜找到上叶尖段开口，将专用的导管经活检孔送入远端，注入生物蛋白胶 1 支后即刻漏气明显减少，2 天后停止，4 天后拔出引流管，效果显著。此方法要求有娴熟的支气管镜操作技术和明确肺漏气的部位。

（二）肺部感染

由于患者术前长期应用抗生素及激素类药物，加上免疫力低下，患者极易反复并发呼吸道感染。有人报道 LVRS 后发生肺部感染 3 例，其中混合真菌感染 1 例，另 1 例因重度感染致呼吸衰竭，病情十分凶险，经气管切开，呼吸机辅助呼吸及抗感染等处理治愈。针对肺部感染的预防和治疗所采取的措施是：①术后 2 周内严格隔离患者，病房用紫外线每天消毒 2 次，每天 2 次用碘伏擦洗病房地板及有关物品，减少家属的探视，有的单位建议所有进入病房的医护人员及家属必须穿戴隔离衣、口罩及帽子，双手必须用碘伏浸泡；②应用抗生素：术前准备时已经提到术前应用抗生素。有作者认为手术前 3 天起给予广谱抗生素至术后白细胞总数及分类恢复正常，但对抗生素的应用尽量做到有的放矢，对于静脉预防性抗生素应遵循手术当天给药的原则，手术后常规应用抗生素 3～5 天或至白细胞总数及分类恢复正常；③术后定期监测血常规的变化；④一旦出现感染，因早期病原难以确定，病情进展迅速，故主张应用广谱抗生素，再根据痰、血等细菌培养结果选择敏感抗生素；⑤术后定期给患者翻身、拍背及鼓励其咳痰，如患者体弱无力加上痰栓或分泌物阻塞气管，应果断气管切开，以免危及患者生命。

（三）心血管系统并发症

由于行 LVRS 多为高龄患者，部分患者术前伴有心血管并发症，且胸外科患者手术创伤相对较大，术后心血管并发症较为常见，包括心律失常、高血压、冠心病等。心律失常最常见为室上性心动过速，对于此类并发症应首先注意患者生命体征的变化，尤其是血压、血氧饱和度有无异常，然后查找是否存在引起心律失常的诱因，如缺氧、血电解质紊乱、贫血、容量不足等，给予纠正诱因后大多数无症状的室上性心动过速，尤其是心房颤动都能自动转复，无须特殊处理。如无好转可给予 β 体阻滞剂、毛花苷丙（西地兰）、胺碘酮（可达龙）等均可恢复正常。术后疼痛可引起高血压，镇痛后大多可以控制，必要时可给予钙通道阻滞剂、受体阻滞剂等。相对来讲，心肌缺血更加危险也更应引起胸外科医生的重视，在术后早期即给予小剂量的硝酸甘油类扩张冠状动脉药物，以改善患者心肌血供。

（四）消化道并发症

常见并发症为消化道出血。因消化道黏膜缺氧损伤，易致应激性溃疡。术后可静脉应用抑酸药 4～6 天：西咪替丁等。另一并发症为肠胀气，这可能与硬膜外麻醉、应用吗啡类镇痛药物有关，因此，医师应尽量少用或不用吗啡类药物。

总之，积极预防和正确处理 LVRS 术后近期并发症是手术成功的关键，是取得 LVRS 良好近期和远期疗效的基础。

十、围术期的处理

文献报道 LVRS 围术期病死率 1%～10%，国内姜格宁报道患者围术期病死率 2.5%，主要由呼吸道并发症引起，因此正确的围术期处理对于患者的康复起着重要的作用。除了上述的积极预防、处理术后并发症外，还应根据高龄 COPD 患者本身的病理生理状态进行相应的处理。

（一）根据老年人的特点维持水电解质平衡

老年人有细胞内蛋白质含量减少趋向，当伴有慢性心肺疾病及营养不良时，细胞内渗透压降低，呈现细胞内脱水状态，临床上可能存在无症状性低钠血症，术后易因小量钠丢失出现谵妄、幻觉、烦躁以及表情行为上的改变，这往往是水电解质平衡失常的早期改变，对此，不能只给镇静剂，而要调节水电解质平衡。

术后初期的少尿征在老年人中较突出，属术后的正常反应，如果术前患者尿量正常，而术中又未出现较长时间的低血压，则不必急于过量输液，以免造成循环容量过多。由于老年人有不同程度的隐匿性冠状动脉供血不足或肺源性心脏病，对循环容量过多的耐受力降低，一旦过量输液，易并发急性肺水肿，或加重呼吸困难和使痰量增多，故必须密切观察和仔细分析。

（二）在氧疗法过程中，加强管理，以提高呼吸功率

LVRS 术后的氧疗，以低流量持续给氧的方式为佳。给氧的目的在于提高肺泡内氧分压，从而提高氧弥散能力，改善低氧血症。但氧气又是抑制呼吸中枢的重要因素之一，在 COPD 患者症状严重并有二氧化碳潴留的情况下，由于呼吸中枢对 CO_2 不敏感，缺氧就是维持呼吸中枢兴奋的主要因素，如突然高浓度快速给氧将解除这一反射，使呼吸中枢更趋抑制。在临床上，有时可见到患者给氧后监护仪上显示的血氧饱和度反而下降，所以，以低流量持续给氧的方式才比较合理。过去很长一段时间所提倡的间歇给氧的传统方法，现在被认为是危险的，因为肺泡内的氧、CO_2、氮和水蒸气的分压总和等于大气压，而氮和水蒸气的分压通常是恒定的，若肺泡内 CO_2 分压增高，就必然造成氧分压下降，所以在间歇给氧的停止给氧期，大量 CO_2 移入肺泡内，使氧分压明显下降，如此将使患者处于严重的缺氧状态。给氧过程中应尽量保持气道通畅，COPD 患者不论术前或术后，呼吸道的分泌物都比较多，要注意清除痰的潴留，鼓励和协助患者咳嗽、排痰，改善通气功能，否则不仅难以达到提高血氧饱和度的目的，反而会促进 CO_2 潴留，从而有加重病情的危险。

尽量用鼻导管给氧，简单易行，耐受性好，可长时间持续进行，不影响患者谈话及进食，缺点是鼻腔分泌物易堵塞导管开口，所以需注意每 4~6 小时更换吸氧管一次。控制氧流量每分钟 3~4L，吸入氧浓度 =21% +4×吸入氧流量，即吸入氧浓度 30%~35%，并按病情需要进行调整，以改善通气和换气功能。重视吸入氧气的湿化是保持呼吸道通畅的重要措施，目前使用的水泡式湿化器产生的水蒸气太少，有报道认为，当流量为 6L/min，1~2 小时后，湿化瓶内水温平均下降 13℃之多，温度愈低，水蒸气产生愈少，势必不能达到湿化氧气的要求，故应采用给湿化瓶加 60~70℃温水并常更换的方法，使其保持在 50℃以上，一般可达到湿化氧气的目的，尤其在冷天更为重要。在吸入温湿氧气后，监护仪显示 SaO_2 升高，患者呼吸频率下降，这是由于温湿的氧气可松弛支气管，有防治哮喘发作的作用，同时，呼吸道的分泌物也易被咳出，从而保持呼吸道的通畅。

（三）术前的呼吸运动训练

主要是进行腹式呼吸，最简单的方法是主动锻炼，加深吸气，同时双手置于两胸下部对胸廓进行挤压，以辅助呼气，也可用沙袋压于上腹部训练患者用腹部进行慢而深的呼吸运动，充分发挥膈肌的呼吸功能，根据患者的体质使用 0.5~1.5kg 的沙袋进行锻炼，每次 20 分钟，每天 3~4 次（但不能在饭后进行这些锻炼以免消化不良）。

提高患者的呼吸功率不容忽视。最简单有效的措施是将患者安置于舒适的半坐卧位及防止腹胀等，以充分发挥膈肌的呼吸功能。在正常情况下，吸气动作是主动的，呼吸肌要做功，就必须消耗氧，COPD 患者由于肺气肿，胸廓经常保持近于吸气状态，膈肌位置低，且上下移动受限，同时由于呼吸道的阻塞，呼气动作也变为主动，在这种情况下，机体动员一切呼吸肌为完成繁重的呼吸任务而工作，因此，呼吸肌的耗氧量大增，也就是说，患者所吸进的氧气多为呼吸肌所消耗，占潮气量 50% 以上的膈肌运动是唯一可动用的潜力，取半坐卧位及通便消除胃肠胀气，无疑可改善膈肌活动，提高呼吸功率，

使机体在增加通气量时能真正地得到供氧，从而改善机体的低氧状态。

（四）术后呼吸道管理

术后患者痰多，且清除困难时应及早行气管切开。麻醉剂和麻醉性镇痛剂可抑制呼吸，降低呼吸肌张力而使膈肌上移，从而使功能残气量（FRC）减少；而且 COPD 患者肺部慢性炎症的病程较长，经麻醉和手术的刺激，通常术后痰较多，从而导致低氧血症甚至急性呼吸衰竭。出现如此险情，应及时行气管切开处理，患者危象很快解除。另外 COPD 患者易产生呼吸机肺，且术侧及对侧仍有阻塞性肺气肿或并发小的肺大疱，故我们主张尽量不做机械通气，只要气管切开及时，协助把痰液排除后，缺氧症状很快解除。

（五）术后镇痛

术后镇痛已经被外科医生和患者所接受。虽然胸腔镜 LVRS 创伤小，患者相对痛苦小，但胸外科医生仍应重视术后镇痛。因为充分镇痛，患者可达到有效咳嗽，从而减少肺感染的机会。镇痛方法较多，有硬膜外止痛泵、静脉止痛泵、阿片类药物贴膜、肌内注射阿片类药物等。尤其是硬膜外止痛泵效果确切、方便管理。但要注意硬膜外导管的护理，防止折断、污染等。

（六）术后营养支持

术后体力恢复与营养有关。术后早期开始应注意营养支持，给予全胃肠外营养，能量以每日 104.6 ~ 125.5kJ（25 ~ 30kcal）/kg 为宜，过多会增加肝脏负担，给予足够的维生素、微量元素、电解质等。待胃肠道恢复功能后，逐渐过渡到正常饮食，必要时辅以肠内营养口服或经胃管注入。保证足够营养物质的摄入。对于维持预防感染有重要意义。

十一、LVRS 的效果评价

绝大多数的临床及基础研究证实，在严格掌握适应证的情况下，LVRS 可以使 70% 以上的患者获益。

（一）LVRS 后呼吸困难、生存质量（QOL）、活动耐力等明显改善

Yusen 回顾分析 200 例患者结果显示，术后 3 年和 5 年呼吸困难指数改善者分别为 52% 和 40%，生活质量改善分别为 78% 和 69%。进一步随机试验发现，术后患者上述症状及 QOL 的改善明显好于内科治疗组。其他研究结果亦支持上述观点。目前相对具有说服力的论证来自于 NETT 的多中心研究，认为 LVRS 可以明显提高生存质量和改善呼吸困难，其中上肺肺气肿为著的 COPD 患者更为明显。NETT 对 6 分钟步行试验（6 - MWT）的可靠性提出了质疑，并提出了以踏车试验作为运动耐量评价的金标准，但现阶段的资料仍是以 6 - MWT 作为评价的主要方法。Ciccone 等对 250 例手术患者随访 5 年，发现手术使活动耐量平均提高了 18% 并持续 1 年，然后逐渐下降，在术后 5 年恢复至术前水平。考虑到对于不同的个体仍有一定差别，因此术前明确患者是否受益这一问题值得医学界进一步探讨。

（二）肺功能指标不仅是手术指征的重要参考，也是术后评价的主要依据

目前大量研究资料表明，单侧、双侧 LVRS 后 FEV_1 改善分别为 25% ~ 35% 和 30% ~ 60%，RV 减少 15% ~ 30%。由于晚期 COPD 患者通常 FEV_1 减低的速度为 60 ~ 80mL/y，因此，尽管术后 5 年 FEV_1 降至术前基线水平，但较疾病的自然进展仍然明显改善了肺功能状态。

（三）LVRS 对 COPD 远期生存的影响一直是人们普遍关注的热点问题

COPD 自然转归明显低于目前多家报道的 LVRS 术后生存率，但是，可以接受手术的患者仅占晚期 COPD 总数的 10% ~ 30%，这部分患者机体状态通常好于不适于手术者，因此，这种比较可能缺乏一定的可比性。Meyer 等的报道可能更有说服力，研究中与手术组相比较的内科治疗组的患者，是符合手术标准但未行手术而接受了标准内科治疗的晚期 COPD 患者，4 年生存率手术组明显好于内科治疗组（72% 对 41%，$P = 0.02$）。因此，可以认为，在严格选择病例的基础上，LVRS 的确能够在一定程度上改善远期生存。

（四）目前 LVRS 手术病例的选择更多考虑的是能否获得比正规内科治疗更明显的益处

除常用的手术判定标准外，NETT 研究认为，DLCO 和 FEV₁ 均≤20% 属于手术高危险组，术后 30 天病死率高（16%），预后不良。但 Cooper 研究组对此提出质疑，认为符合高危险组标准的患者术后效果良好，且 5 年生存率高危组与非高危组差异也无统计学意义，因此认为两者作为判断标准有一定的局限性。最近 Appleton 等的一项研究显示，术前营养状态可作为术前选择的一个重要标准，体重指数（BMI）较高（≥25）组术后并发症少、预后好，而正常和偏低组预后较差。

NETT：为了验证 LVRS 治疗重度肺气肿的作用，美国 NIH（National Institute of Health）和 HCFA（Health Care of Financing Administration）联合启动国家肺气肿治疗临床试验（National Emphysema Treatment Trial，NETT）。这是一项多中心、前瞻、随机临床试验，目的是评价严重肺气肿患者行 LVRS 或内科治疗后其生存率、运动能力、生活质量方面改善的效果及经济效益分析，共有 1 218 例患者纳入试验，分为手术组 608 例，内科治疗组 610 例。手术组 90 天死亡率为 7.9%，明显高于内科治疗组的 1.3%（P<0.001），在平均持续 29.2 个月的随访中，手术组死亡 157 例，内科治疗组死亡 160 例，两组的总死亡率均为每年 0.111 人，两组间差异无统计学意义（危险比 = 1.01，P = 0.90）。手术组 2 年运动能力改善占 15%，高于内科组的 3%（P<0.01）；生活质量改善者的比例为 33%，明显高于内科组的 9%（P<0.01），手术组在 FEV₁、生活质量、呼吸困难指数和 6 分钟步行距离改善方面亦明显优于内科治疗组。对 140 例 FEV₁≤20% 预计值，并且为均质性肺气肿或 DLCO≤20% 预计值的高危患者的资料进行分析发现，行 LVRS 死亡率较高，而且在肺功能、运动能力和生活治疗方面不可能取得明显的改善，因此对这部分患者行 LVRS 应慎重。手术组在手术和术后 6 个月期间发生的平均总费用远高于内科治疗组（P<0.001）；3 年中手术组人均总费用和直接医疗费用均高于内科治疗组（P<0.001），但两组的非医疗费用差异无统计学意义（P = 0.57）。从以上数据可以看出，LVRS 比内科治疗更能改善患者的肺功能、运动能力、生活质量和呼吸困难指数，但在生存率上无明显优势，手术期间费用较高。

国内姜格宁总结了 42 例 LVRS 术后 5 年肺功能随访结果，发现 LVRS 术后肺功能在 1~2 年的疗效最佳，以后逐年降低，这与 Meyers 的研究结果类似。

（五）LVRS 术后

由于肺血管床的减少，有潜在的机会使右心室的后负荷加重。COPD 患者本身就有肺动脉压逐渐升高，最终导致肺源性心脏病的趋势，LVRS 后是否会使这种趋势加速，是需要进一步探究的问题。有作者认为，LVRS 后胸腔内减压，会使原本被压迫的肺组织复张，顺应性恢复，间质内毛细血管床充盈改善，肺动脉压降低，右心室后负荷减少。事实上，LVRS 后肺绝对毛细血管床减少，相对术前毛细血管开放面积增加，这种肺毛细血管床的改变，对 LVRS 术后近期、远期肺动脉压力和右心室后负荷的影响，仍需要详细的、认真的对比研究。

综上所述 LVRS 作为一种重新兴起的治疗肺气肿的外科方式，为晚期肺气肿患者提供了一种极有前途的方法。由于 LVRS 重新开展时间尚短，各家研究资料的入组标准、样本含量、对比的设计、随访期限以及生存偏倚等方面存在较大差异，因此，LVRS 尚需进一步多学科、多中心协作长期研究。而有关符合中国国情的 LVRS 适应证、术式及远期效果等，也需进一步探索。此外，目前发展较快的微创技术理论上和实验室及部分 I 期临床研究中已经表现出良好的效果，但还有待进一步的研究。不仅需要与内科药物、康复锻炼等治疗进行比较，还需在术后早期、晚期并发症及远期生存率、QOL 等方面与常规 LVRS 进行系统研究。

LVRS 与内科治疗比较，虽然花费较高，但可以明显改善患者的肺功能、运动能力和生活质量，长期随访结果证实 LVRS 的疗效至少可以保持 3~5 年，取得最好疗效的时间是术后 1~2 年。最近美国国家肺气肿治疗实验研究组提出的评定疗效的标准应包括两方面：一是存活时间，二是最大活动能力。美国胸外科学会将 LVRS 分类为创新手术而不是实验性手术。关于 LVRS 的三方面问题需进一步研究：疗效维持方面、安全性和费用。目前电视胸腔镜 LVRS 在我国的开展已有十余年历史，已经成为晚期肺气肿患者外科治疗的一种标准术式，但应严格掌握手术适应证，并应限制在有条件的医院，由具有丰富经验的胸外科、呼吸内科和麻醉科医生共同协作完成。相信随着手术例数的增加，临床经验的积累以及手术技术的提高，电视胸腔镜 LVRS 将日趋成熟，为广大肺气肿患者造福。

（石国亮）

第六章

肺恶性肿瘤的胸腔镜治疗

第一节　肺癌的胸腔镜治疗原则

肺癌的外科治疗无论采用何种方式，都应遵循实体恶性肿瘤外科治疗的基本原则：①手术的安全性；②肿瘤学意义上的彻底性；③使患者总体获益。对非小细胞肺癌手术操作规范目前已达成的基本共识包括：①在肺癌手术时，除切除病灶外，必须清扫胸内相关引流淋巴结及其他区域肿大淋巴结，以达到根治目的和获得准确的病理分期；②坚持最大限度清除肿瘤，最大限度保留健康肺，以提高患者的生活质量；③遵循依次分别结扎、切断肺静脉、肺动脉、支气管的肺癌手术顺序；④遵循"无瘤操作"技术，术中尽量不用手或手术器械挤压肿瘤组织、解剖肺裂、肺根、纵隔胸膜以及切除淋巴结，尽量使用电凝和电切。切除淋巴结需完整地摘除以最大限度地减少"医源性"癌细胞播散和种植；⑤手术仔细操作，减少术中和围术期出血和输血，力争做到肺切除不输血，以减少输血引起的免疫问题及血源性传染病问题。使用电视胸腔镜（VATS）治疗肺癌亦应遵循上述原则。

原发性肺癌外科治疗方式主要为局部切除、肺段切除、肺叶切除、袖状肺叶切除及一侧全肺切除。在临床实践中，我们体会比较适合胸腔镜手术方式包括没有严重胸腔粘连、没有明确肿大淋巴结的单纯肺楔形切除、解剖性肺叶切除，而全肺切除虽然在技术具备可行性，但在临床实际工作中因为围术期死亡率显著增加，故很少使用胸腔镜完成全肺切除手术。而肺叶切除以两下叶较为容易完成，其他类型术式有一定难度，需要术者具备一定的经验和技巧。当然，VATS 也适合那些高龄、心肺功能较差、不能耐受开胸或仅计划做姑息性肺肿瘤切除的患者。

电视胸腔镜手术治疗肺癌的禁忌证包括：①有广泛而严重胸膜粘连者；②心肺功能很差，不能耐受单肺通气者；③双腔管麻醉插管困难或失败者；④术中遇到无法克服的困难者。例如，异常出血，血压及血氧饱和度波动较大，不易调整稳定，严重胸外伤并发大出血或复杂胸内器官损伤者，不开胸不能彻底切除病变或做其他妥善处理者等。

目前，对于电视胸腔镜治疗肺癌的适应证争议较大。有人认为，在具备条件的医学中心，如果胸腔镜能提供必要的显露，可完成基本操作，具备相当经验和技巧的医师均可结合肺癌患者具体情况考虑选用胸腔镜手术进行治疗。相信随着胸腔镜及其配套的手术器械的发展，手术操作技术的规范和不断完善，这一技术的临床应用将会越来越广泛，使过去和现在认为不可行的治疗成为可行，某些禁忌证可能转化为适应证。必须指出，至今胸腔镜手术仍存在着较大的局限性，尚不可能完全取代开胸手术。上述的适应证和禁忌证是相对而言的，应视患者及其病情区别对待，使这一新兴的胸部微创技术得到健康的发展。

（石国亮）

第二节　肺癌的胸腔镜切除术

目前对采用胸腔镜治疗非小细胞肺癌时是否需要另加切口，即仅采用胸腔镜治疗（VATS）还是胸腔镜辅助小切口手术（video – assisted mini – thoracotomy，VAMT），辅助切口的大小及是否需要尽可能地撑开肋间尚无定论。真正意义上的 VATS 应以胸腔镜技术为主，主要的操作都不应在直视下完成，如需要做一肋间切口和轻微地撑开肋间，也仅是辅助手段，只用于取出标本。VAMT 是胸腔镜辅助肋间切口，通过切口直视下进行手术操作，常规做一个 5~7cm 或更大的肋间切口，分离和结扎血管等，操作通过切口与腔镜的组合共同完成。然而，一旦因病变复杂等原因手术中需要一更长的切口，并较大地撑开肋间，VAMT 就失去了其优势。肋间隙撑开后，使周围肋间隙变小，胸腔镜活动不便，视野变小，胸腔镜仅起照明作用，这种情况下采用微创肌肉非损伤性开胸术更具优势。

下面对胸腔镜治疗肺癌的各种术式分别作介绍。

一、肺楔形切除术

（一）手术适应证的选择

对直径 <3cm，位于肺外周 1/3，纤维支气管镜证实无支气管腔内病变，适合做肺楔形切除术。特别是：肺内转移癌切除和 I 期肺癌（$T_1N_0M_0$ 和 $T_2N_0M_0$），年老、体弱、心肺储备功能差，不能耐受肺叶切除者。

（二）手术方法

1. 体位和麻醉　一般选侧卧位。双腔支气管插管，静脉吸入复合全身麻醉。

2. 手术切口　应在常规开胸切口线附近选择切口，以备在需要时扩大为常规开胸手术切口，做标准的肺叶切除和淋巴结清扫等根治性手术。第 1 个切口常做在腋中线第 6 或 7 肋间，术毕留做胸腔闭式引流管切口；第 2、3 个切口根据病变部位尽量选在开胸切口附近。

3. 手术操作要点　最常用的手术方法是用 Endo – GIA（腔内直线切割缝合器）从病灶的两侧或同侧进行切除。但是，当病灶较大，需要切除的肺组织太厚时，需要用多个 Endo – GIA 从病灶周围进行蚕食切割。组织太厚 Endo – GIA 不能夹闭，U 形钉不能正确成型，不能进行满意地切割钉合，同时也是造成肺撕裂、引起出血漏气的主要原因之一。

为了节省 Endo – GIA 的用量，节约开支，可以在肿瘤周围、肺浅表部位、无大血管和支气管的区域，将肺组织用电刀或激光刀切开，电灼止血，最后在肿块的基底部形成一个"蒂"，用 Endo – GIA 将"蒂"切断，或者用线将"蒂"结扎，缝扎后切断。

肺创面漏气严重时可以用 3 – 0 聚丙烯线（prolene）在长针持和长血管钳帮助下做连续缝合，特别注意将创面周围的脏层胸膜缝合，以加速创面愈合，缩短术后肺漏气的时间。有小支气管残端漏气时，应仔细缝合或用 Endo – GIA 闭合。小针眼漏气可用纤维蛋白胶涂抹封闭。

检查楔形切下的标本是否满意，切缘是否干净。

VATS 肺楔形切除时，一般是病灶越小，定位越困难；病灶越大，切除越困难。肺楔形切除的难易程度与病灶所在的位置有关，术者对难以切除的肺内病灶应有对策，这与术者的经验和技巧有关。对处理困难，VATS 处理不满意的出血、漏气，切除病灶不彻底等问题，应当机立断，扩大手术切口，彻底切除病灶，彻底止血和缝合肺创面。

二、解剖性肺叶切除术

（一）手术适应证

（1）直径 <4cm 周边型，I 期原发性肺癌。

（2）接近肺门或深在肺实质内，不能做楔形切除的肺转移癌。

（3）不能做局部切除的肺良性肿瘤，包括错构瘤、炎性假瘤、结核球、脂肪瘤等。

（4）支气管扩张症、肺隔离症、肺囊肿等病变。

（5）肺动 – 静脉瘘等先天性畸形。

（二）手术禁忌证

（1）直径＞5cm 原发性肺癌，＞4cm 的肺内肿块。VATS 移动病变不方便，容易造成肺实质和肿瘤组织的挤压及器械损伤，从效果考虑，不宜做 VATS。

（2）支气管腔内肿瘤或病变，并发肺不张，有可能做支气管成形术者。

（3）肺叶间裂在高分辨率 CT 上显示慢性炎性反应，淋巴结肿大伴有钙化以及肿瘤跨叶间裂生长，与叶间裂血管关系十分密切时。

（4）纵隔、肺门淋巴结肿大，融合呈冷冻状态，无法解剖分离肺门血管者。

（5）肿瘤侵犯胸壁，需要做大块切除及胸壁重建者。

（三）手术方法

1. 体位和麻醉　通常采用侧卧位，腋下用气垫或软枕垫高，头部和骨盆下降，使患者呈侧弯弓形，防止骨盆和肩部妨碍胸腔镜及手术器械的自由移动而影响手术操作。术者和器械护士站在患者的背后，第一助手站在患者前面与术者面对面而立。第二助手面对器械护士掌管胸腔镜。患者前后两侧各站两个人，电视监视器分置两边。为方便手术操作，术者与第一助手站位可以互换。

麻醉采用双腔支气管插管，全身麻醉。

2. 手术切口　取腋后线第 6 或第 7 肋间做 1.0cm 的第一切口，切开皮肤、皮下组织，电烧切开肌肉，仔细止血，切口达一定深度后，用手指钝性分离胸膜，探查胸膜腔有无粘连。证实胸膜腔无粘连之后，令术侧停止通气，充分肺萎陷，放入胸腔镜，仔细观察胸内情况。如果胸膜腔内有轻或中度粘连，肺萎陷不满意，或其他原因需做小切口开胸辅助手术者，可以在标准开胸切口线的腋下做 5.0cm 小开胸切口。在腋下做切口，无胸大肌和背阔肌等大块肌肉损伤，此处肋间隙较宽，胸壁软组织较薄，损伤小，入胸容易，同时手术后瘢痕也可被上肢遮挡，美容效果好。

第 5 肋间以上的腋下切口，应注意保护好背阔肌前缘的胸长神经，免受损伤，以免引起术后肩部疼痛和功能障碍。女性患者也可将 5.0cm 小开胸切口做在乳腺下方，特别是平卧位患侧垫高体位时，更方便手术操作，乳腺下垂遮住手术瘢痕，美容效果好。通过此小切口，电烧分离粘连，只有分开粘连，术侧肺才能完全萎陷，才容易看清肺的全貌，清楚地了解病变部位、大小与性状，肺门大血管与病变之间的关系，肺门及纵隔淋巴结有无肿大，有无肿瘤细胞胸膜转移、胸内播散以及肺叶间裂发育情况。如果为肺癌做肺叶切除，这是一个确实的分期过程，纵隔、肺门、肺叶间裂以及血管和支气管条件是最常见的中转开胸原因。探查结果如果不适合做 VATS，可以延长小开胸切口为标准开胸切口，术后，在切口放入胸腔闭式引流管，不增加患者的损伤。

3. 手术操作要点　如下所述。

（1）肺叶间裂分离解剖：肺叶间裂的分离解剖有时比肺门的解剖更困难，不但位置深，而且常有肺裂发育不全，炎性粘连和淋巴结肿大附着在血管周围。肺叶血管分支可以有变异，年轻人可以看到动脉的搏动，老年人却不易判定血管分支的位置。因此，在肺叶切除术时，肺叶间裂内游离动脉就成为关键性步骤，常因慢性炎性反应使肺叶间裂紧密粘连，淋巴结肿大伴钙化，肿瘤跨叶间裂生长，在叶间裂分离时出血不能控制而被迫中转开胸。

首先用两把无创环钳将上、下叶肺组织轻轻提起向相反方向牵拉，胸腔镜移近叶间裂，看清间隙之后，再解剖叶间裂粘连。如果叶间裂完整，两肺叶之间只是粘连束带或膜状疏松粘连，可以用电刀切开或用干纱布球做成的"花生米"推开疏松粘连，电凝止血。发育不全和粘连紧密的叶间裂应当用 Endo-GIA 处理。例如，左侧肺斜裂发育不全，解剖分离先从左肺动脉进入叶间裂的部位开始。向前上方牵拉左肺上叶后段，向后下方牵拉左肺下叶背段，打开肺门后面的纵隔胸膜，找到左肺动脉干，剪开动脉外膜，顺动脉外膜下的疏松间隙用"小干纱球"钝性分离。先处理动脉鞘上的不全叶间裂，如果组织不厚，可以用"L"形电刀挑起，离开动脉壁之后烧断。逐渐分开肺叶间裂，显露左肺动脉的各分支。如果组织太厚，血管太多，也可以用 Endo-GIA 或 Linear Cutter（直线切割缝合器）切开。又例如，右侧叶间裂不全时，可以先将右肺下叶背段向前牵拉，剪开后面的纵隔胸膜，紧贴右肺上叶支气管的下面、中间干支气管和右肺动脉中间干的外侧，穿过分离钳，引过牵引吊带，抬起叶间裂的融合部分，用 Endo-GIA 切断，以便显露右肺动脉分支。组织太厚时，在放入 Endo-GIA 前先用大弯钳压缩太厚的肺组织，然后再放入 Endo-GIA，以免不适当的闭合，"U"形钉不能正确成型，致使肺复张之后出血、漏气。不影响分离解剖血管和支气管的叶间裂也可留在最后处理。

（2）肺血管的解剖分离方法：肺血管的解剖分离方法与常规开胸手术相同，也是先剪开血管外膜，沿血管外膜内疏松结缔组织间隙，钳夹"花生米"大小的小干纱布球向肺方向稍用力，推开疏松结缔组织粘连，将血管分离一周，用直角钳抬起血管，绕过牵引线。使用器械闭合血管时要求血管解剖分离得更充分，有足够的长度和空间能插入较粗厚的血管闭合器械。较粗的血管支用血管夹不安全，应当用腔内闭合器（Endo-Stapler）处理。使用 Endo-GIA 处理血管时要注意，Endo-GIA 是长而硬的器械，由于肋骨和肋间隙的限制，使 Endo-GIA 不能自由移动，放入 Endo-GIA 时需要选择适当角度的皮肤切口将 Endo-GIA 放入胸腔，在胸腔镜的指引下，放入需要闭合的血管下面，动作要轻、准确、血管游离太短时不要强力通过，也不能用力牵拉，特别是老年人肺动脉脆且弹性差，易损伤破裂出血，插入 Endo-GIA 之后，击发之前，要移近胸腔镜，检查闭合是否涵盖整个血管，严防血管钉合不全，击发后引起血管出血。Endo-GIA 使用正确时，应在激发之后，血管两端立即落下并断开，有时仅留很少血管外膜相连，可用剪刀剪断。为防止机械故障出血，有人主张在血管的近心端先留置结扎线，也有人主张将 Endo-GIA 的切割刀片去掉，击发后检查 4~6 排"U"形钉的成形情况，血管钉合满意后再剪断血管。全肺切除时，左、右肺动脉主干和较粗短的上、下肺静脉主干处理，用 Endo-GIA 血管钉闭后剪断也是安全可靠的。

（3）支气管的处理方法：通常支气管最后切断，但为了方便操作也可以提前处理。支气管的处理方法可以分很多种，但我们的体会是，用支气管残端闭合器处理支气管方便可靠。

支气管周围常有粘连和肿大淋巴结附着，通过钝性和电烧分离，支气管周围的淋巴结可随肺叶标本一并切除。解剖分离过程中的小出血点，可以通过电凝止血。支气管完全显露之后上支气管残端闭合器，拧紧闭合器，使闭合器尽量靠近支气管分叉处，支气管残端不能过长，以防支气管内分泌物潴留。麻醉医师膨肺，证实健康保留肺叶支气管未受影响，可切除病叶。支气管残端用碘伏消毒后，冲水、膨肺，压力达到 $30cmH_2O$，确认支气管残端不漏气，用带有血供的健康组织包盖。如果用 Endo-GIA 处理支气管残端，应选用支气管专用钉夹（一般为绿色）。青少年肺叶支气管细且弹性好，用 3.5mm Endo-GIA 钉夹可以完成肺叶支气管钉合切断。但对支气管硬化的老年人，支气管壁异常增厚者和全肺切除时的主支气管必须用 4.8mm 的 Endo-GIA。下叶切除时，如果背段支气管开口很高，与中叶支气管开口相对时，应将下叶基底段支气管和下叶背段支气管分开钉闭。支气管钉闭后如仍有漏气，可以用 4-0 聚丙烯线做连续缝合，直到不漏气为止。对异常脆弱的支气管残端，针孔漏气不止者，用 4-0 聚丙烯线做连续缝合。

（4）肺门和纵隔淋巴结肿大的处理：肺门和纵隔淋巴结肿大，VATS 处理较困难。尽管 VATS 也能够解剖分离肺门和纵隔内肿大的淋巴结，但目前仍有学者认为有淋巴结清扫不干净之嫌。I 期的肺恶性肿瘤患者理论上无淋巴结转移问题，但是在既往有肺结核、肺结节病、肺硅沉着病和长期慢性肺感染的患者中，在纵隔、肺门和肺叶间裂的血管、支气管旁常有肿大的淋巴结，这些肿大的淋巴结不一定是肿瘤细胞转移引起的肿大，很多是炎性淋巴结肿大，因此，不能遇到淋巴结肿大就放弃 VATS 肺叶切除手术，应当切除这些肿大的淋巴结送冷冻病理切片。另外，术前 CT 扫描未发现淋巴结肿大，但在肺叶切除，解剖分离血管和支气管的过程中遇到肿大的淋巴结也应切除送冷冻切片，病理检查结果如果是淋巴结阴性（N_0），VATS 肺叶切除仍可继续进行。如果证实淋巴结内有转移（N_1 或 N_2）除不适合开胸做淋巴结清扫的高危患者外，应停止 VATS，中转开胸，完成肺叶切除和淋巴结清扫。所谓高危患者，是指患者有心、肺、肝、肾等器官功能障碍或有严重的糖尿病等，即便是常规开胸手术也只能是切除瘤体，明确诊断，术后再给予放、化疗。

VATS 切除淋巴结之前，应首先看清淋巴结与肺血管之间的关系。如果肿大的淋巴结与肺血管紧密粘连，分离切除淋巴结的过程中随时可造成血管意外损伤、出血，术者应有相应的准备。不能控制的出血，应中转开胸。在分离淋巴结时，术者应双手操作，左手持血管分离钳、绝缘鸭嘴钳或无损伤血管钳，右手持小干纱布球做成的"花生米"钝性分离推开粘连。用血管分离钳从下面挑起淋巴结，用血管钳夹持淋巴结周围粘连，分成很多小束，再用电刀烧断淋巴结周围的粘连。右手持钳牵开淋巴结周围的组织，暴露术野、方便操作。

移除左纵隔和左侧气管旁淋巴结时，要特别注意保护左迷走神经和左喉返神经，以防术后患者声音嘶哑。切除右侧气管旁淋巴结时，如果有困难可切断奇静脉弓，或将奇静脉弓解剖分离开之后，用牵引带向下拉开，增加对淋巴结的显露。隆嵴下淋巴结常融合成团块状，切除困难，需要耐心和细心。手术台向前摇，使患者稍呈俯侧卧位，肺向前方牵拉，从后边分离隆嵴下淋巴结更方便。从隆突下方将左、右主支气管和下面的心包显露之后，隆嵴下淋巴结也随之显露。与重要神经血管粘连不能完整切除的淋巴结，可用勺形胸膜活检钳活检，送冷冻切片病理检查。在淋巴结活检时非常重要的一点是根据肺肿瘤位置，了解淋巴管走行、肿瘤细胞转移及跳跃式转移的方式和途径。右上叶肿瘤应在第3组和右第2、4组淋巴结活检取样；右中叶在第7、9组和右第2、4组；右下叶在第7、8、9、10组；左上叶在第5、6组；左下叶在第7、8、9、10组活检取样。注意左下叶肿瘤还容易向右上纵隔第2、4组淋巴结转移。

（5）下叶切除术：VATS肺下叶切除较容易，左肺下叶切除与右肺下叶切除相似，先电灼分离切断下肺韧带，对小出血点电凝止血。下肺韧带一直向上分离达下肺静脉的下缘。用无创环钳夹持下叶向上牵拉，助手帮助暴露下肺静脉，钝性、锐性分离下肺静脉。可以先处理下肺静脉，但为了减少肺创面渗血，也可以待肺动脉分离之后再处理。

处理肺下叶动脉必须先打开斜裂。在右侧必须解剖分离到右肺中叶动脉水平，才能看清右肺下叶背段动脉分支；在左侧，必须打开斜裂，沿左肺动脉干显露出左上叶舌段动脉后才容易处理左下叶背段和基底干动脉。可以先处理下叶动脉分支再处理下叶静脉，也可以先处理下叶静脉再处理动脉分支。血管处理之后向前牵拉肺下叶，暴露下叶支气管，分离解剖支气管周围的粘连，然后钉闭支气管并切除肺下叶。

（6）中叶切除：右肺中叶切除比较简单，可以先解剖分离右肺中叶静脉和动脉，然后用Endo - GIA切开右肺中、下叶之间的斜裂，也可先切开水平叶间裂。右中叶动脉经常有2支，要完全解剖出来，然后将中叶静脉、动脉和支气管逐一处理。

（7）右上叶切除：VATS上叶切除比下叶切除困难。血管和支气管处理顺序可以根据患者的具体情况决定。有人建议肺叶间裂完整的患者中，先解剖分离右上叶后升支（后段）动脉并切断，然后处理右上叶支气管。切断右上叶支气管之后，将右肺上叶向前下方牵拉，解剖分离右肺上叶动脉的尖前支并结扎切断。最后完成右上肺静脉及水平裂的离断。这种手术方法是先扎动脉、后扎静脉，肺动脉压低，术野出血少。

也有人建议先处理右上肺静脉，小开胸切口在腋前线第4肋间，正对着右肺门，助手用五爪拉钩或无创环钳夹住右肺上叶向后下方牵拉，胸腔镜视野中显示上腔静脉和右肺上叶的主要血管。先解剖分离上肺静脉，将去往右肺上叶和中叶的肺静脉分支分离出来，注意肺静脉后面的右肺中间干动脉不要损伤，可以先绕过粗线将肺静脉提起。然后再放入Endo - GIA切断。先切断肺静脉可以为解剖分离肺动脉分支提供方便，也可以减少手术操作造成的肿瘤细胞播散。肺静脉切断后，肺动脉压升高，手术创面出血增加。另外，禁忌切断肺静脉后探查发现肺叶不能切除，动脉无法处理，这将造成术后咯血、肺叶梗死。所以术者要权衡利弊，是先处理右上叶肺静脉还是先切断右肺上叶尖前支动脉，完全根据具体情况决定。

如叶间裂完整，可以将右上叶支气管放在右上叶后段后升支动脉之后处理，很细小的后升支动脉可以用血管夹夹闭后剪断。异常粗大的后升支动脉不能用血管夹夹闭，应当用丝线结扎后剪断或用Endo - GIA处理，以防脱落后出血。如果叶间裂不全，右上叶后升支动脉解剖分离非常困难，最好先用Endo - GIA切断右上叶支气管，最后用Endo - GIA或Linear Cutter（直线切割缝合器）将叶间裂及后段回升支动脉一起切断钉合，完成右肺上叶切除。

（8）左肺上叶切除：对叶间裂完整的患者，可以先解剖切断上叶舌支动脉，然后继续向上分离，处理前段和尖后段动脉支。分离左上叶支气管并钉闭切断，最后用 Endo – GIA 切断左上肺静脉。

对叶间裂不完整、左上叶动脉解剖分离困难的患者，应先解剖分离左上肺静脉。术者就站在患者的前方，经腋前线第4肋间小开胸切口，先打开纵隔胸膜，助手将左肺上叶向后牵拉，术者双手持钳，解剖分离左肺上叶静脉分支。左肺上叶静脉的前面和两侧面被分开之后，用直角钳轻柔地分开左肺上叶静脉的后面，要记住，上叶支气管和左肺动脉主干就在左上叶肺静脉的后面紧紧相贴。分开后用粗丝线环绕左上叶肺静脉，并用 Endo – GIA 切断。当左肺上叶静脉被切断之后，左肺上、下叶支气管就显露出来了。分离左肺上叶支气管时要特别小心，避免损伤上面、下面和后面的左肺动脉干。要紧贴支气管壁分离，用钳子小心轻柔地扩开左上叶支气管周围的粘连，引导穿过一根牵引线作为吊带，一旦吊带绕过支气管，就可以钉闭并切断支气管。左肺上叶支气管切断之后只有左肺上叶动脉分支和叶间裂粘连。左肺上叶细小的动脉分支可以用血管夹夹闭后剪断，但较粗大的分支，例如尖后段分支应结扎、缝扎后剪断或用 Endo – GIA 切断。

（9）左、右全肺切除：全肺切除比肺叶切除相对容易，因为动脉和静脉异常变异少，没有肺叶间裂解剖分离和叶间裂中血管处理上的困难，第一肺门的解剖也相对简单。但是 VATS 全肺切除的适应证少，常见的适应证是：①上、下叶肺实质内肿瘤；②一个小肿瘤位于上、下叶支气管分叉处并且不能用支气管成形术切除，只有全肺切除才能达到根治目的；③肺实质内肿瘤直径 >4cm，术前在高分辨率 CT 上显示，跨叶间裂生长，上、下叶均被侵犯；④局限于同一侧的肺实质内肿瘤转移。但是预期的 VATS 肺叶切除遇到难以克服的困难时，不是 VATS 全肺切除的适应证，应中转开胸。

VATS 全肺切除与上叶切除站位相似，术者站在患者前面，小开胸切口做在腋前线第4～5肋间。小切口正对着肺门，有紧急情况时，术者可以通过开胸小切口放入常规开胸手术器械，控制肺门血管出血。解剖分离先从下肺韧带开始，切断下肺韧带，打开肺门周的纵隔胸膜，解剖游离上肺静脉，当上肺静脉切断之后，动脉就显露出来。左侧肺动脉总干较长，在解剖分离时，为了看清动脉上、下各方向的结构，术者可以中途改变位置。右侧肺动脉总干短，将右上叶尖前支和中间干动脉分别处理更方便。一旦动脉解剖分离完成之后，立即用粗丝线绕过肺动脉并吊起肺动脉，这样不但方便进一步解剖分离，而且缩小了血管口径，便于放入 Endo – GIA。如果用粗丝线结扎、缝扎动脉，在老年血管硬化的患者中，应把结扎线的力量掌握在适当水平，既不能结扎不紧，又不能用力过大，防止结扎线割断血管。下肺静脉的处理并无特殊。左、右主支气管的处理应注意，应选用钉长 4.8mm 的闭合器及 Endo – GIA，钉闭主支气管应尽量靠近隆嵴，残端不可留的过长。胸膜腔冲水膨肺不漏气后，支气管残端可以用附近的胸膜片（右侧可用奇静脉弓）包盖。

三、淋巴结清扫

（一）肺叶切除与淋巴结清除的顺序安排

淋巴结清除可以在肺叶切除之前，也可以在肺叶切除之后。如果肺癌伴有肺门和纵隔淋巴结肿大，不能确定是炎性淋巴结肿大还是肺癌转移引起的淋巴结肿大时，在肺叶切除之前应做系统的淋巴结解剖分离，术中送冷冻切片病理检查，N₁ 或 N₂ 阳性患者，如果患者一般情况好，能够耐受开胸肺叶切除和淋巴结清扫手术，应中转开胸；如果患者一般情况差，不能耐受开胸肺叶切除和淋巴结清扫的高危患者，应当用 VATS 切除病灶，在有淋巴结转移的部位，用银夹做标记，术后根据银夹标记做放射治疗，并辅以化疗。凡 VATS 探查没有发现明显淋巴结肿大和 VATS 容易完成肺叶切除的患者，应先做肺叶切除。在切除肺叶过程中，解剖分离血管和支气管时遇到肿大淋巴结则切除，不专门探查寻找切除淋巴结。例如做右肺上叶切除术时，分离纵隔第2、3组淋巴结暴露肺动脉，右上叶尖前支肺动脉切断之后即可解剖清扫上叶支气管和气管支气管（第4组）淋巴结。待肺叶切除之后，手术野变得更敞亮，操作更方便时，再彻底清扫纵隔和肺门的所有淋巴结。

（二）淋巴结摘除操作要点

清除淋巴结时首先要认清淋巴结所在的解剖位置，与周围重要神经、血管和重要脏器间的关系，并妥善保护好这些重要结构。

首先将胸腔镜移近要切除的淋巴结，术者双手操作，先用"L"形电刀或剪刀切开胸膜，左手用血管钳夹住淋巴结外面的脂肪、胸膜或纤维结缔组织，将淋巴结轻轻提起，右手用止血钳在淋巴结下面最疏松部位轻轻分离，透过淋巴结的下面，用止血钳将淋巴结抬起。淋巴结与周围的粘连可以先用钛夹夹闭后剪断，也可以用绝缘蚊式止血钳将淋巴结周围的粘连分束钳夹后电凝烧断，或用"L"形电刀直接烧断，取出肿大的淋巴结。有人喜欢用于纱布球做成"花生米"推擦淋巴结，将一些小的毛细血管擦断，虽然小毛细血管擦断之后有少量出血，但经干纱布压迫之后多数能停止出血。对不能自凝的小血管出血点，可以用止血钳夹住，将止血钳提起之后电凝止血。

（三）特殊部位的淋巴结清扫

（1）不一定将被切除肺叶周围的淋巴结单独切除取出，可将影响血管和支气管分离解剖的淋巴结分离后推向需要切除的肺叶一侧，将来淋巴结随同切除的肺叶一起取出。

（2）清扫右上纵隔淋巴结：首先切开肺门至胸顶的纵隔胸膜，保护好右侧膈神经，清除右肺门前方的脂肪组织，暴露右上肺静脉，自下向上清除，并解剖游离奇静脉弓，如果脂肪组织中的淋巴结小而软，容易清除，奇静脉弓可以套带后牵开；如果淋巴结融合成团，肿块巨大，侵犯周围组织或有严重粘连，也可以结扎后切断奇静脉，彻底显露上腔静脉后面和气管右侧，升主动脉的右侧壁也可得到部分暴露。钛夹夹闭后切断纵隔脂肪组织中汇入上腔静脉的小静脉属支，将无名静脉和上腔静脉向前内侧牵开，用剪刀、"花生米"和"L"形电刀清除右上纵隔的淋巴结。

（3）清除左上纵隔淋巴结与清除右上纵隔淋巴结基本相同，所不同的是在解剖右上纵隔时，几乎不会遇到因为淋巴结转移而不得不损伤喉返神经的情况。但在解剖左上纵隔时，必须从暴露左头臂静脉（无名静脉）和主肺动脉窗开始，时时注意保护左膈神经、迷走神经和喉返神经。暴露左头臂静脉后，朝肺门方向清除所有脂肪及脂肪中的淋巴结。半奇静脉影响操作时，可结扎后切断。胸导管位于左颈总动脉和左锁骨下动脉之间，在主动脉弓上方，它由后纵隔向前纵隔走行，注意预防胸导管及其分支的损伤。左上纵隔淋巴结清除的重点是主动脉下区淋巴结（第5组）和主动脉旁区淋巴结（第6组），这两组淋巴结发生肿瘤转移的机会较多。

（4）清除隆突下淋巴结比较困难，因为显露欠佳，淋巴结常融合成团，并且周围血管丰富，需要耐心和细心。首先将手术台向前摇动，使患者体位呈俯侧卧位。将肺向前上方牵拉，从后方分离解剖气管隆嵴下方更方便。当右侧开胸时，先从后纵隔切断迷走神经肺支，打开纵隔胸膜，显露心包，沿心包从下向上并向左分离。从气管分叉至右主支气管后壁的支气管动脉分支用钛夹夹闭后切断。解剖分离显露左主支气管软骨环的内侧缘，在解剖分离过程中可以发现，有时隆突下淋巴结（第7组）与左、右主支气管淋巴结（第10组）以及右上叶支气管淋巴结（第12组）互相连接。经左侧清扫隆嵴下淋巴结更困难，因主动脉弓和降主动脉的遮挡，术野暴露困难，左喉返神经和食管需要细心保护。经左侧清除隆突下淋巴结可以从解剖游离左下肺韧带淋巴结（第9组）开始，打开后纵隔胸膜，保护好左迷走神经，从下向上解剖左主支气管，游离其周围的淋巴结，直达气管分叉处，在此处将迷走神经肺支切断，向右侧分离显露右主支气管内侧壁。从左、右两侧主支气管向上分离，在隆嵴处用钛夹夹闭并剪断左支气管动脉分支，清除隆嵴下脂肪及淋巴结。

（四）如何处理不能清除的转移淋巴结

有一些肿大的淋巴结即使是开胸手术也难清除，淋巴结能否被清除与淋巴结所在的位置及外侵程度密切相关。当转移淋巴结侵犯周围器官结构的实质时，想清除这些严重外侵的淋巴结而又不伤及受侵器官是不可能的。遇到这种情况时出路只有三条：①扩大手术切除范围；②变根治性切除为姑息性切除；③中转开胸，改做血管和/或支气管袖式切除术以及其他类型的手术。以左肺上叶癌为例，如果左肺门出现肿大的转移淋巴结，左肺上叶动脉分支被肿大的淋巴结包绕侵犯，无法解剖分离，但肺动脉总干和上、下肺静脉可以解剖分离。患者能耐受全肺切除，可将左肺上叶切除改为左全肺切除，彻底切除病灶和转移淋巴结。如果患者不适合做左全肺切除，也不适合中转开胸，可以将转移淋巴结用银夹标记，术后放疗。对肺周边病灶做楔形切除。病灶靠近肺门，不能做楔形切除者，可以先处理能够解剖分离的血管，对不能处理的血管，根据距离宽窄选用 TL60 或 THT30 将左上叶支气管和血管一并钉闭，姑息切除左肺上叶。适合做血管和/或支气管袖式切除者，应中转开胸手术。中转开胸还可以将受侵血管的上、下两端肺动脉主干暂时阻断，齐根切断左肺上叶动脉分支后，用 3 - 0 或 4 - 0 无损伤线缝闭血管裂口。

（五）手术注意事项

清除和活检淋巴结时要注意完整切除整个淋巴结，如果有可能，应连同淋巴结周围的脂肪组织一起清除，做到干净彻底。淋巴结包膜薄，组织脆，不能用钳子直接夹持肿大的淋巴结，这样容易损伤或夹碎淋巴结。碎裂的转移淋巴结会造成肿瘤细胞扩散和种植，污染手术野，因此，应当用止血钳夹住含有淋巴结的脂肪组织和纤维结缔组织，将淋巴结与周围的血管、支气管、神经和食管等脏器分离开。遇到淋巴结肿大、融合、外侵和紧密粘连时，损伤淋巴结，使其碎裂的情况很难避免，手术结束时，应当用无菌蒸馏水反复冲洗浸泡创面和胸膜腔，预防肿瘤细胞种植。

在做淋巴结清扫时要注意与周围的解剖关系。淋巴结多在血管和支气管周围分布，纵隔内更是淋巴结转移的常见部位，因此在做淋巴结清扫时，必须首先看清周围的解剖关系，注意保护好膈神经、迷走神经、喉返神经、胸导管及其分支。避免和减少神经损伤和乳糜胸的发生。重要的神经、血管必须牺牲时，术前或术中应征得患者或家属的同意，减少医疗纠纷的发生。在分离解剖淋巴结时不慎损伤或撕破了大血管壁，引起大出血时，不要惊慌，术者应立即用内镜无创血管钳夹持血管破口，或用环钳夹干纱球用力压住出血部位，立即扩大手术切口，改善照明和手术野显露，根据血管损伤的部位和性质决定做血管结扎切断或用 3 - 0 或 4 - 0 无损伤线做连续缝合，修补破口。

肺癌的淋巴结转移有一定规律。例如右肺上叶肺癌，容易向右侧第 2、3、4 组淋巴结转移，而食管周围淋巴结（第 8 组）和肺下韧带淋巴结（第 9 组）转移较少见。右肺中叶应清除第 7、9 组和右第 2、4 组淋巴结。右肺下叶肿瘤容易向右第 7、8、9、10 组淋巴结转移。左肺上叶要特别注意第 5、6 组。左肺下叶和右肺下叶一样，仍是第 7、8、9、10 组淋巴结。因此，熟悉肺癌淋巴结分区，淋巴结转移途径、顺序和方向对淋巴结清除是十分重要的。1967 年日本 Naruke 报道了肺癌区域淋巴结命名，1980 年被日本肺癌学会和国际抗癌联盟采纳，沿用至今。淋巴扫描研究提示了每个肺叶的淋巴引流模式及淋巴结转移方向。淋巴结清除的原则是干净、彻底，尽快完成整体解剖。对淋巴结跳跃式转移方式和淋巴反流也必须引起足够重视，肺门淋巴结阴性者，纵隔淋巴结也可以出现阳性转移。淋巴管近端阻塞，淋巴液还可以通过吻合支绕过阻塞部位而出现反流和不符合一般规律的转移。因此，在淋巴结清扫治疗肺癌的过程中，需不断总结提高和全面考虑问题。

（杨 勇）

第三节 胸腔镜肺叶切除术的难点解析

20 世纪 90 年代以来，电视胸腔镜手术（VATS）越来越普遍地用于肺部良恶性疾病的治疗。虽然手术费用比传统开胸手术高，但 VATS 手术后在术后疼痛、肺部并发症、住院天数方面都有优势。

新的外科操作由于需要新的手术技巧，所以有独特的学习曲线。对原发性肺癌行 VATS 肺叶切除手术就是这样。

一、术前评估

对于心肺功能良好的早期（ⅠA 和 ⅡB）原发性肺癌患者，肺叶切除是标准的手术方式。本节主要着重于手术的操作技巧，而不是患者生理及肿瘤学方面的准备。一般来说，所有术前一般情况良好、心功能储备好、拟行肺叶切除手术的患者都可以耐受 VATS。外科医师术前复习胸部 CT，以确定肿瘤可以经所选的操作切口取出，且距离肺门及无须切除的结构有足够的安全解剖空间。

对有些病例，VATS 也可用于探查，以明确那些局限进展期疾病（如ⅢB 或 T_4 期），使患者避免不必要的开胸手术。为明确诊断所行的肺楔形切除活检及为明确分期的淋巴结切除都可以行 VATS。广泛的胸膜纤维化或肺组织无法萎陷都有可能使 VATS 无法进行。

二、总的手术考虑

患者取侧卧位，使肋间张开。有几种有效的方法可供选择，实行选择性单肺通气，但必须确定所选的方法可以在术中行支气管镜检查，以发现插管是否到位，或由于解剖肺门使插管位置有所改变时，及时纠正以保证有效的单肺通气。

VATS 肺叶切除术的严重并发症是致命性的血管损伤。邻近肺组织及其他器官的不可逆损伤也是 VATS 肺叶切除术相关的并发症。使用有角度或可弯曲的镜头更好地暴露，选择合适的切口可以减少这些并发症发生。

手术切口处器械的过度旋转、扭曲可能造成肋间血管神经的损伤，引起术后疼痛。一般这类患者不需硬膜外麻醉，但是胸膜表面麻醉（如快速推注或持续点滴 0.25% 布比卡因）可以减少胸管引起的不适感。

手术中必须检查漏气，特别注意支气管残端有无漏气。因为术后没有跨肋间缝合关闭肋间切口，气体容易溢出形成皮下气肿，因此如果考虑术后漏气比较多，操作孔可以用来置另一根胸管。否则的话，可以缝合关闭操作孔。

三、相关操作

因为术前的影像学资料通常比较充分，所以术前一般可以定位比较小及深的肿瘤。术中一定要设法尝试直接触及病变部位。胸腔镜下松解粘连、探查胸腔有无转移、诊断性楔形切除、淋巴结切除都是常规操作。

四、手术操作的核心思想

以下所说的核心思想代表首选方法，其原理是基于一个 6cm 的切口及另外两个约 1cm 的切口。另外，头部可旋转的闭合器（articulating staplers）也减少了从肺门后进路的需要。通常最好有一个放置镜头的孔道可以多角度地从后面或前面观察肺门，一个与斜裂走形一致的操作孔道（约位于第 6 肋间），这个切口要尽量靠前，这样闭合器可以处于与肺门结构垂直的位置，进入切口选择便于直视下处理切除部位的解剖操作。30°胸腔镜（或者可弯曲的镜头）可以提供比开胸手术更广阔的手术视野。

首先，在第 7 或第 8 肋间腋中线处做放置镜头的切口，通常经这一切口进行胸腔探查明确有无 VATS 手术的禁忌证。其他的切口（直视及操作口）根据探查结果和上面提及的原则定位。深部触诊及在预测的部位插入针头有助于明确最佳手术入路。

内镜用直线切割缝合器可用于分离所有肺组织，包括支气管。应该避免用血管钳夹脆弱的肺动脉分支，因为这种的钳夹力不规则，可能损伤血管，或是以后的操作把血管夹撕脱而造成不必要的出血。标准的操作还包括用强韧的尼龙网袋将标本取出胸腔，以避免肿瘤细胞在切口的种植。

尽管能用内镜器械用于手术操作，也可以用我们更熟悉的传统手术器械，因为我们更熟悉这些器械的钳夹力量及手感。大的直角钳（Herrington）在分离组织的时候特别有用。弯头的 Badcock 钳可以到达不同的方向，而且由于其角度，操作时不会影响直视的视野。

使用内镜闭合器闭合血管时，因为闭合器的铁砧是直的，不像有弯度的器械可以完全绕过血管。通常用一橡皮管绕过血管做导引，使闭合器的砧完全通过肺血管，以保证切割完全；切割不完全很危险，可能会导致大出血，因此必须注意。

有学者认为移动镜头会浪费时间，并会干扰手术操作，也有学者更喜欢改变镜头位置来暴露术野，特别是在处理尖前部的结构时，镜头最好从前面进入。与开胸手术不一样，手术医师位于患者前面，特别是作上叶直视切口时。

五、肺叶手术的步骤

在 VATS 手术中，每一步操作用的暴露途径（内镜、肺的抓钳、分离器械）常会有改变。为了避免写得太冗长，肺叶切除的步骤归纳为表 6 – 1。随着时间的积累，外科医师慢慢会有各自的操作方式，但对于初学者来说，这张表及难点解析仍是一个有用的参考。

目前世界上已有部分医疗中心成功并安全地施行了 VATS 肺叶切除手术。术中危及生命的并发症并不常见，总的住院死亡率（0.5% ~3.6%）和中转开胸术率（2% ~3%）都比较低。对于复杂的、高危的患者来说，VATS 手术结果要比开胸手术更好一些。术后疼痛的减轻、住院时间的缩短、功能的改善并不是以牺牲肿瘤手术效果为代价。事实上，有数据表明早期肺癌患者行 VATS 手术的长期生存率不比常规手术差。VATS 手术很少影响免疫系统，这能很好地治疗进展期恶性肿瘤切除术后引起的微小残留病灶。

表 6 – 1、6 – 2 所提到的方法为外科医师改开胸肺叶切除手术为 VATS 手术提供了简要的途径。VATS 肺叶切除手术比以前所学的肺楔形切除活检的操作落后了，因为楔形切除活检死亡率低，很快成为胸外科手术标准术式。这种落后的部分原因是这一手术对光学及工具的要求更高。现在有了这些光学仪器及操作器械，没有广为传播的经验就成为限制手术推广的一个因素。从很大程度上讲，需要反复学习这一手术操作，即使已经掌握了基本的操作技术，但由患者个体差异决定的小的技术改进则要在外科工作实践中慢慢学习。

表 6 – 1　胸腔镜肺叶切除术演示步骤

	步骤	器械
右上肺叶切除术	分离胸膜	LB, RA
	解剖分解右上肺静脉分支	2.0mm ELC, RA
	分解尖段肺动脉分支	2.5mm ELC
	在斜裂处找到肺动脉主干	LB, SF, SS, PD
	处理部分不全的水平裂——从周围向肺门处（将肺拉伸展）	3.5mm ELC, RA
	在肺门处找到到中叶及下叶的肺动脉	PD
	用大的钝头直角钳从肺门到斜裂分离解剖出肺动脉上缘边界	RA, RR
	在上一步操作的水平上以直线切割缝合器完全分离水平裂，完全暴露肺动脉	3.5mm ELC, RA
	分离上叶肺动脉的残余分支，包括后升支	2.5mm ELC, RA
	处理斜裂的后半部分叶裂	3.5mm ELC, RA
	解剖并分离右上叶支气管	TR, PD, 4.8mm ELC
	将标本装袋	5×8 时 LS, TR
	分离肺下韧带	LB
	肋间神经阻滞	LN
	放置胸管，确定肺膨胀，检验漏气，封闭可能肺残面	
	将活动度大的中叶与下叶缝合防止扭转	3.5mm ELC
右肺中叶切除术	分离胸膜	LB, RA
	分离上肺静脉的中叶支	2.0mm ELC, RA
	在斜裂处找到并分离中叶肺动脉	LB, SF, SS, PD
	处理水平裂——从周围向肺门处（将肺向周围拉伸展）	3.5mm ELC, RA
	如果在斜裂处未找到肺动脉，在肺门处分别找到中叶及下叶的肺动脉	PD
	用大的钝头直角钳在肺动脉上缘分离血管，从肺门到斜裂肺动脉处	RA, RR

步骤	器械
在上一步操作水平上以直线切割缝合器分离水平裂，暴露肺动脉全长	3.5mm ELC，RA
分离到中叶的肺动脉分支	2.5mm ELC，RA
处理中叶与下叶之间的斜裂	3.5mm ELC，RA
解剖分离右肺中叶支气管	TR，PD，4.8mm ELC
将标本装袋	5×8 时 LS，TR
分离肺下韧带	LB
肋间神经阻滞	LN
放置胸管，确定肺膨胀，检验漏气，封闭可能的肺残面	
左上肺叶切除术 分离胸膜	LB，RA
分离上肺静脉	2.0mm ELC，RA
分离尖段肺动脉分支	2.5mm ELC，RA
在斜裂处找到肺动脉主干	LB，SF，SS，PD
处理后面的斜裂	3.5mm ELC，RA
分离上叶肺动脉的残余分支，包括舌叶的分支	2.5mm ELC，RA
处理前面的叶裂	3.5mm ELC，RA
分离解剖左上叶支气管	TR，PD，4.8mm ELC
将标本装袋	5×8 时 LS，TR
分离肺下韧带	LB
肋间神经阻滞	LN
放置胸管，确定肺膨胀，检验漏气，封闭可能的肺残面	

注：ELC：内镜用直线切割器；LB：长的电凝头；LN：腹腔镜所用的针头；LS：腹腔镜所用的将标本取出的囊袋（厚尼龙）；PD："花生米"分离器；RA：直角钳；SF：标准的钳状骨针；SS：标准的剪刀；TR：三角形的牵引器。

表6-2　胸腔镜肺叶切除术难点解析

困难		解决措施
有关暴露问题 切口选择	镜头	取腋中线第八肋间切口
	前面的操作孔	由胸腔镜引导定位，针头或手指测定
		尝试在第六肋间取切口，越靠前、与斜裂位于同一层面越好
		前面的切口要尽量靠前以改善闭合器进入时角度的问题
	直视切口	由胸腔镜引导、针头或手指测定引导下取 4~8cm（经典为5cm）的切口
	上叶	取第四肋间腋前线切口，有助于上肺静脉和动脉分支的暴露和解剖
	下叶	取第 5~6 肋间腋中线切口，直接与叶裂处的肺动脉相对，如果伤口较长要避免损伤胸长神经
干扰分离部 位的观察	镜头的运作	选择另一个孔道或直视切口来放置镜头
		使用30°镜或是可屈曲的胸腔镜
		在开始电视胸腔镜肺叶切除手术前彻底培训握镜头的助手
	患者体位	尝试反屈式位使膈肌下降；试着倾斜手术床使肺组织离开术野
		使患者轻微后仰或使手术台向后倾斜以更好地看清前面
	牵引	试着在膈肌较强韧的膜部位缝牵引线，经镜头的孔道拉出
		经操作孔道用5mm的牵引器将横膈挡开或者再取一5mm切口

困难		解决措施
		用一橡皮导管绕过肺门再经直视切口收回来
		用5mm的环形肝脏拉钩经前面的操作孔道将肺实质环住（这在提起整个肺明确下面无其他血管相连时是很有用）
		尝试用有角度的工具如弯的Badcock钳
		试着用各种扇形拉钩
	肺的操作	吸引或钝性压迫使肺萎陷
		分解粘连
		将肺门拉向直视切口来分离
		试着分几次分离叶裂
		减少潮气量（纵隔下垂可改善操作空间）
		考虑使用封闭式套管，注入CO_2来帮助肺萎陷
		在行右上叶切除术时，不要过早地处理水平裂，防止右中叶的摆动影响手术
	直视切口	使用儿科的拉钩来拉开伤口的软组织而不撑开肋骨
		改变手术台的位置来改善观察角度
		延长切口（最长到8cm）
		使用横向的自动拉钩
保持镜头清洁的困难		使用不同的孔道
		经直视切口喷生理盐水来清洗镜头
		在套管切口部位以纱布来擦渗出的血液
		使用有角度的镜头
		孔道内用纱布敷料清洁
分离解剖的困难		
	通常遇到暴露的问题	第一步先分离肺门处胸膜
		从静脉开始，然后动脉，然后支气管
		使用"花生米"上缝线以防丢失
		操作困难时使用其他的孔道来暴露
		试着分离部分或全部的叶裂
		在靠后的位置加一个切口（对清扫第7组淋巴结是有用的）
		尽量使用有弯度的器械
		首先完成后面的解剖以防止处理前面时肺翻转
		在镜头旁协同使用另一个器械来帮助暴露和分离
	肺下韧带	用30°镜向下看
		可以用电凝从操作孔开始从直视切口结束
		经中间的孔道将其拉出横膈
		避免烧灼到心包
暴露的困难	斜裂	在直视下分离
		用拉钩从操作孔将肺门拉向直视切口
	肺门前上部分	用30°镜或经中间的切口用0°镜
		行上叶切除术时先分离肺静脉来暴露肺动脉
		行右上叶切除术时要保留中叶的静脉
	后面的肺门	用30°镜从中间看

	困难	解决措施
	处理被包绕 的血管	用"花生米"分离增加可处理的血管长度
		用标准的或长的直角钳
		尝试将直角钳由中间前面的切口进入
		分离叶裂使操作空间增大
		经不同的孔道来观察分离
闭合器 钳夹组 织的困难	一般的问题	用全角度有关节的闭合器——在结构后方轻轻转动便于通过结构
		在铁砧上套一8~14F橡皮导管，首先以直角钳将导管穿过，然后用导管引导闭合器铁 砧穿过
		注意在穿导管时不要用暴力以免红色橡皮导管与铁砧脱开
		将周围的其他组织分离开
		确定没有将其他不需要和没有看到的组织夹住
		使用合适型号的闭合器
	上肺静脉	闭合器经放置镜头的孔道进入
	下肺静脉	闭合器经中间的孔道进入
	尖段肺动脉	闭合器经放置镜头的孔道或中间的孔道进入
	斜裂处的 肺动脉	闭合器经中间的孔道进入
		注意不要损伤上段肺动脉到下叶的分支
	支气管	确定没有漏掉的肺动脉分支
		闭合器经放置镜头的孔道（上叶切除）或中间的孔道（下叶切除）进入
		用橡皮导管环形绑住支气管远端，经直视切口拉开以暴露解剖近端支气管
		尝试在直视下用常规使用的开放性支气管闭合器（TA-30，4.8mm）。用长柄的15号刀 片在胸腔镜引导下切断支气管；同样可以使用橡皮导管来引导闭合器的钳夹
		在闭合器激发前余肺部分通气
分解粘连的 困难		首先以钝头的钳子在放置镜头的孔道分解形成一个"口袋"
		一旦"口袋"形成，放入胸腔镜分解疏松的粘连；在分离粘连后的胸壁上取操作孔
		经操作孔置入电凝棒及其他分离器械
		使用有角度的器械
		将两个孔道联合起来交替操作，这样使分离变得更方便
中量出血的 处理		用凝血材料压迫止血数分钟，用周围组织压迫止血，先分离其他组织
		尝试使用生物封闭剂
		对易碎的组织尝试使用Harmonic刀
		如果有任何问题，延长直视切口直接处理
	更严重出血的处理	如果出血是发生在闭合器拿走后，再用一个闭合器钳夹
		用"花生米"压迫止血
		如果出血量大要中转开胸，要边开胸边用海绵钳或纱布压迫止血
		尝试合适的血管夹（标准的或腔镜下使用的）
		用4-0的Prolene线缝，线节以夹子固定
		避免使用钳子
其他	将肺叶装入标 本袋时的困难	在袋子上缝线，使标本袋成三角形张开，然后取出镜头等；三角形的一个角可以经 直视切口用器械抓住，或者5mm的三角形肝脏拉钩可以帮助打开标本袋
		首先通过器械的交替动作将标本的小的一头放入标本袋，始终保持有一把器械抓住

困难		解决措施
		标本，转动手中器械，把标本放入
		标本袋中装满生理盐水使其张开
		确定装入袋子的是正确的肺叶
		将袋子的边缘缝到合适的取出装置的环上
		调整袋子的方向确定其他组织不会影响操作
		切除标本大则用大的标本袋
	将标本袋经切口取出时的困难	首先吸出标本袋里的水，确定在吸出水及空气时标本袋是打开的
		拿走直视切口的所有拉钩
		调整标本袋使其开口长轴与肋骨平行
		再次调整标本袋里的标本，使肺叶较薄的一部分先出来
		拉标本袋的一边缝，然后再拉另一边（或者两边轮流），可能要用几分钟把整个标本取出
		对抗牵引固定胸壁
		少数情况下要延长皮肤或肋间的切口
漏气及残面处理的问题	一般问题	在水下使残余肺组织膨胀
		使用闭合器、缝补或肺封闭剂来封闭漏气
		维持 $20cmH_2O$ 的通气压检查支气管残端有无漏气
		使用流水来发现漏气检查
		用足够粗的胸管来引流漏气，负压吸引不要太大
		考虑在中间切口处再放一根胸管
		胸管可能要经一比较长的隧道发现
		使用厚的支气管闭合器（4.2~4.8mm），仔细检查闭合器避免两次击发
	大的残面	分解下肺韧带
		考虑顶部覆盖
		如果残腔很大可以考虑气腹
	皮下气肿	可以考虑缝合直视切口处的组织，减少胸腔游离气体进入皮下（因为肋间切口不像标准开胸手术那样关闭）
术后疼痛的处理		行经胸膜或后面的肋间神经阻滞
		放胸管处局部麻醉
		避免肋间撑开及术中操作器械的过度转动
		使用酮洛酸氨丁三醇（toradol）或其他非激素类的镇痛药而不是使用麻醉药

难点解析指南代表了一种不同的外科教育形式。我们的手术技巧有些来自老师的教导，有些是个人经验积累，有些是会议交流经验，将这些技巧汇编有助于节省学习时间。

（杨 勇）

第四节 肺癌胸腔镜放射性粒子植入术

^{125}I 粒子发射一种低能 γ 射线，其能量随距离衰减特别明显，因此可给予靶组织较放疗更高的剂量，而周围正常组织损伤小，是一种理想的局部综合治疗手段。放射性粒子组织间近距离治疗肿瘤具有精度高、创伤小和疗效肯定等优势，临床应用显示了广阔的前景。

近距离放射治疗是把放射性核素源按一定的治疗布源规则置于肿瘤表面或肿瘤内的放射治疗，其基本特征是放射源可以最大限度地贴近肿瘤组织，使肿瘤组织得到有效的杀伤剂量，而周围正常组织受量最低。近距离放射治疗自 1898 年居里夫人发现镭元素后被应用到临床，至今刚逾百年，但其发展相当迅速。1903 年 Strebel 曾将一根导管插入肿瘤中，然后将镭元素送入，进行治疗，此举应为最原始的手工后装组织间照射治疗。1905 年居里夫人与 Damlos、Dominici 发明把镭元素用铂金封成管状线源治疗皮肤癌和宫颈癌，此举应是最早的敷贴治疗和近距离腔内治疗。1914 年由 Forssell 奠基，后由 Heyman 和 Kottmeier 继承和发展的斯德哥尔摩法，此法以含镭 43mg 至 74mg 不同长度的官腔管和含镭 50mg 至 75mg 的不同宽度的阴道容器，进行腔内分次治疗，每次治疗 20~24 小时，被称为"大剂量、短时间的分次治疗"。1919 年 Regelld 和 Lacassagme 等创造和发展的巴黎法，此法以官腔管含镭 33.3mg，穹隆部阴道容器 2 个，各含镭 13.3mg，连续治疗可达 120 小时，被称为"低剂量、长时间连续治疗"。1932 年 Paterson 和 Parker 建立了曼彻斯特法，把当时的伦琴剂量概念引入近距离照射中来，创立了 Pterson - Parker 剂量计算法，制定镭针插植规则。在宫颈腔内镭疗中，又提出了 A 点和 B 点作剂量参考点的剂量学概念，并一直沿用至今。但以伦琴表示的剂量概念，现已被吸收剂量 Gray（Gy，戈瑞）所代替。1953 年 Hensehke 在介绍放射性粒子植入治疗时，描写了"后装技术"，使用了"Afterloading"这一词，后被广为接受，并沿至 20 世纪 60 年代出现了远距离控制的后装治疗机，其治疗方式可因布源方法、核素源剂量率大小、与外照射配合的先后等不同而异。近距离放疗根据布源方法可分为以下几种方式：①表面贴敷照射；②腔内照射治疗；③间质照射治疗，又称组织间照射，[125]I 粒子植入即为组织间照射；④术中近距离照射；⑤内用放射性核素应用等。由于早期放射性粒子治疗肿瘤使用的多是高能核素，如[60]钴、[226]镭等，这些核素释放 γ 射线防护颇难处理，对患者和医务人员造成严重损伤，同时由于缺乏治疗计划系统和相关的引导定位设施，使治疗精度大打折扣，临床应用进展缓慢。近 20 年来，由于新型低能核素，如[125]I，[103]钯相继研制成功以及计算机三维放疗计划系统的出现和超声、CT 引导系统的发展，使粒子治疗焕发了青春。

[125]I 粒子放射源为 1965 年引入，外形为圆柱形，钛合金封装体，长度为 4.8mm，直径为 0.8mm。[125]I 粒子平均能量 27.4keV，组织穿透能力 1.7cm，粒子种植间隔无特殊标准，半衰期 59.4 天，开始剂量 7cGy/h，RBE 1.4，衰变模型 e – 电子俘获，空气比释动能转换 1.270U/mCi，剂量率常数 0.88cGy/h·u，初始剂量率 7.7cGy/h。[125]I 放射性密封源由高密度钛合金内置全杆标记的钯丝经激光焊接而成，主要发射 35.5keV 的 γ 射线和 27.4、31.4keV 的 X 射线。对铅的半价层是 0.025mm，对细胞组织的半价层为 20mm。

一、放射性粒子治疗的理论基础

γ 射线具有破坏肿瘤细胞核 DNA 的作用，使肿瘤细胞失去繁殖能力而凋亡。肿瘤的生长过程中，只有一小部分细胞在持续繁殖（活跃期细胞）。繁殖周期分为四个时相，DNA 合成前期（G_1 期）、DNA 合成期（S 期）、DNA 合成后期（G_2 期）及有丝分裂期（M 期）。繁殖周期中，在 DNA 合成后期及有丝分裂期阶段，只需少量的 γ 射线（3cGy）即能破坏肿瘤细胞核的 DNA，使肿瘤细胞失去繁殖能力，而其他阶段的肿瘤细胞对 γ 射线敏感度较差，静止期的肿瘤细胞对 γ 射线相对不敏感。外放疗分次短时照射只能对肿瘤繁殖周期中部分时相的细胞起治疗作用，照射结束后，其他时相的肿瘤细胞仍能很快恢复繁殖能力；肿瘤细胞受任何刺激，都能激发静止期细胞转为活跃期细胞，而且细胞的倍增时间明显缩短，因此在两次照射的间隙内肿瘤细胞仍能迅速生长，直接影响外放疗的治疗效果。肿瘤组织间植入放射粒子所产生的 γ 射线能量虽然不大，但能持续地杀死肿瘤干细胞，同时在放射性粒子持续照射过程中，当肿瘤细胞被杀死后，缺氧细胞可以变成氧合细胞，敏感性增加。经过软件计算的剂量和足够的半衰期，能使肿瘤细胞全部失去繁殖能力，当细胞死亡超过细胞分裂时，增生不再发生，从而达到较彻底的治疗效果。[125]I 放射粒子的有效半径为 1.7cm，通过调整组合的放射粒子之间距离，重叠的 γ 射线能量可以有效覆盖肿瘤全部，以及与肿瘤边缘正常组织内的亚临床区域。随着离放射源的距离延长，γ 射线能量迅速衰减，对周围的正常组织影响也明显减少，因而不会发生外放疗通常引起的全身并发症。

二、[125]I 粒子应用的安全性

根据马旺扣等对[125]I 种子源治疗前、后周围辐射剂量监测表明：[125]I 的 γ 射线能量低、穿透力较弱，对于植入术操作的医务人员和接受治疗的患者及家属安全性均很高，植入术后不会给周围环境和人员带来放射性污染，故不需要采取特殊的防护措施。尽管如此，作为放射性工作者，仍应严格按放射防护工作的要求进行操作，防止粒子脱落的放射性事件发生。①严格检查、严格操作，防止粒子破损和泄漏，植入术中动作应轻缓，不能过度压迫粒子，否则可能损坏粒子壁或密封端而导致^{125}I泄漏到环境和体液中。如已被损坏，应立即封入容器中做放射性污物处理，并检查污染区域。尽量避免将粒子植入到大血管、肠壁等部位；②所有植入程序应预先计划，以便最大限度减少工作人员辐射剂量；规范操作，提高操作技术水平以缩短辐射时间；与患者必须接近的话，尽量保持在1m以外；操作时穿戴薄铅衣、铅眼镜；工作人员应佩戴个人剂量监测仪。向患者介绍有关^{125}I粒子植入的特点和植入后应该注意的放射性预防措施，同时应告知患者术后可能会发生粒子脱落事件，如有发生应仔细检查并及时找到粒子，用工具捡起，放入容器中保管好并立即报告医务人员。

三、^{125}I粒子植入术的防护措施

（一）术前防护

1. 源的运输保管 ^{125}I种子放射源属于I类低比活度放射性物质，运输时，源应装入铅罐，用A型包装后，包装表面剂量率小于国家允许的辐射水平（<5μv/h），包装箱表面标有A型标志，可与非放射性物质一起运输、携带或邮寄。保管时应装入铅罐内锁入保险箱由专人保管。

2. 术前准备 在空气介质中，近距离操作^{125}I种子放射源，辐射量较大，操作者应在有机玻璃防护屏后操作，或穿0.25mm铅当量橡胶防护衣及戴防护眼镜。取放种子源时，要使用长度在10cm以上的镊子或颗粒源简易机械手。

（二）术中防护

根据马旺扣等对手术室监测结果，手术主刀医生为最强辐射位。在乳腺癌植入较浅的情况下，植入4.4×10^8Bq，主刀医生位剂量率为（20.45 ± 6.55）μSv/h，虽低于国家标准所规定的放射工作人员限值25μSv/h，但遵照防护最优化原则，医师仍应穿带有围脖的0.18~0.25mm铅当量含铅防护衣，主刀和第一助手应戴防护眼镜。监测显示0.18~0.25mm铅当量橡胶防护衣，可屏蔽90%~99%的^{125}I种子放射源辐射剂量。

（三）术后防护

1. 术后护理 术后一般护理（如观察病情），不需特殊防护，只有在近距离护理时，需在患者施源部覆盖0.18~0.25mm铅当量橡胶布或工作人员穿铅橡胶衣。

2. 出院 临床监测显示，无屏蔽情况下距患者体表1m剂量率均在国家标准规定的公众限值25μSv/h以下，故出院患者无须特殊防护，与家属之间采用1m距离防护即可。6个月后无须防护。术后定期检查，种子源有无移位、脱落。

3. 早期死亡 根据中华人民共和国国家标准GB16360—1996《临床核医学放射卫生防护标准》规定，无须特殊防护而处理含放射性核素尸体的上限值：^{125}I的标准为，死后防腐40MBq，掩埋400MBq，火化4 000MBq，故植入^{125}I的放射性在3.7×10^9Bq以下时，早期死亡火化的尸体无须特殊防护。

四、放射性粒子治疗的基本条件

（1）放射性粒子：放射粒子是指用钛合金外壳将低能量放射性同位素密封制成短杆状固体放射源，目前有^{125}碘放射粒子（直径0.8mm，长度4.5mm），^{103}钯放射粒子及^{198}金放射粒子等。钛合金外壳隔绝了能参与人体代谢的放射元素与人体内环境的接触，避免了放射源的丢失以及对环境的核污染，因而能精确控制放射源的治疗剂量。

（2）治疗计划系统（treatment plan system，TPS）：治疗用放射粒子必须要严格的测量，TPS软件实施放射粒子的剂量计算，制订精确的临床治疗计划。TPS软件系统的功能主要是：①不同肿瘤需要的放射治疗剂量不同，需计算不同放射等剂量曲线；②计算放射粒子位置与敏感组织的安全距离；③计算微

创治疗中亚临床病灶范围剂量分布；④配合手术应用的相关计算（姑息切除及部分切除等布源计算）。

（3）放射粒子植入器：放射粒子非常细小，手术中散放在操作台上，增加医护人员的照射，也容易丢失。金属制成的放射粒子植入器在手术前将放射粒子管理起来，集中消毒，且具有防辐射的功能。手术中应简化操作，减少医护人员辐射剂量。

（4）放射性活度测量仪。

（5）CT及B超定位设备。

（6）铅手套、铅裙、铅颈套、铅眼镜等防护设备。

（7）粒子仓、粒子植入针等植入设备。

五、放射性粒子治疗的方法

1. 与手术配合应用　手术中能整块切除肿瘤时，可以在淋巴回流途径上植入放射粒子，甚至在更远的淋巴通道上植入放射粒子，替代甚至扩大了肿瘤区域的淋巴结清扫，减少手术创伤，缩短术后康复周期，实施手术内放疗同步进行的综合治疗；手术中仅能切除肿瘤的情况，在肿瘤边缘的亚病灶区域和淋巴回流途径上植入放射粒子；手术中部分切除或不能切除肿瘤的情况，在残留肿瘤内、亚病灶区域和淋巴回流途径上植入放射粒子。

2. 与胸腔镜配合应用　在实施胸腔镜的检查和治疗中，穿刺针经仪器的活检孔道穿刺到肿瘤内植入放射粒子；或胸腔镜定位，穿刺针经皮穿刺到肿瘤内植入放射粒子；或胸腔镜配合小切口开胸植入放射性粒子。

六、^{125}I粒子治疗胸部肿瘤的临床应用

目前^{125}I近距离治疗种子源在国外主要用于前列腺癌的治疗，在美国放射性粒子组织间种植治疗早期前列腺癌已成为标准治疗手段。除了前列腺癌外，对其他部位不同类型的肿瘤治疗研究也取得了一定的成就。但对胸部肿瘤的治疗仅有少数报道。Lee报道33例肺癌患者术中不适合肺叶或全肺切除，仅进行了局部切除，将^{125}I种子源植入到切缘，防止肿瘤局部复发。随访20～98（81）个月，结果5年生存率为47%，T_1N_0为67%、T_2N_2为39%，其中5年肿瘤相关生存率T_1N_0为77%和T_2N_0为53%，10例患者出现复发，2例在局部，6例局部区域复发（5例纵隔，1例胸壁），Lee认为局限切除肺癌后在切除边缘植入^{125}I可降低局部复发和延长生存期。Chen等用^{125}I术中植入近距离治疗手术高风险的I期非小细胞肺癌共23例患者，这些患者由于心肺并发症、风险大而行胸腔镜手术治疗I期非小细胞肺癌，术中切除肿瘤，然后于肿瘤床植入^{125}I，总剂量100～120Gy，靶区平均48cm^2（40～72cm^2），粒子总活度17.2～28.2mCi（22）。随访11个月，术后CT检查，粒子没有脱落，未发现局部复发，3例出现远处转移，1例出现同侧复发，3例死亡。进行手术前、后肺功能试验对比：术前FEV 1.3～3.01（2.3），术后1.1～3.9L（2.2）；术前FEV_1 0.71～2.2L（1.2），术后0.8～2.9L（1.5）。

术中植入^{125}I治疗具有手术高风险的I期非小细胞肺癌是有效的，且肺功能方面有很好的耐受性，也没有增加术后并发症，长期随访需确定局部控制率和生存期。Lewis等报道了近距离治疗肺和纵隔恶性肿瘤的作用，他们总结了过去7年103例的治疗经验，认为近距离放疗对于手术中不能切除的肺和纵隔肿瘤在没有其他办法时，是一个有用的治疗。Mittal等1993年报道了采用CT介导的^{125}I植入法，对3例胸壁肿瘤（2例是无法切除的肺癌侵犯胸壁，1例是复发的乳腺癌侵犯胸壁）进行治疗。植入后患者明显感到局部疼痛减轻，3个月时CT图像显示胸壁肿瘤体积明显减小；在植入过程中，疼痛较轻，出血较少，也未见其他明显的并发症。胡建林等报道在模拟定位机或CT定位下，通过穿刺针将^{125}I粒子植入肺癌病灶内治疗20例，18例患者观察2个月以上，CR（完全缓解）27.8%（5/18），PR（部分缓解）66.7%（12/18），NC（无变化）5.6%（1/18），近期有效率（CR＋PR）高达94.4%（17/18），并发气胸20%（4/20），咳少量血痰25%（5/20），胸膜腔内明显出血5%（1/20），粒子脱入胸膜腔5%（1/20）。D'Amato等对14例有明显心、肺功能不良的I期（$T_1N_0M_0$）周围型肺癌患者进行了电视胸腔镜肿瘤楔形切除，同时在切缘放置有Vicryl缝线固定的^{125}I粒子，结果显示没有出现典型的放射性

肺炎，随访 2~12（7）个月没有发现局部复发，他们认为放射性粒子植入对于肺癌楔形切除后的辅助治疗来说是一个安全、有效的方法。近几年，放射性粒子结合支架治疗食管癌、气管肿瘤多有报道，有学者报道国产支架捆绑粒子治疗食管癌 8 例，巧妙地结合了放疗和介入的优势，具有操作简便、损伤小、并发症少、效果满意的特点。Raben 等回顾了在治疗非小细胞癌及其他胸部肿瘤方面的指证、技术和结果，研究认为，近距离放疗将不断提供极具魅力的、可供选择的、完善的治疗途径，提高患者的局部控制率和生存率。

组织间植入放射粒子治疗恶性肿瘤方法的出现，为手术治疗提供了能减少手术创伤的肿瘤整体杀灭的方法，弥补了化疗和常规外放疗的不足，而且以简单的穿刺技术，明显减少传统手术治疗中因不能切除肿瘤而带来只能"开开关关"的遗憾。微创的方式能为难以治疗的恶性肿瘤或部分晚期的肿瘤患者提供了生存的机会，提高了患者的生活质量。

随着影像技术的发展（CT、MRI、术中 B 超等）和近距离治疗技术的完善，使靶区的确定更加准确，通过计算机控制的剂量优化措施，使靶区的剂量分布更加满意，近距离放疗的应用将更加广泛。但是目前仍存在一些问题亟待解决：①^{125}I 粒子近距离放疗在国际或国内各研究机构间尚无一个方法学和计量学分次方面的规范或标准；②不同增殖速率的肿瘤如何选择不同放射性核素，以获得最大的杀伤效应；③近距离放疗的晚期损伤尚不明确；④^{125}I 粒子植入后周围正常组织如气管、支气管、上腔静脉、主动脉、食管、胃等对^{125}I 粒子耐受的强度、距离及时间等尚无明确标准，需要进一步更深入的研究。

（刘高峰）

第五节　肺癌的胸腔镜治疗效果评价

欧美主要肿瘤治疗中心完成的一系列临床研究结果显示，胸腔镜手术治疗非小细胞肺癌的疗效与常规开胸手术相似。McKenna 等 1998 年发表的一项收治了 298 例 I~III 期（78% 为 I 期）非小细胞肺癌的多中心回顾性分析结果显示，所有患者的 4 年总存活率达 70%，与开胸肺叶切除手术的疗效相近。2000 年发表的一项由日本学者完成的临床试验结果显示，204 例 I 期非小细胞肺癌接受胸腔镜手术治疗后的 5 年总存活率高达 97%，且术后患者的肺功能保留较好。2006 年 Mc Kenna 等总结了美国洛杉矶 Cedars Sinai 医院在 12 年内完成的 1 100 例胸腔镜手术（包括肺叶切除、全肺切除与肺段切除）发现：胸腔镜手术的死亡率为 0.8%，且无因术中出血而死亡的病例，该组患者中仅 10 例出现术中出血，95.9% 无须输血，84.7% 患者无任何术后并发症，术后平均住院日少于 5 天，其中 20% 患者于术后 1~2 天出院。研究结果表明，胸腔镜手术下的肺叶切除术在减少术后并发症，缩短住院时间等方面具有优势，没有证据表明胸腔镜手术出血更多或更难控制。因此，对经验丰富的医师而言，应用胸腔镜手术行肺叶切除的风险较低。

虽然目前已完成并发表的大量临床研究结果已证实了胸腔镜手术切除非小细胞肺癌的可行性、安全性及其疗效，但必须指出的是，目前有关胸腔镜手术的大部分临床研究为回顾性总结，尚缺少严格的前瞻性随机对照研究，故临床上开展非小细胞肺癌胸腔镜手术切除时不可盲目跟从。此外，目前尚无足够的前瞻性研究结果证明 VATS 肺叶切除术较标准的开胸手术更优越。尽管 VATS 肺叶切除术的手术切口短，术后镇痛药的需要量减少，但 VATS 对纵隔淋巴结的完全廓清尚具困难，对肺癌患者而言，住院时间、术后并发症和生存期并没有因为应用 VATS 而改善。

（刘高峰）

第七章

膈肌疾患的胸腔镜治疗

第一节　膈的应用解剖

膈呈穹隆状，界于胸腹之间，是参与呼吸的主要肌肉，也是形成胸腔低压系统和腹腔高压系统的肌肉结构和器官。膈肌共分为3个部分。胸骨部分起于胸骨剑突及腹横肌的后面；肋骨部分起于第7~12肋的内侧，为膈肌起点的最广大部分；腰椎部分以左、右膈脚起于上2~3腰椎两侧及腰大肌上端的内侧弓状韧带和腰方肌上端的外侧弓状韧带。三部分肌肉纤维向中央集中止于中心腱。正是由于这种解剖关系，这三部分肌肉往往由于发育不正常而形成缺损或弱点，成为先天性膈疝的解剖学基础。胸骨部之间的缺损或弱点叫胸骨旁裂孔，经此裂孔的膈疝称为胸骨旁疝，也称胸骨后疝。肋骨部与腰椎之间的缺损或弱点叫胸腹裂孔，经此裂孔的疝，在先天性膈疝中较为多见，临床上称为胸腹裂孔疝或椎体旁疝。

在膈肌上有3个主要裂孔，分别为主动脉裂孔、食管裂孔和腔静脉裂孔。主动脉裂孔有主动脉、奇静脉、胸导管通过；食管裂孔有食管和迷走神经通过；腔静脉裂孔有腔静脉和右膈神经通过。

膈肌的血供：动脉血供主要来源于主动脉，由左、右膈肌动脉供血。膈肌的静脉有左、右膈下静脉，静脉回流至下腔静脉。

膈的神经分布：左、右膈神经发出至膈肌的运动和感觉纤维，产生自主或不自主的节律性运动。

（刘聚良）

第二节　膈疝

一、创伤性膈疝的诊断治疗

由于膈所在的位置特殊，毗邻心脏、大血管、肺和肝脾。穿透性胸部损伤伴有膈损伤者易累及上述器官和结构，导致严重出血。膈为位于胸腹腔之间的向上方隆凸的一个扁肌，其隆凸部分称膈穹隆，使腹腔内部分脏器（肝、脾、胃）突入到肋弓以上，因而腹腔容积相应地向上方扩大，而胸腔的容积比胸廓的范围要小。当用力呼气时，膈穹隆的最高点，右侧者约平第4肋，左侧者约平第5肋，用力吸气时，膈穹隆的最高点比呼气时约低3cm。因而在第4肋间以下的穿透伤均有可能造成膈损伤。膈左侧损伤较右侧多见，与行凶者大多右手持刀有关，亦有少数为经左上腹刺入。这类穿透伤的膈破裂口部位不定，刀刺伤的膈裂口一般在2~3cm大小，如不仔细探查，容易漏诊。有报道陈旧性膈破裂，系多年前重度粘连脾的切除术，造成膈损伤，裂口小而遗漏，多年后因部分小肠、胃、横（降）结肠疝入胸腔嵌顿梗阻，急诊开胸手术见原左膈后外侧裂口已扩大至12cm。

膈肌破裂在胸部外伤中并不少见，特别是在胸腹联合损伤中更是如此。其严重程度取决于膈肌破裂范围的大小、有无膈疝存在，如不早期诊断，及时手术治疗，将严重威胁患者生命，同时给医生带来手术难度，增加患者手术治疗风险。Hedblom 报道384例膈肌损伤病倒，并发膈疝者41例，Hood 报道261例膈肌破裂病例中，并发脾破裂者35%，肝破裂者9%，病死率18%。此外，Ochsner 报道14例胸腹联合伤疑有膈肌损伤的病例，进行诊断性胸腔镜检查，证实 9 例存在膈肌破裂。Smith 对 10 例可疑膈肌破裂患者进行胸腔镜检查，发现 5 例有膈肌破裂，其中 4 例经电视胸腔镜完成膈肌破裂修补术。

（一）临床表现

取决于创伤的性质，并发伤的程度，疝形成的速度和疝内容物的情况。按病情可分急性型和陈旧型两种。急性期患者主要表现有：①疼痛：下胸部、上腹部剧痛或隐痛，进食后加重，呕吐后减轻；②消化道症状：可出现恶心、呕吐、呕血、黑便、不排气及便秘等情况，有腹膜炎时可出现腹膜刺激征；③胸部症状：胸闷、憋气、咳嗽及呼吸困难，较多脏器疝入胸腔时患侧胸部膨隆，呼吸运动减弱，听诊呼吸音消失，可闻及肠鸣音。心音及气管向健侧移位；④重症：危重患者可出现呼吸窘迫、发绀、休克和猝死。但大多数与其他复合伤有关，如大出血、脏器坏死穿孔、感染等。这类损伤常累及胸腹腔多个器官，属严重多发伤，患者伤情重，休克发生率高，伤后常常出现呼吸、循环与消化系统综合征。闭合性伤其外力致深部器官损伤与体表伤的部位往往不相对应，如并发脑外伤等则症状体征相互掩盖，容易误、漏诊，文献报道膈损伤的漏诊率高达 12%～66%。单纯膈肌破裂致死者极少见。陈旧型的患者伤后可在数日到数十年发病。多为当时膈损伤，伤裂口较小或被大网膜堵塞，腹内脏器未（或少量）进入胸腔，但膈裂口难以自愈，一旦腹腔压力骤然升高可使裂口扩大，腹腔脏器疝入胸腔后发生嵌顿。其突出表现是消化道症状（上腹部烧灼样痛伴进餐后呕吐）与呼吸、循环功能紊乱（胸闷、气促、心悸）并存。

（二）外伤性膈肌破裂的诊断

由于胸部外伤的致伤原因、部位、范围、程度及临床表现不同，创伤性膈肌破裂的诊断有一定困难，尤其是当患者同时并发头颅、躯干和四肢多系统复合伤，处于昏迷、休克状态时，医生通常迅速进行中枢神经系统及内出血的诊治而容易忽略膈肌损伤的诊断考虑。在客观上，又由于单纯膈肌破裂，或伴有膈疝而不伴实质性脏器出血者，临床症状一般不典型、不严重，左右两侧膈肌解剖学特点，复合伤早期限制一些必要的及复杂的相关检查等，均是造成外伤性膈肌破裂误诊或漏诊的重要原因。

外伤性膈疝诊断要点如下：

（1）向知情人详细了解患者病史，包括主要处理、检查项目和结果。

（2）认真全面体格检查。

（3）拍摄胸部正、侧位像；膈肌破裂的 X 线表现有多种，如胸腔内含气、液体的胃肠影或实体脏器影像。纵隔可向健侧移位。

（4）腹部 X 线平片或腹部 B 超检查。

（5）上消化道钡剂造影检查。

（6）胸腹部 CT 扫描检查。

（7）胸腔镜检查。

（三）胸腔镜治疗创伤性膈疝

1. 手术适应证　如下所述。

（1）下胸部、上腹部钝性挫伤者怀疑膈肌破裂，不能明确或无法明确诊断者。

（2）上腹部、下胸部创伤后，临床上有呼吸、循环功能障碍，腹部阳性体征者。

（3）有肠梗阻症状，或同时有血气胸表现，但胸穿及腹穿阴性。

（4）胸部叩诊鼓音，可闻及肠鸣音，胸片疑有膈肌破裂征象者。

（5）下胸部穿透性或刀刺伤致膈肌破口较小，无膈疝和临床症状，诊断比较困难者。

（6）经相关检查膈肌破裂诊断明确，病情平稳，应首选胸腔镜手术。如膈肌撕裂范围大、疝内容还纳困难、腹部有其他器官损伤须同时处理，应中转开胸或剖腹手术处理。

2. 手术禁忌证　如下所述。

（1）虽为膈肌破裂，但严重休克者。

（2）多脏器复合伤伴有较大量出血者。

（3）心肺功能差，不能耐受单侧肺通气者。

3. 手术前准备 如下所述。

（1）只要患者病情允许，术前应行胸腹 CT，腹部 B 超、X 线等必要的检查。

（2）置胃肠减压管，减少呕吐误吸的机会。

（3）抗休克、抗感染治疗的同时做术前常规准备，有开放伤者，应注射破伤风抗毒素。

（4）除胸腔镜手术器械外，应准备开胸及剖腹手术器械。

（5）其他术前准备与常规开胸手术前准备相同。

4. 手术方法 如下所述。

（1）麻醉：气管内双腔管插管，全身静脉复合麻醉。

（2）体位：通常采用侧卧位，术中可根据胸内具体损伤情况改变体位以满足操作需要。

（3）切口：观察孔切口应以便于观察膈肌全貌及胸腔镜下探查有无其他脏器损伤的原则而设定，以腋中线第 5 肋间较为适宜。操作孔切口可设 2 ~ 3 个，部位选择原则上以便于肺的牵拉、裂口修补操作方便而定，建议参考选择腋前线锁骨中线第 4 或第 6 肋间，腋后线或肩胛下线第 7 或第 8 肋间。

（4）手术步骤：在预选定的位置做 1.0 ~ 1.5cm 肋间切口，电刀切开皮下及胸壁肌肉，用手指或血管钳分开肋间肌及胸膜入胸膜腔，此前改为单侧肺通气，如有粘连，先稍做分离（钝性或电刀）后插入胸腔镜。另外几个操作孔在电视胸腔镜引导下逐一切开。首先吸净积血和凝血块，全面探查胸内器官有无并发伤，有活动出血时应立即止血，而后再全面仔细查看膈肌，确定破口的部位、大小及有无疝并存，手术要点是：①膈肌裂口边缘进行充分止血，电烧或缝扎均可；②选粗丝线做间断"8"字全层缝合，张力大的部位加用"U"字缝合；③边距应掌握在 1.0cm，间距 0.5cm 为适宜（注意宁密勿疏）；④有膈疝存在时，应先还纳疝内容物后再修补膈肌破口，并注意勿损伤膈下腹腔脏器；⑤疝内容物还纳困难、有嵌顿或疑有腹腔脏器损伤时，应辅以胸部小切口或开腹在胸腔镜配合下探查腹腔，还纳疝内容物、缝补裂口及其他切实可靠的处理；置引流管及缝合切口与常规开胸手术相同。

（四）胸腔镜辅助小切口治疗创伤性膈疝

1. 手术适应证 如下所述。

（1）急性创伤性膈疝，疝内容物还纳困难、有嵌顿或疑有腹腔脏器损伤时。

（2）陈旧性创伤性膈疝，胸腔粘连严重，单纯胸腔镜无法完成手术者。

2. 术前准备 急性创伤性膈疝术前准备同前述；陈旧性创伤性膈疝患者多伴有肠粘连、肠梗阻或肠绞窄，需按肠梗阻、肠绞窄行术前准备。

3. 手术方法 如下所述。

（1）麻醉行气管内插管、静脉复合麻醉。

（2）首先应用胸腔镜进行探查，如发现胸腔粘连严重、疝内容物无法还纳、并发腹腔脏器损伤者，改用辅助小切口手术时，则根据不同的手术切口来选择不同的体位。经胸途径者，采用侧卧位；经胸腹联合途径者，可通过改变手术床的角度来调整患者的体位，使其类似平卧患侧垫高的体位。

（3）切口经腹途径者，取上腹正中或左上腹正中切口。无论采用哪种切口，其切口长度均先切 8 ~ 10cm，如遇操作困难，再做适当延长以满足手术需要。

（4）经腹显露和缝合膈肌裂口：进入腹腔后，先做腹腔内受损脏器的处理。再将疝入胸腔的器官还纳回腹腔。向右下方牵拉结肠、胃和脾脏，显露膈肌破裂口。用 7 号丝线间断褥式或"8"字缝合。最后一针结扎前需膨肺排气后，再打结关闭膈肌。

（5）经胸显露和缝合膈肌裂口：经胸显露者，常用于陈旧型膈疝。可切除第 7 或第 8 肋骨经肋床进入胸腔。也可经第 7 或第 8 肋间入胸，近来已很少做切除肋骨切口。注意勿伤及疝入胸腔的腹部脏器。因疝入胸腔的脏器，时间稍长往往或多或少与肺、胸壁和膈肌有粘连。所以，应仔细分离后再还纳，后行缝合。

（6）缝合切口：经腹途径者，完成腹腔脏器还纳及膈疝修补后，有腹腔污染者，需于膈下放置乳胶引流管引流，再逐层缝合切口。经胸途径者，同样在完成膈肌破裂口修补后，在第 8 或第 9 肋间放置胸腔引流管，再依次关闭胸腔。

4. 术中注意要点　如下所述。

（1）膈肌破裂一时不可能危及生命，如遇病情危重的患者，应分清主次，先纠正创伤性休克及处理致命的并发伤，再行膈肌破裂修补术。

（2）对急性期的患者，无论选择何种手术入路，尤其是经胸入路，术中应经膈肌裂口仔细探查腹腔，防止漏诊其他脏器的并发伤。

（五）早期诊断必须重视的问题

1. 首先必须弄清受伤机制　开放性伤应注意伤道方向、刺伤的刀器类型、刺入的深度，以便估计可能受损的器官；对闭合性伤应了解暴力作用部位，注意其他并发伤可能掩盖胸腹部脏器损伤的症状。

2. 必须高度注意血胸、血腹　胸部伤未累及心脏、大血管或活动持续性胸内动脉出血，休克多不严重，如果胸腔引流的出血量难以解释失血性休克，就应该考虑腹腔脏器损伤。注意由于膈破裂，血胸的来源可能为腹腔脏器破裂；腹穿抽吸的血液也不能排除来自胸腔脏器损伤。若胸腔引流见到胆汁或胃肠液即可确诊为膈破裂、腹腔脏器破裂。

3. 必须重视特殊检查的结果分析　膈破裂、胸腹多发伤的患者常常由于伤势严重，休克发生率高，不允许做过多的复杂检查。胸、腹穿刺，伤道探查是简便可行的诊断检查方法。床边 X 线检查可确定血气胸、纵隔气肿、气腹。如果胸腹部挤压伤并有血气胸及血腹，胸部开放伤有气腹，上腹部开放伤有血气胸常示膈破裂。若胸片显示胃肠影即可确诊。如患者血流动力学稳定，病情允许，可行 CT 检查，胸腔镜检查在患者病情许可的情况下可从胸腔闭式引流口进入，有助于了解膈损伤情况，同时可对胸内损伤进行治疗。近几年来，此手段的使用逐渐增多。

二、食管裂孔疝的诊断治疗

胃或其他腹腔脏器经食管裂孔突入胸腔纵隔内即形成食管裂孔，常伴有胃食管反流症。食管裂孔疝多见于中老年者、肥胖女性、有慢性咳嗽及便秘习惯者和腹部手术后等情况，先天性者少见。在人体食管测压时可见胃食管连接处（贲门）上方 $3\sim4cm$ 长腹段食管有高压区（也称食管下段括约肌，LES），其压力高于胃内压，有防止胃食管反流的作用。维持下段食管高压的解剖结构有：膈脚的肌张力，腹内和胃内正压，食管胃形成的 His 角和食管胃连接处内环肌层的不对称增厚等。由胸内筋膜和腹内膜融合成的膈食管韧带（膜）在固定食管于腹腔内起重要作用。因此，正常的抗反流机制被破坏成为食管裂孔疝的主要病理过程。

（一）病理分型

H_1：又称滑疝，食管胃连接处和近侧胃经裂孔疝入胸腔，疝囊不完全。

H_2：又称裂孔旁疝，食管胃连接处保持正常位置，胃底经食管前面薄弱处疝入胸腔，疝囊完整。

H_3（H_1、H_2 的混合型）：食管胃连接处，大部分胃疝入胸腔。

H_4：除胃外，尚有结肠、小肠、大网膜、脾或胰腺疝入胸腔。

（二）症状

可有胸骨后不适，打嗝后缓解，食后饱胀感、胸闷等；典型的反流症状如胃灼热、反酸、反食等；出现相应的并发症，如疝内容物嵌顿、肠梗阻、出血、呕血、黑便、穿孔等。

（三）诊断

依据食管 X 线钡餐检查。小型滑疝有时需加头低位及上腹部加压才能显示，而钡剂返入食管只能说明存在胃食管反流现象。

（四）手术治疗

1. 手术指征　如下所述。

（1）H_2、H_3、H_4 型疝不管症状轻重，主张早手术。

（2）严重的反流型食管炎，经内科治疗6个月以上无效者。

（3）有并发症者，如出血、梗阻、狭窄、嵌顿和穿孔。

（4）重度Barrett食管或疑有癌变者。

2. 手术前准备　如下所述。

（1）术前应行腹部B超、X线、胸腹CT等必要的检查。

（2）置胃肠减压管，减少呕吐误吸的机会。

（3）必要时需做肠道准备。

（4）除胸腔镜手术器械外，应准备开胸及剖腹手术器械。

（5）其他术前准备与常规开胸手术前准备相同。

3. 胸腔镜辅助小切口治疗食管裂孔疝手术方法　手术要点为：①缩小食管裂孔口；②切除疝囊并恢复腹段食管正常位置；③按需加行抗反流术等。

（1）麻醉：行气管内插管、静脉复合麻醉。

（2）体位：通常采用侧卧位，术中可根据胸内具体情况改变体位，以满足操作需要。

（3）切口：观察孔切口应以便于观察膈肌全貌的原则而设定，以腋中线第5肋间较为适宜。在预选定的位置做1.0～1.5cm肋间切口，逐层切开，钝性分开肌肉及胸膜入胸膜腔，此前改为单侧肺通气。探查疝囊的大小，周围粘连情况。在第7或8肋间取8～10cm切口进入胸腔。游离食管下段及疝囊，切除疝囊（留2cm宽残边），胃食管下段回纳入腹腔后，食管后方间断缝合膈脚3针，疝囊残边缝合于裂孔周缘，结扎膈脚缝缩线（留小指尖大小空隙），然后缝合纵隔胸膜。

4. 术中注意要点　如下所述。

（1）回纳疝入胸腔的腹腔脏器时，一定要轻柔，不可用强力。当回纳困难扩大疝孔仍有困难者，应行胸腹联合切口。

（2）对过大的疝孔，如发现缺损的后缘缺如，则应将缝线缝在缺损后缘相邻的肋骨上，以保证修补牢固可靠。

（3）对缺损的疝孔，手术中最理想是直接缝合缺损，以保证肺的膨胀。但当缺损不能直接缝合时，可用人工补片修补（如涤纶布）或带蒂腹壁肌肉修补。

（4）术中可用带蒂的大网膜组织于膈肌腹侧面缝贴，促使膈疝修补缝合口牢固。

（刘聚良）

第三节　膈肌膨出症

膈肌膨出症也被称为膈膨升，属膈肌无力类疾病，膈肌无力指膈肌活动强度的减弱，包括膈肌麻痹和膈肌膨出症。膈肌膨出症由Petit于1774年首次描述，Beclard于1829年定名。膈肌膨出症的定义通常有狭义和广义两个范畴：狭义的膈肌膨出症是指由于胚胎横中膈内肌肉组织发育异常，导致膈肌先天性缺陷引起的膈肌膨出，称为先天性（原发性）膈肌膨出症；广义的概念通常被用来指膈肌纤维因发育不良、萎缩而异常抬高，包括膈神经的不明病因、不明部位的损伤造成的膈肌抬高，称为获得性（继发性）膈肌膨出症。

一、膈肌膨出症的病理生理学

膈肌膨出症因膈肌的舒缩功能和稳定性的丧失，主要影响呼吸、循环和消化系统功能，严重者可致膈衰竭。

1. 呼吸运动的改变　膈肌膨出症时，膈肌完全或部分丧失舒缩功能，可导致膈肌、腹壁的反常呼吸运动及纵隔摆动。吸气时，通过肋间肌和辅助吸气肌的收缩，抬高胸壁、增加胸膜腔负压，膈肌则因胸膜腔负压而向胸腔运动；呼气时，胸膜腔压力增高，膈肌向腹侧运动。膈肌的这种与正常情况相反的运动称为膈肌反常呼吸运动。膈肌反常运动使吸气时患侧胸膜腔压力大于健侧，引起纵隔摆动，并膈下腹压降低，如无腹部肌肉活动，胸壁下部及腹壁下陷，也呈反常呼吸运动。

正常情况下，腹壁肌肉完成辅助呼气。成人膈肌膨出症患者，在立位时腹壁肌肉可起到辅助吸气作用。其机制是通过腹壁肌肉在呼气末的收缩，使麻痹的膈肌及上腹脏器抬高，这样在吸气开始时，腹壁肌肉松弛，上腹脏器下坠，使膈肌向腹侧运动，起到辅助吸气作用。如为卧位或肥胖患者，腹壁辅助吸气作用丧失，呼吸困难加重。

2. 腹腔脏器受影响　膈肌膨出症由于膈肌抬高，腹腔容积增大、压力减低易引起腹腔活动度大的脏器扭转，如胃、小肠、结肠等脏器的扭转等均有报道，其中以胃的逆时针转位最为常见，胃底随膈肌抬高、胃泡巨大、腹段食管成角加大，患者有餐后饱胀感、嗳气、吞咽困难及上腹部不适、疼痛等症状。另外，有较长病史的成年患者，腹腔脂肪组织的减少，也是易导致脏器扭转的一个重要因素。

二、膈肌膨出症的病因

有先天性、遗传性、创伤、医源性等多种病因可引起膈肌膨出症，最常见的原因是膈神经损伤膈肌疾病。膈肌膨出症也可是全身疾病的一部分。

1. 先天性因素　主要是胚胎期横膈的肌化异常，也有报道认为与胎儿感染有关。

2. 遗传性因素　有报道先天性膈肌膨出症患儿染色体检查异常，提示遗传因素的存在。

3. 创伤　产伤可引起高位颈神经的损伤或过伸，致膈神经麻痹。在 20 世纪 60 年代前，成人单侧膈肌麻痹的主要病因是手术或外伤，近年来创伤降到第二位。外伤可直接损伤膈神经，外伤后的瘢痕、粘连等也可影响膈神经的功能。颈部手术损伤颈神经丛、颈胸部手术及纵隔镜等损伤了膈神经是常见的医源性损伤因素。

4. 感染和肿瘤　在 20 世纪 60 年代前，结核感染是仅次于创伤和手术的第二大病因。近年来，随着结核发病率的降低，肿瘤成为膈肌麻痹的第一大病因，且这类患者多并发其他肿瘤并发症。

5. 神经肌系统病变　成人的运动神经核疾病、在广泛多发性神经炎、神经源性肌萎缩等均可引起膈神经麻痹的疾病。

6. 其他全身疾病　如甲状腺功能低下常伴有双侧膈神经异常。

实际上，任何全身性骨骼肌疾病都可影响膈肌，导致膈肌营养障碍及无力。许多系统性疾病可影响膈肌，如胶原病、甲状腺疾病和系统性红斑狼疮等。某些药物可引起膈肌麻痹，如普鲁卡因胺等。

三、膈肌膨出症的分类

Thomas 根据膈肌膨出症的发病机制，把其分为先天性和获得性（继发性）膈肌膨出症。

先天性膈肌膨出症指因在胚胎期横膈本身发育不良，出生后即表现为膈肌膨出。特点：可并发其他器官畸形，如肺发育不良、心脏畸形等；不能自愈；手术效果好。

获得性膈肌膨出症主要指膈神经的不明病因、不明部位的损伤，而造成的膈肌抬高。多为成人，但也可见于部分婴幼儿，这可能与出生时的产伤和感染损伤了膈神经有关。此型特点：因多为成人患者，故以消化道症状为主，对呼吸功能的影响较小，很少发生呼吸衰竭；有自愈可能；成人患者保守治疗可维持很长时间；可能是全身疾病的局部表现。

四、膈肌膨出症的临床表现

（一）临床表现

1. 完全型膈肌膨出症　可引起包括呼吸、胃肠道及心血管系统的症状。

（1）呼吸系统症状：新生儿患者以出生后呼吸急促、浅快、发绀等为主要表现；成人的重症患者可出现端坐呼吸，这与腹腔脏器的下坠可增加胸膜腔负压有关。

（2）循环系统症状：以新生儿，特别是早产儿的一侧膈肌膨出多见。由于纵隔摆动或膈肌抬高改变了心脏的解剖位置，引起循环系统症状。患者可有心悸、心动过速、阵发性心律失常等症状，重者出现循环衰竭。如有并发心脏畸形者，可出现相应的临床表现。

（3）消化道症状：患儿生长障碍，常有餐后上腹饱胀、呕吐、腹痛、消化道功能失调等症状，如出现消化道梗阻症状，往往提示有消化道扭转。成人患者以上症状较为突出，多因消化道不全梗阻症状而就诊。

2. 局限型膈肌膨出症　在婴幼儿期症状多不明显，成人患者可有胸痛、轻度憋气等非特异性症状。

（二）体格检查

胸部望诊可发现以下重要体征：腹壁、下部胸壁的反常呼吸运动。叩诊胸廓下部，左侧病变为鼓音，右侧为实音。患侧呼吸音减弱，如患侧下肺闻及湿啰音，提示并发下肺感染。

（三）辅助检查

胸部透视一般认为是检查膈肌功能的最准确、简单的方法，是首选检查。胸透下可见：患侧膈肌抬高，肺野明显缩小；膈肌反常呼吸运动幅度在慢而浅的吸气时很小，而在快而深的吸气或咳嗽动作时，幅度大而明显。故在检查患者时，应让患者做快而深大的吸气动作，以免较慢的吸气运动造成漏诊或误诊。Kienbock 征：深吸气后屏气，麻痹的膈肌抬高；一侧完全型膈肌膨出症可见纵隔摆动，这在婴幼儿患者较为明显，成人少见。

部分膈肌膨出通常用膈肌轮廓的杯样膨出表现来描述，多位于膈肌内侧的前 1/3。透视检查的不足在于该项检查有 6% 的假阳性、不能确定膈肌的无力程度、且不能诊断膈肌无力或膈肌衰竭。

胸片及 CT 等项检查，对评价膈肌的厚度和膈穹隆的高度有一定价值，但经常得不到特异性诊断，往往需要气腹下透视或拍片明确诊断。

超声检查对右侧膈肌膨出症的诊断和鉴别诊断非常重要，特别是局限型膈肌膨出症尤为重要。超声下可见膈肌壁薄弱、反常呼吸运动等；能确认膨出膈肌下的内容物，多为回声正常的肝脏，并可见肝脏随膈肌反常呼吸运动。灰阶超声检查能区分"膈升高"是腹腔、腹膜后还是胸腔的病变，同时可反映病变内部结构、物理特性、病变范围及与邻近组织的关系。定位准确性 100%，定性准确性 98%。主要适用于早孕、体质衰弱、被动体位等不能透视者，对鉴别膈下脓肿、外伤性膈破裂很适用。

五、诊断及鉴别诊断

膈肌膨出症与膈肌麻痹的区别是后者有明确病因或部位的膈神经损伤。两者的临床症状、治疗方法相同。伴膈肌抬高，在婴幼儿多为膈肌膨出症，而成年人多为膈肌麻痹。诊断要依靠病史、体征、胸透、跨膈肌压差及膈神经功能的测定。有难产或早产病史的患儿，出现呼吸系统或消化系统症状时，查体或胸透发现膈肌及腹壁反常呼吸运动，最大跨膈肌压差减小，要考虑膈肌膨出症的可能。有膈肌膨出症病史者，突发的机械性肠梗阻症状，要首先考虑消化道器官的扭转，如胃扭转、结肠扭转等。

最重要的鉴别诊断是与膈疝鉴别。在极少数病例中，两者是共存的。局限型膈肌膨出症需与膈肌内良性肿瘤鉴别，因后者在透视下表现为膈肌阴影在吸气时抬高，呼气时降低，类似反常呼吸运动，但超声、CT 检查可显示膈肌实性病变，肝扫描显示肝外形正常，而膈肌膨出症在肝扫描检查时显示肝组织充填膈肌阴影内。膈肌膨出症与膈下脓肿和肝脓肿鉴别，后者可见肋膈角反应性积液、膈上局限性肺炎及肝内边缘粗糙的低回声区。肝包囊虫为膈下肝内多腔囊肿，B 超可见腔内气体回声。

六、手术适应证

婴幼儿型手术适应证：先天性一侧或双侧膈肌膨出症的婴幼儿型，手术越早，术后恢复越快。获得性婴幼儿的膈肌膨出症，如何选择适当时机手术，目前看法不一。有人认为一些患儿可在几个月内自己恢复，故应首选保守治疗。Schwartz 等建议机械通气两周以上，如无好转可考虑手术；Haller 等的观点是最少要等 4～6 周，明确患儿膈神经功能不能恢复后再手术。但大多数文献报道麻痹的膈神经多在 10 天内开始恢复功能，故认为如果患儿在 7～10 天内不能脱离呼吸机，应考虑手术治疗。

成人型手术适应证：因成人患者术后疗效不佳，手术适应证应严格掌握如下：①呼吸功能衰竭，且药物治疗无效，机械通气辅助呼吸者；②有呼吸系统症状、伴胃肠道梗阻症状者；③膈肌膨出症不能与其他需手术治疗的疾病鉴别（如肿瘤或膈疝等）。前两点为急诊手术指征。

七、手术入路

手术路径的选择目前尚不统一。Jawad 认为经胸和经腹行膈肌折叠术同样有效，但适应证略有不同。经腹路径对中心性膨出及不能除外伴有先天性膈疝的患者更安全；经胸路径对膈神经麻痹的患者最适合，因其可看清膈神经走行及损伤部位，并减少术后肠麻痹。双侧膈肌膨出症多选用经腹路径，可同时修复双侧膈肌。也可采用分两次经胸手术，一次修复一侧膈肌，两次手术间隔 3~4 周。我们这里介绍胸腔镜治疗方法。

八、手术方法

（一）麻醉

气管内双腔管插管，全身静脉复合麻醉。

（二）体位

采用侧卧位。

（三）切口

观察孔切口应以便于观察膈肌全貌及胸腔镜下探查有无其他脏器损伤的原则而设定，以腋中线第 5 肋间较为适宜。操作孔切口可设 2~3 个，建议参考选择腋前线锁骨中线第 4 或第 6 肋间，腋后线或肩胛下线第 7 或第 8 肋间。

（四）手术步骤

在预选定的位置做 1.0~1.5cm 肋间切口，电刀切开皮下及胸壁肌肉，用手指或血管钳分开肋间肌及胸膜入胸膜腔，此前改为单侧肺通气，如有粘连，先稍做分离（钝性或电刀）后插入胸腔镜。另外几个操作孔在电视胸腔镜引导下逐一切开。具体分为以下几种方法进行手术：

1. 膈肌叠瓦式缝合术　沿膈肌前后径经膈顶切开或切除部分纤维化变薄的膈肌，再叠瓦式折叠缝合。该术式优点是可防止腹腔脏器损伤，但对防止复发等无效。缺点为不易掌握切除的范围，且使薄弱的膈肌再次损伤。

2. 膈肌折叠缝合术　用不吸收缝线，带垫片，在膈神经分支间间断折叠缝合。优点：①因其不需切除膈肌，最小限度损伤膈肌本身；②最低程度损伤膈神经及其分支。优于经典的叠瓦式缝合（"vest - over - pants"）方法。缝合的方法有以下两种：①反复、间断、全层、折叠缝合松弛的膈肌，直到膈肌缩减至正常高度。这种方法的缺点是：其缝合时盲目穿过膈肌，有可能损伤腹腔脏器；②先缝几针牵引线，收紧牵引线，检查膈肌的张力，确认其足以消除反常呼吸，并可产生膨胀后，再间断缝合。该术式简便易行，且有效。

3. "三层"膈肌折叠术　Maxson 提出的一种改良的膈肌折叠术。其方法是经胸前外侧标准切口进胸，用卵圆钳提起前外侧 1/3 的膈肌，做一个水平于膈神经分支的膈肌瓣，要注意拉紧膈肌并保护膈神经及分支。肌瓣的基底部用不吸收线间断缝合。向后折叠肌瓣与后部膈肌缝固。该术式的特点是创伤小、患者恢复快。Maxson 的术后患者，随诊 9 个月无复发。

九、术后处理

其原则是保持呼吸道通畅、减小腹压、防治并发症。术后应积极吸痰，注意双侧呼吸音，积极防止及治疗肺不张和肺部感染。保持胃肠减压以减小腹压，注意肠鸣音的恢复。部分术前呼吸衰竭患者，术后仍需机械通气辅助呼吸一段时间。

十、手术预后

婴幼儿的膈肌膨出症通常可立即改善通气状况，除非并发肺发育不良，这种病例的预后由发育不良的肺的通气量决定。总结近期文献报道，先天性膈肌膨出症的术后长期随访结果：反常呼吸运动100%消失；75%的患者有满意的膈肌运动；膈肌厚度与健侧比较，100%维持在正常生长比例；83.3%的患者肺功能恢复正常。几乎所有临床资料都支持先天性膈肌膨出症手术治疗预后较好。但婴幼儿、特别是早产儿膈肌膨出症死亡率较高，其原因有：①患儿在术前、术后易发生严重的呼吸衰竭和肺部感染；②并存其他重要器官的畸形，如肺发育不良和心脏畸形。这些往往是患者早期死亡的主要原因。

成人型围术期死亡率为0%，但疗效不如婴幼儿型，术后短期疗效因膈肌恢复到正常水平，呼吸系统及其他系统症状明显缓解，但远期疗效随着膈肌逐渐松弛、抬高，呼吸系统及消化系统症状复发，重者可出现呼吸困难等。

（陈　康）

第四节　膈肌肿瘤

膈肌的原发性肿瘤罕见，但膈肌常受邻近脏器恶性肿瘤的侵袭，原发癌多为胃癌、肝癌、胆囊癌、结肠或盆腔和后腹膜的恶性肿瘤。原发的膈肌包块有膈肌囊肿，炎性包块，良、恶性肿瘤或特异性疾病（常见包虫病和结核病）。在膈肌原发性肿瘤中，良性肿瘤较恶性肿瘤多见，良性肿瘤以脂肪瘤多见，纤维瘤、脂肪瘤、脂肪黏液瘤、血管瘤、间皮瘤、神经源性肿瘤等少见。膈肌原发的恶性肿瘤以纤维肉瘤多见，有神经源性细胞肉瘤等，横纹肌肉瘤极少见，原发性膈脓肿少见，膈常被邻近器官的炎性病灶累及。肺结核、肝脓肿、肺或肝包虫病均可累及膈肌，形成炎性肿块。

一、膈肌肿瘤的临床表现

原发性膈肌肿瘤大多起源于膈肌腱部或前方肌层部分，两侧膈肌肿瘤发生概率左侧略多于右侧。男、女比例大致相等（1∶1.1）。良性肿瘤多无症状，只在X线检查发现。恶性肿瘤常有胸痛，肿瘤巨大者挤压肺引起呼吸困难，肿瘤侵入膈神经时疼痛可放射至肩背和上腹部及引起呃逆。肿瘤累及肺可引起咳嗽、咯血或气短。肿瘤向腹腔生长可产生胃肠道症状和肝区疼痛。有报道膈的神经原发性肿瘤可引起肺性骨关节痛和杵状指（趾），切除肿瘤后症状可缓解。膈结核或包虫病除其他特有的症状外，炎性症状也会和很明显。

二、辅助检查

X线检查发现膈肌上有边缘光滑的球形或块状阴影，恶性者呈分叶状，随膈肌上下活动。肺、肝和脾受挤压移位。如向腹腔左侧生长，可见胃泡影内有块状影。恶性肿瘤常侵犯膈神经，引起膈麻痹，横膈高位无运动，且伴有胸腔积液或腹腔积液。

为明确诊断，应作病灶体层或CT、MRI检查。必要时可用人工气胸或气腹进行检查，胸腔镜或腹腔镜可同时作活检，有利于作诊断。膈肌肿瘤应与膈疝、肺底肿瘤、膈下肿瘤、包裹性积液相鉴别。

三、鉴别诊断

膈肌肿瘤应与膈疝、肺各基底段的肿瘤、肺隔离症、膈下肿瘤、包裹性胸腔积液等膈上、膈下、心脏、纵隔的病变相鉴别。选择性人工气胸、气腹、钡餐消化道造影、血管造影以及胸腔镜、腹腔镜检查均可作为诊断膈肌肿瘤和鉴别诊断的手段。

膈肌肿瘤较为少见，有大约21%的患者无临床症状，而且其临床症状缺乏特异性，所以诊断主要依靠放射学检查结果。膈肌肿瘤可以以发生点为中心，向各个方向发展，累及周围的组织、器官，有时很难与膈上、膈下、肺基底段、心脏、纵隔等处的肿瘤相鉴别，各种放射学检查手段均可能对膈肌肿瘤的诊断有所提示。比较直观、确切的诊断方法是胸腔镜、腹腔镜检查，可以观察，明确肿瘤起源于膈肌，还可以对肿瘤进行活检，明确肿瘤的性质，必要时亦可以在胸腔镜或腹腔镜下将肿瘤完整切除。

四、膈肌肿瘤治疗及预后

膈肌肿瘤患者只要全身情况允许、无手术禁忌证，均需接受外科治疗。良性肿瘤和体积较小的膈肌恶性肿瘤可在胸腔镜或腹腔镜下行肿瘤切除及部分膈肌切除，肿瘤切除后残留的膈肌缺损可以直接缝合；当恶性肿瘤切除范围广、膈肌缺损较大时，可用自体材料或人工材料修复，如阔筋膜、涤纶粘片、Marlex 网等。膈肌肿瘤手术后需根据病理检查结果确定进一步治疗，恶性肿瘤需在术后进行放疗和化疗。良性肿瘤和囊肿术后预后较好。对膈结核或包虫病，在处理原发病灶后，应手术刮除或切除肿块，重叠缝合修复膈切口的缺损。

（陈　康）

第八章

乳糜性胸内病变的胸腔镜治疗

第一节　乳糜胸

乳糜胸是指胸膜腔内积聚乳糜液（富含三酰甘油和乳糜微粒）的一种疾病，通常是由于各种先天性、创伤性或梗阻性因素影响了胸导管及其较大分支的回流，造成撕裂所致。

一、胸导管的解剖

胸导管（图8-1）起源于腹部的乳糜池，全长 30～40cm，是人体最粗大的淋巴管，直径在 0.2～0.3cm，但有 20% 的人没有胸导管。乳糜池为一类球形结构，长 3～4cm，直径 2～3cm，位于第 1～2 腰椎水平紧贴于脊柱前方，也可在第 10 胸椎至第 3 腰椎之间主动脉右侧的任何部位。胸导管自乳糜池开始沿脊柱前方上行，在第 10～12 胸椎水平穿主动脉裂孔进入后纵隔内。胸导管在胸部分上、下两段。下段是自穿主动脉裂孔处到第 5～7 胸椎水平，这段胸导管位于椎体的右前方、降主动脉与奇静脉之间、食管的后面、右肋间动脉的前方，在胸膜外向上走行。胸导管在第 5～7 胸椎水平越过主动脉的后方至纵隔的左后方继续上行，至颈部以前属上段。这段胸导管在主动脉和左锁骨下动脉的后方、食管和喉返神经的左侧上行，行至颈根部的胸导管在锁骨上 3～4cm 处转向侧方，走行于颈动脉鞘与颈静脉后方、甲状腺下动脉、椎动脉、左锁骨下动脉和膈神经的前方，经前斜角肌内缘转向下，在左锁骨下静脉与左颈内静脉交汇点（静脉角）处注入静脉系统。胸导管的解剖变异非常普遍，在膈肌水平 25%～33% 的人有多根胸导管，胸导管与淋巴系统之间有很多交通支，通过肋间淋巴结、纵隔淋巴结、气管支气管淋巴结及连接这些淋巴结的淋巴管形成侧支循环。在胸部，40%～60% 的人其胸导管还与奇静脉、肋间静脉、腰静脉及下腔静脉自由交通，如远端发生阻塞，这些

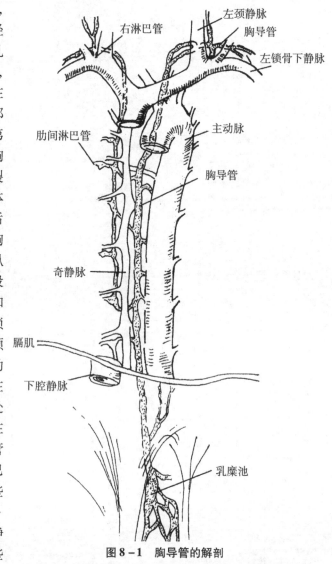

图 8-1　胸导管的解剖

侧支循环将发挥作用，因而可行任何位点的胸导管结扎而不发生淋巴回流障碍。17%的人在下部为两条分支，上行后汇集成一条主干，5%的人一直保持两条导管。胸导管进入静脉系统的部位和方式也不完全一致，80%的人以单一终支进入，也有以两支、三支或四支进入静脉，可汇入左锁骨下静脉（55%）、颈静脉角（41.5%）、左颈内静脉、左椎静脉，也有的终止于右颈内静脉（各种颈段胸导管入口位置及末段3cm走行情况，图8-2）。胸导管是一内覆上皮的肌性管腔，从第6胸椎以上，每隔几厘米腔内就出现瓣膜，在它进入静脉处尚有成对的瓣膜，瓣膜结构使淋巴液在胸导管内循一定方向流动并防止静脉血反流入胸导管。胸导管收集双下肢、腹部、左半胸、左上肢和头颈部左侧的淋巴液。

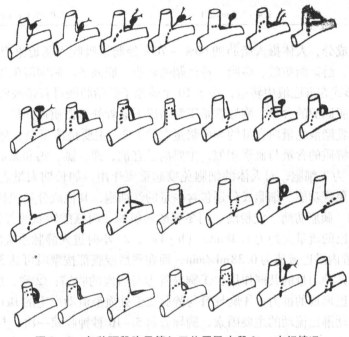

图8-2 各种颈段胸导管入口位置及末段3cm走行情况

二、胸导管的生理

胸导管的主要生理功能是将消化道吸收的乳糜液及肺、肝、胸腹壁及四肢等回流的淋巴液输送至静脉系统。

乳糜外观呈乳白色，无异味，呈碱性，pH7.4~7.8，比重为1.012~1.025，无菌且具有强大的抑菌作用，静置后不凝，其上形成一奶油层，加入乙醚后变澄清，苏丹Ⅲ染色可见脂肪球，它含有脂类、蛋白、电解质、细胞成分和其他许多成分（表8-1）。

表8-1 乳糜的组成成分

成分	含量	正常血浆浓度
总脂肪	14~210mmol/L	
胆固醇	等于或低于血浆水平	4.4~6.5mmol/L
三酰甘油	高于血浆水平	0.84~2mmol/L
胆固醇/三酰甘油	<1	
总蛋白	21~59g/L	65~80g/L
清蛋白	12~41.6g/L	40~50g/L
球蛋白	11~30.8g/L	25~35g/L
纤维蛋白原	0.16~0.24g/L	1.5~3.5g/L
抗凝血酶球蛋白	>25%血浆含量	
凝血酶原	>25%血浆含量	

成分	含量	正常血浆浓度
葡萄糖	2.7 ~ 11.1mmol/L	2.5 ~ 4.2mmol/L
电解质	与血浆相似	
胰外分泌酶	存在	
淋巴细胞	(400 ~ 6 800) ×10⁶/L	(1 500 ~ 4 000) ×10⁶/L
红细胞	(0.5 ~ 0.6) ×10⁹/L	(4 500 ~ 6 500) ×10⁹/L
尿素氮	1.4 ~ 3.0mmol/L	3.0 ~ 7.0mmol/L

脂肪是乳糜的主要成分，人体摄入脂肪的 60% ~ 70% 经肠道吸收入肠道淋巴管，并经胸导管运输至血液，包括中性脂肪、游离脂肪酸、磷脂、神经鞘髓磷脂、胆固醇、胆固醇酯等。中性脂肪是以直径约 0.5μm 的乳糜微粒形式在淋巴液中转运，小于 10 个碳原子的脂肪酸可直接吸收入门静脉，乳糜中三酰甘油的含量大大高于胆固醇的含量。胸导管是正常情况下血管外蛋白质返回循环以及紧急情况下运输储存蛋白的主要途径，乳糜液总蛋白含量约为血浆蛋白的 1/2，主要是清蛋白、球蛋白、纤维蛋白原和凝血酶原。乳糜液中电解质的含量与血浆相似，主要离子有钠、钾、氯、钙和无机磷。乳糜液中还含有大量淋巴细胞，其 90% 为 T 细胞，对人体的细胞免疫起重要作用，如长期大量乳糜液渗漏可造成淋巴细胞减少而损害机体的免疫功能。细胞成分还包含少量的红细胞，其他成分还包括脂溶性维生素、各种抗体和酶（碱性磷酸酶、胰脂肪酶、淀粉酶、门冬氨酸转氨酶、丙氨酸转氨酶等）、DNA、尿素氮、乙酰乙酸等。胸导管内淋巴的流量大约为 1.38mL/（h·kg），24 小时进入静脉系统的淋巴液可达 1 500 ~ 2 500mL，休息时胸导管内淋巴流速为 0.38mL/min，而在餐后或腹部按摩时可达 3.9mL/min。淋巴液在胸导管内的流动受以下几种力量的共同作用：①胸导管本身肌肉的收缩；②胸、腹腔之间的压力梯度；③肠淋巴管不断吸收淋巴形成的推力；④胸导管与静脉交汇处血液流动产生的 Bemoulli 抽吸作用。其中胸导管本身的收缩是推动淋巴流动的主要因素，胸导管每 5 ~ 10 秒钟收缩一次，与呼吸运动无关，内壁的瓣膜可有效地防止反流的发生，腔内压力在 10 ~ 25cmH₂O，梗阻时可达 50cmH₂O，迷走神经释放的乙酰胆碱可使胸导管收缩，肾上腺素则使其扩张。

三、病因及病理生理

（一）病因

引起乳糜胸的病因很多，常见病因有肿瘤、手术、创伤、结核、静脉血栓等。各种原因引起的乳糜胸发生率不同，据报道恶性肿瘤引起的占 40% ~ 60%，手术后乳糜胸占 25% ~ 35%，原因不明者占 15% ~ 25%。

1. 先天性乳糜胸 临床上较为少见，系淋巴系统先天性发育异常所致，是新生儿胸腔积液的主要原因之一。解剖特点为胸导管的缺如或闭锁、淋巴管的广泛扩张，导致胸导管狭窄、梗阻，随着胸导管压力增加而产生破裂。先天性乳糜胸常伴有唐氏综合征（21 - 三体综合征）、Noonan 综合征、母体羊水过多、H 型气管食管瘘等。患儿常有产伤，系出生过程中脊柱的过度牵拉及中心静脉压升高，导致发育异常的胸导管过度扩张，并产生破裂或撕裂。

2. 医源性乳糜胸（手术后乳糜胸） 在胸导管附近的手术操作均有可能损伤胸导管主干及主要分支而产生乳糜胸，发生率占所有胸腔内手术的 0.25% ~ 0.5%。手术损伤致乳糜胸几乎涉及所有的胸腔内手术，尤其多见于左上胸部的手术，包括食管切除、肺叶切除、全肺切除、纵隔淋巴结廓清、主动脉狭窄切除、动脉导管结扎、胸主动脉瘤切除、纵隔肿瘤切除、左锁骨下动脉手术、交感神经链切断术、先天性膈疝修补术、胸腰椎前路手术等，一些侵袭性操作如颈内静脉、锁骨下静脉穿刺置管等亦可损伤胸导管。由于胸导管和食管在胸部的毗邻关系，故食管癌手术致乳糜胸最为常见，发生率为 0.9% ~ 2.0%。食管癌外侵明显，尤其向脊柱侧浸润，游离食管时极易损伤胸导管主干，在分离主动脉弓后及弓上食管时也容易损伤横行段胸导管。近年来，由于肺癌手术的规范，特别是纵隔淋巴结廓清范围的扩大使乳糜胸发生增加，发生率为 0.3% ~1.5%，主要原因是：①清扫淋巴结时损伤了与胸导管交通较粗大的淋巴管而未行有效的结扎（主要在隆突下区、气管前腔静脉后区）；②肿瘤大，侵犯胸导管主干及主要分支，手术切除后未妥善处理破裂的胸导管。胸内心血管手术后乳糜胸并非少见，发生率为 0.2% ~0.5%，原因为：①分离胸腺周围损伤了前纵隔淋巴管在胸腺浅表汇成的前纵隔淋巴干；②在主动脉弓手术、动脉导管结扎时损伤胸导管主干；③心脏原发病及术后发生的静脉压升高或肺动脉压升高造成胸导管压力增高而破裂。

3. 非医源性创伤性乳糜胸（外伤性乳糜胸） 子弹、刀刺伤所致的胸导管穿透伤较少见，常并有其他脏器损伤。非穿透伤是由于钝性外力作用于胸部，使脊柱突然过度伸展造成胸导管在膈肌上方破裂，也有人认为是右侧膈肌脚对胸导管的剪切力或由于椎体表面的胸导管突然牵拉所致。

4. 非创伤性乳糜胸（自发性乳糜胸） 病因复杂，以胸腔内恶性肿瘤对胸导管或淋巴管的直接压迫、侵蚀破坏最为多见，常见的肿瘤有恶性淋巴瘤、原发性肺癌、弥漫性胸膜间皮瘤、胸膜转移瘤等。原发性胸导管恶性肿瘤鲜有报道。胸导管是恶性肿瘤播散的重要途径，乳糜胸后发生乳糜腹常提示腹膜后肿瘤。胸内良性肿瘤如淋巴瘤、囊状淋巴管瘤、肺淋巴管肌瘤病（LAM）亦可诱发乳糜胸。感染造成的乳糜胸并非少见，如结核、真菌性疾病、淋巴管炎、丝虫病、非特异性纵隔炎等，可导致淋巴结肿大，产生淋巴管梗阻或淋巴管通透性增加。另外静脉血栓、上腔静脉综合征、肝硬化、肾病综合征、系统性红斑狼疮、类风湿关节炎、大块骨溶解症（Gorham 病）、贝赫切特综合征（白塞病）、干燥综合征、结节病、淀粉样变性、巨球蛋白血症、艾滋病、卡波西肉瘤、结节性脂膜炎、心力衰竭、肠淋巴管扩张等均可伴有乳糜胸，15% ~25% 的乳糜胸找不到确切的病因，称为特发性乳糜胸。

（二）病理生理

乳糜胸早期，胸导管损伤或渗透性增加，渗漏出的淋巴液通常先积在后纵隔，随着渗漏的不断增多，压力逐渐增高，直至纵隔胸膜破裂，流入并积聚在胸膜腔内，随着胸膜腔内乳糜液的不断积聚，肺组织逐渐受压迫而影响肺功能。乳糜富含脂肪、蛋白质、维生素、淋巴细胞与抗体，由于其不断漏出，可引起严重代谢障碍和营养不良、免疫功能低下、凝血障碍，严重可导致死亡。乳糜中的卵磷脂和脂肪酸具有抑菌作用，且含有大量淋巴细胞与抗体，故乳糜胸很少继发感染形成脓胸。乳糜液对胸膜无刺激性，不会引起胸痛及纤维性炎症反应而造成胸膜增厚。

四、临床表现

乳糜胸的症状和体征主要由胸腔积液所致。乳糜胸发生早期，由于胸腔积液量不多，症状常不明显，外伤和手术后乳糜胸，由于早期的禁食和消化道功能的限制，胸腔引流量并不太多，随着病情的发展和手术后患者的进食，胸腔积液会不断增多，继而出现胸闷、气促、咳嗽、呼吸困难、心动过速、血压下降等胸腔积液的非特异性肺和纵隔压迫症状。纵隔摆动明显和纵隔受压严重的患者，可出现呼吸窘迫症状，甚至发生休克。肺癌术后乳糜胸，由于术中广泛的淋巴结廓清，主要是损伤了胸导管的主要属支，同胸骨正中切口心内直视手术中损伤了位于胸腺区的前纵隔淋巴干一样，由于损伤的常不是胸导管主干，所以乳糜胸发生较缓慢，胸腔积液或胸腔引流量相对较少，患者症状较轻，保守治疗治愈机会较大。自发性乳糜胸往往病因复杂，常与原发病相伴随，胸腔积液量多少不一，早期诊断常不容易。食管癌术后乳糜胸，由于常常损伤了胸导管主干，所以胸腔积液量大，且多发生于进食或鼻饲后，患者症状明显，保守治疗难以控制。由于乳糜液对胸膜刺激小，所以患者胸痛不明显或被原发病掩盖。虽然反复胸腔穿刺抽液或持续的胸腔引流可暂时缓解其压迫症状，但含有丰富脂肪、蛋白质、脂溶性维生素和淋巴细胞、抗体的乳糜液大量丢失，又得不到及时纠正，一方面会引起血容量不足造成心血管功能不稳定，另一方面会造成严重的营养障碍和免疫功能下降，继而出现感染、发热，最终出现全身重要脏器功能衰竭，甚至死亡。

五、诊断

临床上乳糜胸的诊断并不困难，结合病史、临床表现、影像学检查及胸腔积液分析，多可做出明确的诊断。但应当注意的是，真正典型的乳白色的胸腔引流或穿刺液在临床上并不多见。大约 50% 乳糜胸的胸腔引流液呈乳状，12% 呈现浆液状或淡血性，以后可转为浑浊的血清样，只有进食后才会转变为乳白色。在出现乳白色渗液时，尚须考虑假性乳糜胸和胆固醇性积液的可能性。胆固醇性积液中，不含脂肪或乳糜微粒，胆固醇含量高，可见于结核病或类风湿关节炎。慢性脓胸或恶性肿瘤，由于胸水中可含有卵磷脂－球蛋白复合物，故可形成乳白色假性乳糜液，但因其含脂肪少，因此苏丹Ⅲ染色看不到脂肪颗粒，胆固醇及蛋白含量亦较乳糜液低。胸导管损伤渗漏出的乳糜液与其他原因（肿瘤、炎症、外伤、充血性心力衰竭等）引起的胸腔积液可产生混合性积液，给乳糜胸的诊断带来一定困难，这时行 X 线淋巴造影或放射性核素显像可明确乳糜有无外溢。

1. 病史　对于胸腔积液患者，如有饱餐后外伤史或近期做过任何可能损伤胸导管的手术，应考虑到乳糜胸的可能性。

2. 影像学检查　如下所述。

（1）常规 X 线或 CT 检查：能发现胸腔积液，但无法准确区分乳糜胸和其他性质的胸腔积液。Oppermann 认为乳糜胸患者坐位与卧位胸透或胸片显示胸腔积液呈反常现象，立位时液面在肺尖部增宽，卧位时则肺底变宽，这种现象与乳糜积液在胸膜后间隙较多，以及其比重特点有关。CT 虽不能确定乳糜漏口位置，但可显示纵隔肿物、肿大淋巴结或原发性肺癌。

（2）X 线淋巴造影：将 12～15mL 碘油自足背淋巴管注入，1～2 小时后拍胸腹部 X 线片，这种方法可直接观察到淋巴系统如狭窄、梗阻等形态改变以及淋巴液外漏部位，进而决定手术方式，还可于手术中行淋巴管造影，以更确切地了解淋巴漏口的位置，选择结扎部位。但这种方法有导致淋巴管炎、肺水肿甚至脑栓塞的危险，故近年来较少应用，并逐渐被放射性核素淋巴显像所代替。

（3）放射性核素淋巴显像：利用 ^{99m}Tc－DX 显像剂不透过毛细血管壁而仅停留在淋巴系统的特点，用 γ 相机照像法可获得清晰的淋巴管行径图像。具体方法是患者取仰卧位，在两足第一趾间分别皮下注射 ^{99m}Tc－硫化锑胶体（AS）74MBq/0.5～1.0mL，活动下肢15～30 分钟，摄取局部或全身淋巴系统图像，然后根据病情于 1、3、5 小时摄取延迟像，渗漏严重者，注入示踪剂 10 分钟后即可拍摄，而漏口小者可延长至 3、5 小时甚至 24 小时追随观察，为获取清晰图像，提高诊断准确性。有大量胸水时，可于前日穿刺抽液。放射性核素显像技术具有安全无创、简便易行、诊断定位确切的优点，可以对乳糜外溢进行动态观察，并判断出漏出方向，通过对放射性浓聚区判断乳糜的流注部位及有无曲张的淋巴侧支。

3. 胸腔积液分析　如下所述。

（1）胸腔积液常规检查：外观呈乳白色不凝固液体，无异味，引流量超乎寻常地高，平均每日 700～1 200mL 甚至更多，比重 1.012～1.025，pH7.4～7.8（碱性），不含细菌并有抑菌作用。胸腔积液中含有微小的游离脂肪滴，脂肪含量 4～40g/L，高于血浆含量，总蛋白 21～59g/L，低于血浆的一半。胸腔积液细胞计数淋巴细胞占 90% 以上，伴有外伤时可混有红细胞和其他血液成分，而周围血液中 T 淋巴细胞降低而 B 淋巴细胞相应地增加。

（2）胸腔积液碱或乙醚试验：加入少量碱或乙醚振荡均匀，静置片刻胸水变为清亮，是因为乳糜中的脂肪颗粒可溶于碱或乙醚。而假性乳糜胸乳白色由脓细胞和脂肪变性破坏产生，加入碱或乙醚并无变化。

（3）苏丹Ⅲ染色：胸腔积液苏丹Ⅲ乙醇染色后可见红色脂肪颗粒。

（4）脂肪定量分析：真性乳糜胸患者血浆胆固醇与酯均正常，但胸腔积液中三酰甘油升高，每 100mL 胸腔积液中三酰甘油含量大于 100mg，而胆固醇正常。Stoat 认为胸腔积液中三酰甘油大于 1.24mmol/L，99% 的可能性为乳糜液；如三酰甘油小于 0.56mmol/L，乳糜胸的可能性仅为 5%；如果三酰甘油含量介于两者之间，就需作出脂蛋白电泳进一步鉴定。

（5）血清和胸腔积液脂蛋白电泳测定：血清与胸腔积液脂蛋白电泳同时检查有助于判定真性或假性乳糜胸。真性乳糜胸患者血清电泳图形正常，而胸腔积液显示明显的乳糜微粒带。

六、治疗

（一）保守治疗

对于不需要立即开胸手术处理的先天性、术后或外伤性乳糜胸，开始应选择保守治疗。

1. **饮食及营养支持治疗** 对于乳糜漏出较少的患者，可采用低脂饮食或口服中链三酰甘油（MCT）。中链三酰甘油是含有 6～12 个碳原子的饱和脂肪酸，主要来源于棕榈仁和椰子油，其活性组分是八烷酸（Octanoic Acid C8：0）和十烷酸（Decanoic Acid C10：0），经小肠黏膜吸收后经门静脉系统转运。与长链脂肪酸不同，它不参与乳糜微粒的形成，故而可减少乳糜的形成，降低胸导管负荷和压力，促进漏口闭合。对于大量、漏出较快的或经低脂饮食或口服中链三酰甘油引流量不见减少的乳糜胸患者，宜采用完全禁食、胃肠减压，以减少乳糜液在胃肠道的吸收，同时应用完全胃肠外营养支持疗法，注意保持水电解质平衡。完全胃肠外营养彻底禁食效果要好于低脂饮食或口服中链三酰甘油，因为进食任何东西，都可增加淋巴回流量，增加漏口流出量而影响愈合。长期胃肠外营养，尤其对于婴幼儿患者，会引起许多并发症，宜早期手术治疗。

2. **胸腔穿刺与胸腔闭式引流** 胸腔穿刺是治疗小儿乳糜胸的有效方法之一，少数一次胸穿即可治愈，多数需反复穿刺才能显效。多次胸腔穿刺不如以粗胸腔引流管并加低压吸引效果好，充分的引流可解除肺、纵隔的压迫，使肺完全复张，保持呼吸循环功能稳定，可同时配合呼吸功能锻炼，促进肺复张和胸膜粘连固定，有利于漏口愈合。胸腔引流期间会丧失大量蛋白质、脂肪与电解质，应注意补充。

3. **病因治疗** 对于结核、系统性红斑狼疮、结节病、肺淋巴管肌瘤病（LAM）、肾病综合征等一些可治性非创伤性疾病所致的乳糜胸，经过积极的病因治疗，可能不需要任何外科治疗。肿瘤所致乳糜胸总体上内科治疗效果欠佳，但淋巴瘤等对放疗和化疗敏感的肿瘤引起的乳糜胸，经病因治疗可停止渗出，良性淋巴管瘤、纵隔肿瘤等引起的乳糜胸应完整切除肿瘤。

4. **胸膜固定技术** 保守治疗乳糜胸愈合的机制不是漏口的愈合，而是胸膜腔的闭塞粘连所致，胸膜腔内注入适量具有强化学刺激的药物，可产生胸膜反应，上皮细胞、纤维组织增生，胸膜肥厚粘连，闭锁了胸导管及其分支漏口，有的药物具有的蛋白凝固作用还可使小乳糜管闭塞，渗出减少，乳糜胸得以治愈。目前常用的药物有四环素、红霉素、消毒滑石粉、氮芥、支气管炎菌苗、重组人血白介素 2、高渗葡萄糖、纤维蛋白胶、凝血酶、10% 甲醛、高聚金葡素、顺铂、康莱特、博来霉素、鸦胆子乳剂等。

（二）手术治疗

手术治疗乳糜胸效果确切，但目前对手术时机的选择尚无明确的标准，各家经验不一，但乳糜胸先行一个时期的保守治疗，效果不佳时再施行手术这一点是大家公认的，保守治疗时间不应超过 3～4 周。胸腔引流量及引流时间是判定手术时机的重要指标，成人引流量每日大于 500mL（儿童每日大于 100mL/kg）持续 5 天以上，或每天引流量连续超过 500mL，持续 2 周以上，说明损伤部位可能在胸内较大的淋巴管，保守治疗很难奏效，应手术治疗。另外，放射性核素淋巴显像作为一个客观指标，能够反应漏口的大小，如发现有淋巴液的持续外溢，应选择手术治疗。我们倾向保守治疗时间要短一些，特别对于小儿和体质虚弱患者，因为持续的胸腔引流会造成大量淋巴细胞、抗体和蛋白丢失，体质进一步恶化而影响手术效果和预后，另外食管癌患者手术前的饮食不佳及术后长期禁食，负氮平衡常较为严重，且多为胸导管主干或较大分支损伤，故也缩短保守时间，以手术为主。

手术方法较多：①直接结扎胸导管；②膈上大块结扎胸导管；③胸导管奇静脉共同结扎；④胸膜腔腹腔转流术；⑤胸膜切除术；⑥缝扎纵隔胸膜瘘口；⑦胸导管奇静脉吻合术；⑧剥脱术；⑨纤维蛋白胶粘堵；⑩胸腔镜下胸导管结扎术。胸腹腔分流术、胸膜切除术、胸膜固定术既可单独应用，也可与胸导管结扎术结合应用。

传统的手术治疗主要是 1948 年 Lampson 倡导的开胸胸导管结扎术，虽然具有非常好的手术野显露效果，便于手术操作，但具有切口大、组织损伤重、术后并发症多、恢复慢、瘢痕大影响美观等缺点。

随着人们生活水平的不断提高，在保证手术安全的前提下，减少手术创伤、减轻术后疼痛、保持良好的术后美容效果日益受到重视，电视胸腔镜手术（VATS）治疗乳糜胸，作为一种全新的手术治疗方法，近年来国内、外报道逐渐增多，它能克服传统手术的不足，可显著缩短患者的住院时间和降低住院费用，并且能够达到同样的治疗效果。

1. 胸腔镜手术适应证　适应开胸手术治疗的乳糜胸也同样适应电视胸腔镜手术，而且电视胸腔镜手术治疗乳糜胸很好地解决了以往对于二次开胸手术时间把握困难的问题。多年来，虽然对胸导管损伤乳糜胸保守治疗和手术治疗的意见尚不完全一致，但随着近年来电视胸腔镜手术技术的不断提高，为乳糜胸的早期手术治疗提供了可能，更多人逐渐扭转了过分强调保守治疗的观点，而更倾向于积极的外科治疗。

2. 胸腔镜手术禁忌证　如下所述。

（1）胸膜腔广泛而致密的粘连。

（2）肺功能严重受损，不能耐受健侧单肺通气。

（3）任何原因造成的不能完成双腔气管插管或不能建立健侧单肺通气。

（4）患者有出血性疾病而不能耐受全身麻醉或手术创伤者。

3. 术前准备　如下所述。

（1）病史采集和体格检查：全面而准确的病史采集是术前准备的第一步，除了要掌握主要病史外，还应了解既往有无胸部结核、胸膜炎、液气胸、外伤手术史等，严格的系统查体有助于发现伴随疾病。

（2）实验室检查：三大常规、肝肾功能及凝血功能检查是胸部手术必备检查。

（3）辅助检查：X线胸片、CT检查虽无法明确胸腔积液性质，但可为术者提供更多的有关疾病和胸内结构的信息。B超可检查胸腔积液情况及腹内脏器情况。术前肺功能检查对胸腔镜手术十分重要，可为患者手术中单肺通气耐受力的评估提供一个客观的依据，有条件的最好进行分侧肺功能检查。放射性核素淋巴显像能够反应乳糜漏口的部位和大小，对于手术方法和入路的选择提供重要的依据。

（4）术前常规准备：手术前一日及当日准备除常规开胸手术准备以外，应同时准备好胸腔镜手术设备和开胸手术器械，以备手术中遇到胸腔镜难以处理的病变或并发症时，中转开胸手术时使用。

（5）术前特殊准备：乳糜胸患者术前多经过一段时间保守治疗，持续的引流导致脂肪、蛋白等营养物质丢失较多，患者营养状态一般较差，可伴有血容量不足、负氮平衡、电解质紊乱和酸碱失衡，术前应积极改善患者的全身状态，输血、补液，保持水电解质平衡。术前常规留置胃管，术前 2～3 小时自胃管注入全脂牛奶或脂肪乳剂 250mL（据统计术前用牛奶和脂肪乳剂均能很好地标记胸导管，但脂肪乳剂效果更佳），促进乳糜量增加，色泽变白，便于手术中胸导管的寻找和漏口的观察。

（6）患者的精神准备：医护人员术前应耐心向患者介绍手术的必要性及可能出现的不适感，解释术后仍可能有一段时间的引流，行胸膜固定术后可能出现发热和胸痛不适，解除其思想顾虑，增强对手术的信心。

4. 手术入路的选择　原则上单侧乳糜胸手术应选择同侧入路，以免干扰对侧胸膜腔造成新的创伤和发生感染播散，并可减少手术创伤对呼吸、循环功能的影响。外伤性乳糜胸应在同侧进胸，可同时探查和处理胸内其他脏器的损伤。原发性乳糜胸应在同侧进胸，以便观察胸膜腔、肺组织、纵隔结构，寻找原发病，便于原发病灶切除或取活检明确病因。双侧乳糜胸、正中切口心内直视手术后乳糜胸、肺癌术后乳糜胸均可经右侧入路进胸处理胸导管。左侧胸腔入路时，胸导管被降主动脉、左心室、食管或"胸腔胃"遮蔽，胸导管显露较困难，胸腔镜操作难度大，可采用电视胸腔镜辅助小切口（video - assisted mini - thoracotomy，VAMT），以顺利处理胸导管。如仅行胸导管低位结扎，无论何侧或双侧乳糜胸，均可经右侧进胸，因右侧入路较左侧入路更容易可靠地寻找、分离、结扎胸导管。

5. 麻醉方法、体位、手术设备及其位置　如下所述。

（1）麻醉：采用双腔气管插管、静脉复合全身麻醉的方法。术中须常规监测血压、心电图、脉搏、氧饱和度，而其他监测如直接动脉压、中心静脉压和肺动脉压等须根据患者的实际需要予以考虑。良好的麻醉条件有助于简化手术过程、减少手术时间，术中要保持充足的氧供应，并维持良好的容量平衡，手术结束后要缓慢膨肺，不要出现局部肺不张。

（2）体位：取侧卧位，垫高胸部，呈头及下肢稍低的弓形卧位，使肋间充分伸展，便于胸腔镜操作（图8-3、图8-4、图8-5）。

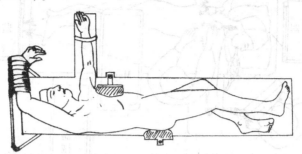

图8-3　胸腔镜手术常用体位

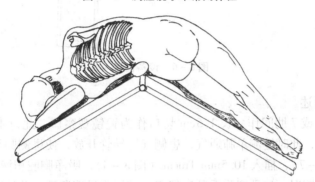

图8-4　手术床呈折刀位

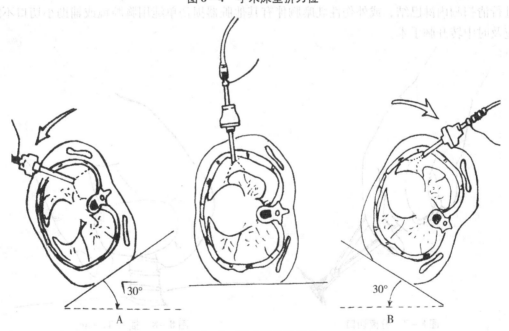

图8-5　手术床前后倾斜

（3）手术设备及其位置：手术设备包括全套胸腔镜设备、2台电视监视器及常规开胸全套器械，这些设备与麻醉机及监护设备、器械台、Mayo器械桌都摆放在手术台周围，其具体位置因术者习惯和手术要求而定（图8-6）。胸导管结扎一般位于右侧膈肌上方，故可将监视器放在患者脚部或床尾两侧，使术者目光能与器械指向一致，便于术中观察、操作，避免"镜像操作"现象。

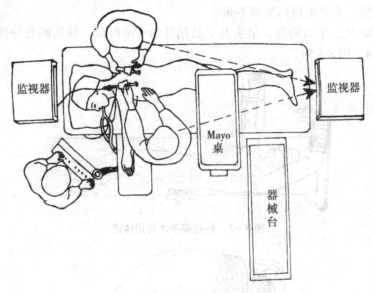

图 8 - 6　设备位置

6. 手术步骤　如下所述。

（1）先于腋中线第 6 或 7 肋间作一长 1.5cm 切口作为置镜观察口，此口术毕可作为术后胸腔引流口，逐层切开皮肤、皮下，此时健侧单肺通气，患侧气管导管开放，使患侧肺呈萎陷状态，钝性分离肌层，刺破壁层胸膜（图 8 - 7），插入 10.5mm Trocar（图 8 - 8），吸净胸腔积液，再置入 10mm 0°或 30°硬式胸腔镜，观察胸腔内情况。如乳糜胸系肿瘤侵犯、破坏胸导管所致，单纯胸腔镜手术难以完整切除肿瘤并进行清扫胸内淋巴结，或外伤性乳糜胸伴有其他脏器损伤单纯用胸腔镜或辅助小切口不能妥善处理者，应及时中转开胸手术。

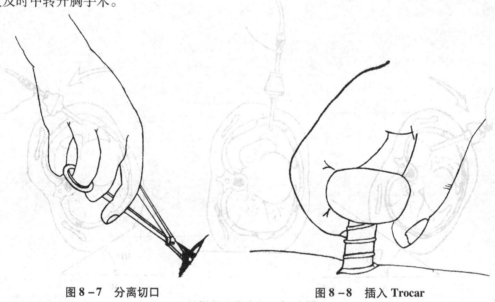

图 8 - 7　分离切口　　　　　　　　　　图 8 - 8　插入 Trocar

（2）在胸腔镜引导下，在腋前线第 4 或第 5 肋间处作一长 2 ~ 3cm 切口作为主操作口。可经此口利用标准胸腔镜器械或普通开胸手术器械进行操作。在肩胛下角线第 7 或 8 肋间作一长 1.5cm 切口作为辅助操作口。

（3）镜下钝性、锐性分离胸膜腔粘连，清除脏、壁层胸膜表面的纤维素沉着物，以抓钳或无齿卵圆钳提起下肺，电钩切断游离下肺韧带至下肺静脉处，探视整个胸膜腔、纵隔及肺。如乳糜胸系不能完整切除的恶性肿瘤引起，可作组织活检以明确病因。显露脊柱旁、膈肌上方的纵隔胸膜，电凝纵向切开此处纵隔胸膜，钝、锐性游离，注意勿损伤奇静脉、降主动脉以及食管，沿胸导管的解剖位置和走行方向仔细探查，如系食管切除术后乳糜胸应仔细探查食管床，寻找到灰白色半透明的胸导管，往往在胸导管损伤漏口处有白色乳糜液漏出。

（4）发现胸导管瘘口后，在胸腔镜引导下，插入内镜施夹器，于瘘口远、近两断端 1.0cm 以远钛夹双重夹闭或以简易打结器 7 号丝线双重结扎，最后缝扎或结扎膈上胸导管（图 8 – 9，图 8 – 10）。

（5）如术中找不到明显的胸导管漏口，可在膈上结扎胸导管。75% 的患者胸导管在 $T_{12} \sim T_8$ 水平为单支结构，所以在右侧或左侧膈上 5cm 左右结扎胸导管最为简单、可靠，丝线结扎时注意不要用力过大，以免人为切割损伤胸导管，故也有人主张，即使找到胸导管，也最好连同周围组织一起缝扎。

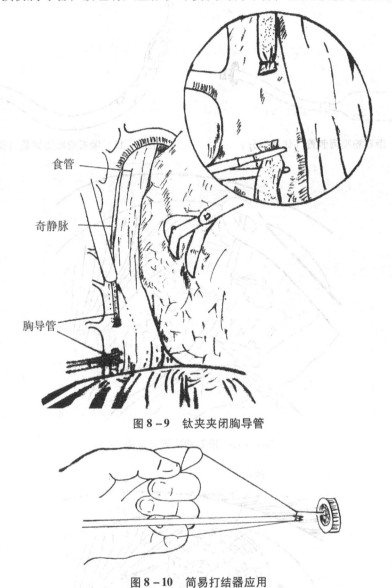

食管

奇静脉

胸导管

图 8 – 9 钛夹夹闭胸导管

图 8 – 10 简易打结器应用

（6）如果术中胸导管难以辨认，则可在膈上将椎体之前、食管之后、降主动脉和奇静脉之间的软组织盲目大块缝扎，则可以将胸导管及其各分支阻断，有效地避免术后乳糜胸的复发。大块缝扎要紧贴椎体的前方，注意不能损伤主动脉、奇静脉及前方的食管。

（7）左侧胸导管损伤常发生在食管癌手术、主动脉弓手术后，也可发生在其他原因或外伤后，有的胸导管损伤发生在主动脉弓上方的主干横行段、锁骨下动脉内后段，寻找漏口时往往比较困难，可将第 1 个切口延长呈一 5 ~ 8cm 小切口，第 2 个切口作为置镜观察口，便可完成胸导管瘘口两端的结扎和低位的胸导管结扎术。

（8）结扎胸导管后，清洗胸腔，寻找有无出血或漏气的情况，最后行胸膜固定术。胸膜固定最常用的方法是纱布块机械摩擦胸膜和滑石粉胸腔内喷洒法。术毕充分膨肺，术后加强患者呼吸功能锻炼，使肺充分膨胀，脏、壁两层胸膜充分接触，胸膜间的炎性反应促使胸膜肥厚粘连，达到粘连固定的效果，加快胸导管破口的愈合。这一方法简便、可靠，不良反应少（图 8 – 11、图 8 – 12、图 8 – 13、图 8 – 14）。

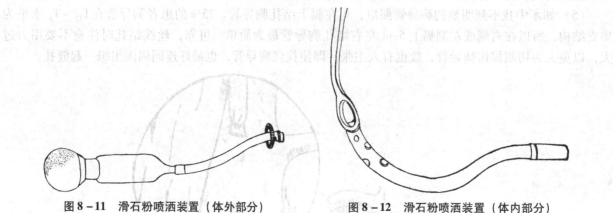

图 8 – 11　滑石粉喷洒装置（体外部分）　　　　　图 8 – 12　滑石粉喷洒装置（体内部分）

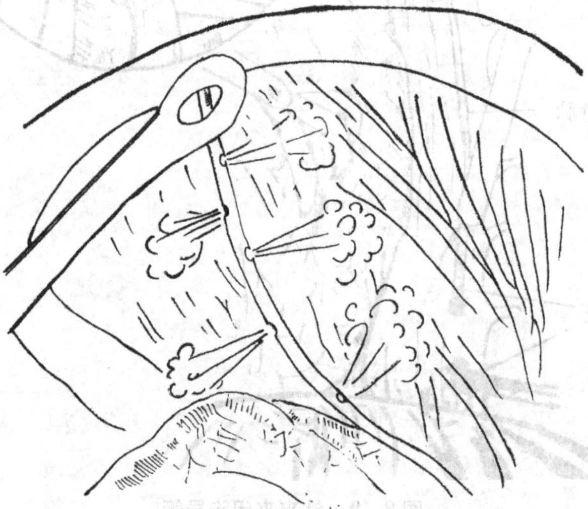

图 8 – 13　滑石粉胸膜固定法

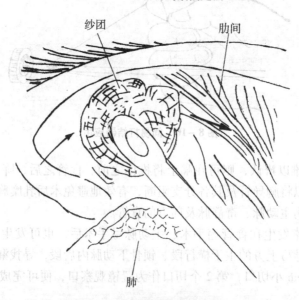

图 8 – 14　纱布摩擦胸膜固定法

七、预防

虽然食管或肺切除术、胸主动脉手术、心血管畸形矫正手术后乳糜胸相对多见，但事实上任何类型的开胸手术，都可能因为术中损伤胸导管而出现术后乳糜胸。熟悉胸导管的解剖及常见的变异结构是防止术中胸导管损伤的关键。

在食管切除手术中，游离食管周围粘连、清扫食管周围淋巴结时，对切断的组织要逐一牢固结扎，对胸导管容易损伤的部位如瘤床附近、主动脉弓上下要格外注意。较大的中段食管癌可直接侵犯胸导管，不应盲目钝性分离，应直视下钳夹、切断、结扎，紧贴弓下的大块肿瘤可在弓下切断食管再进行过弓，切忌强行将肿块牵拉过弓。

随着肺癌手术切除范围的扩大，尤其是淋巴结清扫范围的扩大，使术后乳糜胸的发生率有所上升。肺癌术后发生乳糜胸的主要原因是术中清扫淋巴结时损伤了与胸导管有交通的较粗大的淋巴管所致，包括左、右气管淋巴干和前纵隔淋巴干，而直接损伤胸导管的较为少见。故此，在切除和清扫淋巴结时，对其周围的条索状组织要进行可靠的结扎。

心脏开胸手术采取胸骨正中切口，术中操作主要在前、中纵隔及膈面，对后纵隔组织极少损伤。乳糜胸原因系手术中损伤了手术区域内的淋巴管或淋巴结，如前纵隔淋巴结或淋巴管、心包或胸膜淋巴管、肺门淋巴结、膈面淋巴管等。而胸主动脉瘤、动脉导管未闭等后纵隔操作的手术则有可能直接损伤胸导管而引起术后乳糜胸。因此在游离前纵隔、心包、纵隔胸膜、肺门时不要盲目钝性分离，仔细烧灼或结扎心包及胸膜切缘，切割心包下端时切勿过低，不要损伤心包膈面，游离胸主动脉周围组织时，要逐一可靠结扎。

对于以上容易损伤胸导管的手术，关胸前除了应仔细止血以外，还应仔细观察创面有无乳白色或透明油状液体渗出，可疑时要行胸导管预防性结扎。

目前，对于术中行胸导管结扎是否能够达到预防乳糜胸的效果尚存在争议。有学者认为胸导管管壁薄弱，且变异较大，结扎时可导致切割或远端管腔压力升高而破裂，反而增加乳糜胸的风险，故不主张预防性胸导管结扎。胸导管结扎后乳糜胸的原因如下：①结扎线过细、结扎时用力不均匀，导致切割损伤胸导管；②结扎位置过高，在胸导管破口的上方，达不到预防乳糜胸的效果；③胸导管的解剖变异较大，可为双干或多干，单纯结扎一支并不能预防乳糜胸的发生。以上几个原因均可通过改进操作而避免，如用粗丝线结扎，用力均匀，结扎尽量位于膈上低位，结扎后要观察远端是否充盈，是否有乳糜继续漏出，尽可能采用大块结扎的方法。

对于术中明确有胸导管损伤者或食管、肺部肿瘤后纵隔浸润严重、纵隔淋巴结广泛清扫或主动脉手术后纵隔广泛游离，胸导管可疑受损伤者，应行预防性胸导管结扎，而不加选择地行预防性胸导管结扎实无必要，且增加乳糜胸的发生机会。

（孔德海）

第二节　乳糜心包

一、定义

乳糜心包是指各种原因使乳糜样淋巴液漏入心包腔而引起的临床疾患。Groves 于 1954 年最早报道了乳糜心包，臼井典彦 1985 年总结国际文献仅有 40 例报道，近年来国内仅有散在个例报道。乳糜心包与乳糜胸虽然是两个独立疾病，但彼此关联，也可合并存在。

二、病因

（一）先天性

正常情况下心包与胸导管之间较大的淋巴管内具有瓣膜，管腔内的淋巴液由心包向胸导管内单向流动。当瓣膜发育不全时，管腔内淋巴液则可能发生逆流并积存内心包腔内；此外除较大的淋巴管外，心包与胸导管间尚存在侧支，当侧支发育不全时，亦可引起心包腔内淋巴液缓慢潴留而发生乳糜心包。

（二）胸导管内压力增高

胸导管内的乳糜液以 1.38mL/（kg·h）的速度流动，当胸导管管腔阻塞，淋巴向锁骨下静脉上腔静脉系统回流障碍；右心功能不全时，静脉压升高，纵隔肿瘤或肺部、食管肿瘤压迫等因素均可使淋巴液淤滞、流速减慢，进而胸导管内压升高，淋巴液向心包腔逆流发生乳糜心包。

（三）外伤性

外伤后胸导管周围损伤、肿胀压迫胸导管，内压增高可引起乳糜心包。心脏直视手术中，分离胸腺及周围组织，不结扎断端或仅用电凝，心包切开下缘过低，游离胸主动脉周围未行可靠结扎、上腔静脉套带等操作均可能损伤淋巴管而导致乳糜漏，积存于心包腔内则形成乳糜心包。

（四）特发性

原因尚未明确，有人认为可能是淋巴管发育异常和胸导管内淋巴流动障碍所致。

三、临床表现及诊断

主要表现为慢性心脏压塞症状，如心率增快、颈静脉曲张、心音低钝、血压下降、胸片提示全心影扩大，超声心动图示心包腔内中、大量积液。心包液的常规检查：心包穿刺或引流液外观呈乳白色或淡黄色透明状，无异味，比重 1.012～1.025，碱或乙醚试验阳性，苏丹Ⅲ染色阳性或口服含苏丹Ⅲ染料饮食后数小时，心包穿刺液呈红色。心包液脂肪定量分析：胆固醇低，三酰甘油、中性脂肪、脂肪酸显著增高。X 线淋巴管造影或放射性核素淋巴显像：可见心包腔内有造影剂流入、心包积液具有放射活性或心包有异常的网状影，甚至可以显示胸导管与心包间的异常通道。

四、治疗

（一）保守治疗

禁饮食、完全胃肠外营养或低脂饮食、口服 MCT，反复心包穿刺抽液或穿刺置管引流。

（二）手术治疗

乳糜心包会引起慢性心脏压塞症状，直接影响血液循环系统的稳定，并且长期乳糜液引流，会造成电解质、蛋白的丢失，易引起营养衰竭和免疫功能减退，因此一旦确诊，应尽早手术。近年来多数学者主张行心包部分切除开窗加胸导管结扎术，而这一手术目前完全可通过胸腔镜完成。

手术的术前准备、麻醉方法及胸导管的结扎方法与治疗乳糜胸时相同。心包开窗术操作方法如下：

（1）在膈神经前方无血管区用内镜抓钳提起心包，用电凝切开心包，钝头吸引器吸除心包腔内乳糜液，探查心包及心包腔内情况。

（2）如心包心外膜间存在粘连时，要行钝性分离，勿损伤心肌及冠状血管。充分提起心包，使之与心脏有一定距离，以电灼切除或内镜缝合切割器（Endo-GIA）切除膈神经前方心包，切除大小以不超过 4cm×4cm 为宜(图 8-15、图 8-16)。如心包存在分隔，则可在膈神经后方切除心包，注意勿损伤膈神经。

（3）心包切缘充分电凝止血。

（4）心包积液送细胞学及细菌学检查，心包切除标本病理学检查。

（5）冲洗胸腔，吸尽胸腔积液后，恢复双肺通气，手术侧肺完全膨胀后，合理安放胸腔引流。

乳糜胸合并乳糜心包的手术治疗同样要行胸导管低位结扎和心包开窗引流手术。

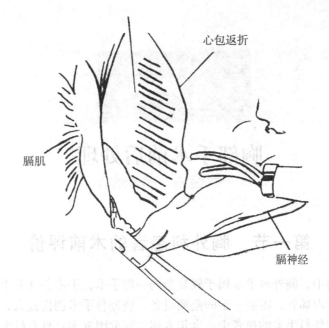

图 8 - 15 电灼切开心包

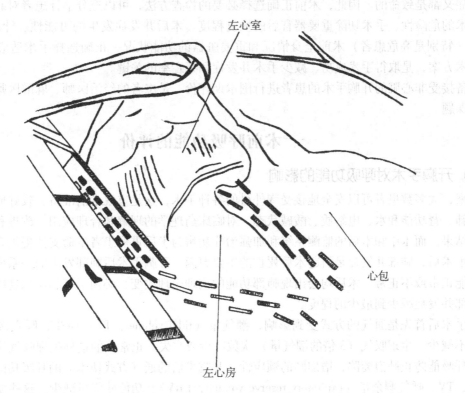

图 8 - 16 Endo - GIA 切开心包

（孔德海）

第九章

胸部手术前后处理

第一节　胸外科患者的术前评价

在整个外科手术范畴中，胸外科手术属于较复杂的一类手术，手术条件要求较高，几乎所有开胸手术均要求全身麻醉、气管内插管，需要一定的监测设备。胸外科手术创伤较大，手术范围多涉及与生命相关的重要脏器。接受胸外科手术的患者中，老年人多，高危因素多，具有较大的手术风险。胸外科的许多并发症又都是致命的。因此，术前正确选择必要的检查方法，可以充分估计患者对麻醉及手术的耐受性、手术的危险性、手术切除重要器官后的恢复程度、术后并发症发生的可能性。针对疾病的特点，结合患者（特别是高危患者）术前全身情况和重要脏器的功能状况，正确选择手术适应证，仔细设计和制订手术方案，是取得手术成功、减少手术并发症和死亡率的关键。

对准备接受非心脏的开胸手术的患者进行围术期评价，是患者的经治医师、麻醉医师及外科医师共同面对的课题。

一、术前呼吸功能的评价

（一）开胸手术对呼吸功能的影响

近年来，大多数患者可以安全地接受胸外科的各种手术，这是重视术前准备，较好地了解和评价患者的心、肺、肾功能和水、电解质、酸碱状态，对临床药理学的理解和合理应用，改进和加强术中和术后管理的结果。而术中和术后的监测系统和加强治疗病房为术后重症患者生命支持提供有效保障。

开胸手术后，肺部并发症是引起术后死亡的主要原因。开胸手术后肺部发生的一系列改变，不论是术前肺功能正常或不正常，术后均会出现肺部功能的病理生理改变，必须了解和认识这些变化，才能预防和使肺部并发症减少到最少的程度。

开胸手术后首先是通气的方式受到影响，潮气量（tidal volume，TV）减少，呼吸次数增加，但每分通气量不减少。生理叹气（3 倍的潮气量）次数减少或丧失。正常人的这种生理叹气约每小时 10 次。自主的深呼吸能防止肺泡萎陷，增加肺的顺应性。开胸术后的通气方式使术后的呼吸功能降低，静态肺容量减少，TV、呼气剩余量（expiratory reserve volume，ERV）、功能残气量减少，这些变化将影响临床过程。

正常闭合气量（closing volume，CV）使小呼吸道闭合和变成无功能，高于残余气量，低于潮气末点，随着术后 ERV 的减少，CV 可能达到 TV 范围，导致在潮气呼吸时呼吸道闭合。当患者在术前有 CV 增加，ERV 减少，肺功能异常时，术后的这种变化可加剧肺不张的发生和发展。肺不张可表现为片状或 X 线正常的微小不张。CV 在老年和吸烟的患者增加，在肥胖患者 ERV 减少，患者有梗阻性肺疾病时，CV 和 ERV 均不正常，这些患者是高危患者。

气体交换异常伴有动脉氧分压下降，这是肺的通气灌注比下降的结果。呼吸道闭合造成有灌注而无通气的肺泡，产生功能性右向左分流，导致低氧血症，这时吸氧是无效的。在这种情况下，即使暂时的呼吸道闭合如分泌物堵塞，将导致氧在梗阻的远端迅速消失。通气灌注比异常在术后不动、平卧、胸

— 168 —

痛、过多使用止痛药、呼吸道分泌物存在下加重。低氧血症将会在肺叶切除、肺切除甚至不切肺的开胸手术后更明显。

肺切除手术使右心压增加，可产生高压性肺水肿。术中对肺的挤压，术中、术后输液造成的血液稀释，血浆渗透压下降，残肺在胸腔内的过度膨胀，可造成渗透性肺水肿。

（二）麻醉对肺功能的影响

众所周知，胸外科的手术几乎均要求全身麻醉，全身麻醉可引起气体交换障碍。由于全身麻醉对肺组织本身和胸壁的影响，改变了胸壁和膈肌的运动和运动的形状，胸壁的变化导致吸入气的分布不随着相应的肺血流改变而改变。这样，使肺单位的通气灌注比下降，引起肺泡 – 动脉氧差加大。

研究者发现，大多数患者在全身麻醉时胸壁的机械变化能使功能残气量减少20%，这种变化在麻醉诱导后立即发生并不受肌松剂的影响。但在使用静脉滴注氯胺酮麻醉时不发生这种情况。静脉麻醉剂通过抑制呼吸中枢的输出，抑制膈肌活动的张力而影响膈肌的功能。挥发性麻醉剂除具有抑制呼吸中枢和膈肌功能外，还抑制胞突结合传导，因此对肋缘肌的影响大于膈肌。使用麻醉吸入剂诱导，使膈肌的重要部分向头侧移动，膈肌位置的移动是源于活动张力的丧失，这是全身麻醉对中枢神经系统影响的结果。这种移动使功能残气量减少，胸腔容量减少$340 \sim 750$mL，并使气体交换改变。另外，麻醉诱导后引起肺盘状不张，当使用0.98kPa（10cmH_2O）（PEEP）时，这种盘状不张消失。肋缘肌丧失张力，是引起盘状不张的重要因素。注意氯胺酮可以维持呼吸肌的张力。当麻醉维持1小时的手术结束时，有90%的人发生盘状不张，并且50%的这种盘状不张在术后24小时仍然存在。因此，由麻醉引起的这种压缩性盘状不张，是术后气体交换障碍的重要因素。吸入麻醉还可引起低氧性肺血管收缩，这是术中肺泡 – 动脉氧差较大的结果。这种肺血管收缩的结果有益于维持通气灌注比，使之不易发生肺内分流，维持较好的动脉氧分压。

麻醉对胸壁和膈肌的影响，引起功能残气量的持续减少，吸入麻醉剂引起局部的盘状肺不张，这些因素均能引起正常人的气体交换异常，这种对于气体交换的影响在麻醉后仍持续几个小时，尽管对于没有心肺疾病的患者是轻微的。对于已有慢性肺部疾病的患者则可产生更严重的影响。

因为全身麻醉影响术中肺功能，且这种影响可持续到术后早期的几小时，全身麻醉后如没有给予吸氧，常引起低氧血症。在肺功能正常的患者，手术后15分钟时，动脉氧分压是5.200 ± 0.933kPa（71 ± 8mmHg），但在老年患者（>65岁）和使用镇痛麻醉剂及术前肺功能不好的患者，动脉氧分压下降的程度将十分明显。手术时间较长时，手术后肺炎、呼吸衰竭的发生率在这类患者较高。尽管术后疼痛使患者使用较小的潮气量呼吸，但近来的研究发现，术后疼痛不是术后肺功能衰竭的重要因素，在使用适当镇痛剂的患者，肺功能和膈肌功能不全仍然存在。

近来的研究还发现，食管贲门手术引起的膈肌功能不全、膈神经活动功能降低是术后肺功能不全的重要因素之一。采用硬膜外麻醉可以阻断内脏的交感神经受体，改善膈神经的活动和膈肌的功能。但研究显示，阿片类止痛剂无这种作用。肺容量减少、低氧血症、肺不张、术中对肺的机械性压迫、呼吸道分泌物蓄积、肺水增加、肺表面活性物质减少是引起胸外科术后肺功能不全的主要原因。肺部手术后膈肌功能不全是主要原因，膈神经损伤是原因之一，但并不多见。胸壁手术后具有较高的呼吸障碍并发症的发生率。胸腔和纵隔引流不影响肺功能。术后深呼吸运动能明显减少肺功能不全并发症的发生率和住院时间。增加肺容量，可使盘状不张的肺段再膨胀。

在发生术后肺功能不全并发症的高危患者中，中至重度COPD、哮喘病史、吸烟是主要的三大诱因。

（三）对吸烟患者的术前评价

吸烟患者的术后并发症增加源于吸烟对心血管和呼吸系统的影响。特别是在老年长期吸烟患者，术后易于发生发热、咳嗽、痰量增多、脓痰、手术后肺炎，胸部X线异常高达53%。吸烟患者的碳氧血红蛋白较高，根据个人吸烟的程度和量，碳氧血红蛋白的浓度在3% ~ 15%，碳氧血红蛋白浓度增加会减少血红蛋白与氧的结合量，使动脉氧含量下降，使氧合血红蛋白饱和曲线向左移动。吸烟患者的氧输送减少，使组织摄入氧增加，导致较低的混合静脉氧含量。术前具有较高碳氧血红蛋白浓度的吸烟患者，术中和术后并发症发生危险性大。心血管对尼古丁具有的剂量依赖作用，可引起体循环血管收缩、心率加快、血压升高。因此，吸烟患者术前至少应停止吸烟 12 ~ 18 小时，使碳氧血红蛋白被清除到 3 个半衰期，吸烟者的短期戒断对心血管系统有益，可使血压、心率和血中儿茶酚胺水平下降。术前 4 ~ 6 周戒烟能减少肺部并发症。

（四）对 COPD 患者的术前评价

许多临床研究均认为，有 COPD 的患者术后易于发生肺部并发症，如肺不张、肺炎、伴有发热加重的支气管炎，甚至呼吸衰竭等，发病率在 53% ~ 70%。有 COPD 同时又吸烟的患者和术前肺功能明显异常的患者，发病率更高。动脉氧分压和二氧化碳分压是非常重要的术前评价指标，术前有低氧血症，术后吸氧的时间较长。术前有高碳酸血症的患者，术后可能需要呼吸肌辅助通气。术前肺功能异常伴低氧血症的患者，其中 1/4 术后需要呼吸肌辅助呼吸时间长于 24 小时。并且住院时间延长、死亡率增加。由于肺不张、严重缺氧和每分钟高通气量的患者，似乎也需要机械通气辅助呼吸。术前患者有长时间吸烟史、低动脉氧分压血症、术前肺功能试验有严重异常，术后有需要机械通气的可能。

术前治疗这些高危患者包括戒烟 3 周，对有脓痰的患者应给予抗生素、支气管扩张剂治疗，雾化吸入，胸部理疗可明显减少术后肺功能不全并发症的发生率。这些术前治疗可在门诊进行。

（五）对哮喘患者的术前评价

尽管没有专门研究证明哮喘患者术后肺部并发症增加，但麻醉插管和全身麻醉均可引起和加重支气管痉挛，所有吸入性麻醉剂均有防止和抗支气管痉挛的作用。氯胺酮诱导好于硫喷妥钠，具有防止抗原引起的肺部阻力增加的作用，镇痛药吗啡可引起组胺的释放，非去极化肌松剂也有这种作用。

（六）对肺切除手术的术前评价

许多有支气管性肺癌的患者同时有 COPD，因为两者均与吸烟有关。而手术切除是早期肺癌唯一可能治愈的手段。术前对切除后的影响和对残余肺功能的估计是十分重要的。

呼吸道阻力明显增加、二氧化碳血症、肺气肿患者易于发生呼吸衰竭。切除全肺组织的 42%（左肺切除），弥散能力仅下降 30%，提示残余肺组织的弥散能力增强。肺叶或全肺切除后的影响研究显示，肺叶切除 6 个月后的患者潮气量减少 15%，全肺切除术后的患者潮气量减少 35% ~ 40%。肺功能降低的比例通常少于预计值，提示术前肺肿瘤已经降低了受累肺的功能。肺切除后心排血量减少，周围血管阻力增加。肺叶切除同全肺切除一样，只是肺叶切除的反应不那么明显。

（七）预计肺切除后的肺功能

患者接受肺叶切除和肺切除后，运动耐受减少的程度是相似的，肺叶切除与肺切除术后死亡率相同。FEV_1 减少在肺切除的患者大于肺叶切除的患者。Legge 和 Palmer 随诊 58 例接受肺切除和肺叶切除的患者术后 FEV_1，用力潮气量百分比有所改善，而全肺容量百分比的残气量没有变化，提示在肺切除后 3 ~ 6 月不发生高充盈。患者的 PaO_2 改进，而 $PaCO_2$ 不发生变化（表 9 - 1）。

表 9 - 1　全肺切除术后肺功能变化的平均百分比

参数	组 1	组 2	P 值
FEV_1（% 预计值）	− 25.8	− 28.6	NS
FVC（% 预计值）	− 24.6	37.6	NS
FEV（1%）	− 1.1	+ 6.8	< 0.05
TLC（% 预计值）	− 26.1	− 30.3	NS
FRC（% 预计值）	− 22.8	− 31.5	NS
RV（% 预计值）	− 16.7	− 26.5	NS
RV/TLC（%）	+ 1.1	+ 2.5	NS

参数	组1	组2	P 值
DLCO（% 预计值）	+ 2.2	− 8.4	NS
PaO_2（kPa）	+ 0.84	+ 0.65	NS
$PaCO_2$（kPa）	+ 0.01	− 0.05	NS

注：组 1：FEV_1 > 70% 预计值；组 2：FEV_1 < 70% 预计值。

患者有无慢性气管炎术后肺功能相同。在预测肺手术后并发症的研究中，患者患有心脏并发症影响脱离呼吸机和最终医院转归。肺癌手术后最大的影响因素是心肌梗死、肺栓塞、肺炎、脓胸，影响手术死亡率。这些并发症与肺功能无关。

支气管肺量计由于需要气管插管，现在已很少使用。用放射性核素氙（^{133}Xe）作放射性肺量计测分侧肺功能。静脉注射溶于氯化钠的放射性核素氙，由于氙不易溶于血液，从肺毛细血管进入肺泡，通过 γ 照相，测定每侧肺的通气功能。用放射性氙测定通气能力的功能同支气管肺量计一样。放射性核素灌注扫描是一种可接受的、简单的预测肺功能的方法。应用放射性核素氙的研究发现，全肺切除术后的血流和通气在残留的肺没有明显的改变。侧卧试验是一种估测功能残气量的方法，当患者左侧或右侧卧位时，较多功能的肺在上时，FRC 将增加最多。肺动脉堵塞试验：尽管不同的肺功能试验可帮助确认适应证，掌握什么样的患者在肺切除术后耐受差，但都不能准确预测患者的预后。测量肺动脉压，堵塞预计要切除的肺动脉，能较好地指示肺切除后能否耐受。静止的平均肺动脉压高于 2.9kPa（22mmHg），预后较差，运动后高于 4.0kPa（30mmHg）时，具有较高的术后死亡率。Olsen 等比较肺动脉栓塞与标准肺功能的研究认为，符合以下标准的患者可以接受肺切除手术：

气囊堵塞和运动时的平均肺动脉压 < 4.7kPa（35mmHg），动脉氧分压 > 6.0kPa（45mmHg），预计全肺切除后 FEV_1 > 0.8L。无论患者术前 FEV_1 < 2L，或残留容量与全肺容量比 > 50%，当患者的肺功能 FEV_1 > 2L，可行切除手术。如果 FEV_1 < 2L，或最大通气量 < 50% 的预计值，应对患者进行定量灌注肺扫描以估测不同肺的功能。当预计术后 FEV_1 在 0.8～1L 时手术后死于呼吸衰竭的发生率为 13%。大于 70 岁患者的手术死亡率是 15%。运动试验：近来 Olsen 等发现肺切除前的运动试验，可以预测不能耐受肺切除的患者。一组 52 例患有严重肺功能不全患者中，因肺癌需要肺切除手术的患者，采用 2 次大量级负荷 25W 和 40W 运动试验，22 例耐受手术并存活，7 例不耐受未能存活，这些患者有心排指数、氧输送、氧耗量严重异常。当患者可以上 3 层楼时，术后不需长时间插管和延长住院时间。但患者的峰氧耗量 > 15mL／（kg·min）时，尽管 FEV_1 < 40%，预计肺叶切除后 FEV_1 < 33%，仍可接受开胸手术。一般来讲，当最大通气量 < 预计值的 50%，潮气量 < 预计值的 70% 时具有较高的围手术期死亡率，但也有成功接受手术的报告。所有的肺功能检验对于预计手术后死亡率的特异性较低。肺功能检验不能预测谁将发生术后肺功能不全的并发症，但可以帮助确定谁是高危患者。

根据许多研究结果，认为下面的指导方针是非常有用的，可以确定有心肺功能不全的患者能否接受肺切除手术：

（1）肺切除患者的 FEV_1 < 2 000mL，或最大通气量（MVV）< 50%，肺叶切除的患者 FEV_1 < 1 500mL，或 MVV < 35%，但这并不是唯一的标准。

（2）预计术后 FEV_1 < 800mL。

（3）慢性高碳酸血症，动脉二氧化碳分压 > 6.0kPa（45mmHg）或运动后出现高碳酸血症。

（4）动脉低氧血症，静止动脉氧分压低于 6.7kPa（50mmHg），运动后不增加。低氧血症不是由肺病引起。

（5）肺弥散能力 < 预计值的 50%。

（6）静止肺动脉压 > 4.7kPa（35mmHg）。

二、术前心血管功能的评价

外科医师评价接受胸外科手术的患者，通常包括估计死亡的危险性，发生并发症的危险，可能是治愈或是姑息手术。并将这些危险同非手术治疗的危险进行比较，预测手术治疗后患者的长期预后。

（一）流行病学

心血管疾病随着年龄的增加而增多，社会老龄化在我国也逐步成为严重问题。在过去的 20 年，年龄大于 65 岁的老年人明显增加，老年患者几乎占胸外科患者人数的 60%，老年人接受胸外科手术、腹部大手术、血管手术、骨科手术与围术期心血管的并发症和死亡率有明显的关系。

年龄已不再是手术的禁忌证，若在术前经过详细的重要器官功能评价后，老龄患者仍可以接受胸外科的手术。北京协和医院接受肺切除患者的最高年龄达 84 岁，接受食管癌切除患者的最高年龄是 83 岁。

术前对患者心血管方面的评价，也应考虑到采用评价心血管功能的方法和费用，花费较高的费用对低危险组的患者进行多种有创或无创的检查或是所谓全面检查是完全不必要的。培养临床医师利用现有的知识和设备条件，有针对性地选择更有效的检查手段，评价术前的患者是十分重要的。如果患者的心血管情况稳定，没有明显的症状，患者心血管方面的资料足以证明心血管方面的状态稳定，进一步的评价不影响围手术期的处理，这时的进一步评价也是不需要的。

术前心血管方面的评价包括复习患者的资料、了解患者的病史、体格检查、发现患者存在的问题和准备接受的手术。对非心脏手术患者进行术前心血管方面评定的目的，是确定患者心血管情况的严重性和稳定性，确定患者目前是否处在身体的最佳状态，以及患者所患疾病的状况，还包括调整药物和作必要的术前检查。根据术前一般检查的结果，确定患者的情况不能立即承受现在计划的手术，或患者接受这样的手术将增加手术的危险性时，术前进一步检查的项目必须实施。经过进一步的心血管状况的评定，更详细地掌握患者的心血管状况，经过调整治疗药物，改善术前患者的心血管状况，使病情稳定。根据术前的进一步检查，确定围手术期的监测方法和预防心血管并发症的措施，使患者的手术危险性降至最低，这是现代胸外科进展的重要表现，但不必要的检查必须避免。

（二）术前心脏评价

对于急诊手术患者的术前评价因时间关系仅限于评定心血管方面的生命体征、容量状态、心动图。最初的病史、体格检查和心电图检查主要是为了确定患者是否患有严重的心脏疾病，包括冠心病、陈旧性心肌梗死、心绞痛、充血性心力衰竭和心律失常。当确定已有心脏疾病时，应确定疾病的严重性和稳定性以及治疗状况。进一步确定患者的心脏危险性，包括功能耐受能力，伴发的其他疾病如脆性糖尿病、周围血管疾病、肾功能不全、慢性肺功能不全、手术的类型和并发症发生的可能性。在不是很急的情况下，评价术前心脏功能的状况和患者是否能耐受开胸手术显得更为重要。忽略这种评价可使高危患者的手术并发症增加，并使患者的住院费用增加。入院心动图不正常、不典型的胸痛、良性心律失常，在其他方面健康的患者可不必做进一步的检查，当怀疑有冠心病或充血性心力衰竭时，需要做进一步的检查。围手术期的心脏评价有益于心脏疾病的长期治疗，或对这种疾病危险性的长期治疗。术前评价的结果和预后应告知患者和患者的随诊医师。

（三）病史

术前仔细了解有关心脏病的病史，特别应注意是否有过心绞痛，以前或近期是否有过心肌梗死、充血性心力衰竭、有症状的心律失常，同时还应注意是否有周围血管疾病、脑血管疾病、糖尿病、肾脏疾病以及慢性肺部疾病。对于有心脏病的患者，应特别注意近期症状变化的情况，目前药物治疗的种类和剂量，是否饮酒或使用违禁的药物。

病史还应包括患者的功能状况，当患者是老年人，已知有冠心病，但患者没有症状，每天可跑步 30 分钟，不需要做心脏方面的进一步评价。相反患者平时不活动，不知道有冠心病，但临床因素提示患者围手术期的危险因素增加，应对患者的心脏情况进行较全面的检查。

（四）体格检查

心血管方面的体格检查包括生命体征、双上肢血压、颈动脉搏动情况以及是否有杂音、颈静脉是否怒张、双肺听诊、胸前区扣诊和听诊、腹部触诊，注意下肢是否有水肿或血管疾病。

体格检查发现以下情况时，应特别注意：

（1）注意患者的全身状况，有经验的医师在与患者谈话时，观察患者有无轻微活动后出现发绀、苍白、呼吸困难、严重营养不良、肥胖、骨骼畸形、震颤和焦虑。

（2）患者有无急性心力衰竭、肺部啰音、肺充血、肺静脉压升高。慢性心力衰竭患者可能没有这些表现，但可发现颈静脉压升高，肝颈静脉反流征阳性，提示容量过多。周围水肿不是一项可靠的诊断慢性心力衰竭的指征，除非同时伴有颈静脉怒张。

（3）仔细检查颈动脉和其他周围动脉，当存在周围血管疾病时，应高度怀疑有冠心病。

（4）心脏听诊往往提供有用的线索，在心尖部听到第三心音，提示左室衰竭，但没有第三心音并不能提示左室功能正常。

（5）当存在心脏杂音时，需进一步确定是否有瓣膜疾病。在瓣膜疾病中，主动脉瓣狭窄是非心脏手术的高危因素，明显的二尖瓣狭窄或反流是发生心力衰竭的高危因素。主动脉反流和二尖瓣反流可以是轻度，但接受非心脏的手术后可能并发感染性心内膜炎。对于这种患者特别是有二尖瓣反流的患者，手术时应采取预防心内膜炎的措施。

（6）是否同时合并其他系统疾病：肺部有梗阻性或限制性肺部疾病时，可增加围手术期呼吸并发症的危险，出现低氧、高碳酸血症、酸中毒、呼吸时呼吸功增加。开胸手术可使这些患者的情况进一步变坏。如果体格检查和病史发现明显的肺部疾病，应检查肺功能、患者对支气管扩张剂的反应、血气分析，如有肺部感染，应术前给予抗生素治疗。如果指征明确还应使用激素和支气管扩张剂，但同时应注意 β 受体激动剂可产生心肌缺血和心律失常。

（五）糖尿病

代谢性疾病可伴有心脏病变，脆性糖尿病是最常见的。当有糖尿病时，应高度怀疑有冠心病，并且有糖尿病的患者常表现为无症状的心肌缺血。围术期血糖的调整有时是很困难的。围术期应维持血糖在相对高一点的水平，以防止严格控制带来的低血糖。

（六）肾脏损害

心脏病常伴有氮质血症，维持适当的循环血量以利于肾灌注，而心力衰竭的患者常需要利尿，构成治疗矛盾。服用血管紧张素转换酶抑制剂同时过多利尿的患者常导致血浆尿素氮和肌酐的浓度升高。

（七）血液疾病

贫血对心血管系统造成应激反应，可加重心肌缺血和心力衰竭。对于有适应证的患者，特别是同时伴有冠心病或心力衰竭的患者，术前输血能减少围手术期心脏并发症的发生率。红细胞增多症、血小板增多症增加血液的黏稠性，并且使血栓栓塞和出血的危险增加。

根据以上病史，体格检查决定进一步的实验室检查的项目。表 9-2 是临床预测围手术期发生心肌梗死、心力衰竭、死亡危险性增加的分析结果。当患者处于重度情况下，除非是急诊手术，患者应接受加强治疗，选择性手术应延迟或取消；当患者处于中度情况下，围手术期心脏并发症的危险性增加，应认真评定患者目前的状况；当患者处于轻度的情况下，不构成增加围术期危险性的因素。

表 9-2　高危患者

重度
冠状动脉疾病病情不稳定
近期心肌梗死（大于 7 天，小于 30 天）伴有非侵入性
检查或临床症状中有心肌缺血
不稳定或严重的心绞痛（加拿大分级 3~4）
失代偿性充血性心力衰竭
严重的心律失常
高度房室传导阻滞

有症状的室性心律失常

室上性心律失常伴有未控制的室性心律

严重的瓣膜疾病

中度

轻度心绞痛（加拿大 1～2 级）

以前有心肌梗死，心动图有病理性 Q 波

功能代偿或轻微的充血性心力衰竭

脆性糖尿病

轻度

老年

心动图不正常（左心室肥厚，左束支阻滞，ST－T 不正常）

非窦性心律（如心房颤动）

活动能力低下（不能提包上一层楼）

脑卒中病史

未控制的高血压

　　如果近期运动试验阴性，非心脏手术后发生心肌再次梗死的危险性是不大，心肌梗死后 4～6 周即可接受选择性非心脏手术。

（八）手术危险性

　　手术危险性主要包括两个方面，一方面是与本手术有关的危险性，另一方面是与心脏有关的危险性。在心脏危险性中，最严重的是围手术期心肌梗死。男性 40 岁以上已有冠心病的患者接受胸外科、大的腹部外科、泌尿外科、大的骨科和血管外科手术时，围术期心肌梗死的发病率明显增加，梗死率可高达 4.1%。当年龄大于 75 岁，即使没有冠心病病史的患者，也是发生心肌梗死的高危因素。Pedersen 等对 7 300 例大手术患者的研究中发现，年龄大于 70 岁、12 个月内有心肌梗死病史和心力衰竭病史将增加围手术期心脏并发症的发病率。

（九）耐受能力

　　人的耐受能力一般用代谢平衡水平（metabolic equivalent levels，MET）。基础 MET 值的倍数用来表示特殊活动的氧需。当患者不能达到 4－MET 时，围术期心脏危险性和长期危险性增加。耗能的活动包括吃饭、穿衣、散步、洗碗，MET 在 1～4。能上 1～2 层楼梯，每小时行走速度达到 6.4km，短距离跑步，能打高尔夫球，MET 在 4～10。能游泳、打网球、足球，MET 在 10 以上。

（十）伴有特殊疾病的术前评价

　　1. 冠心病　患者已知有冠心病，有些患者存在明显的冠心病表现，如急性心肌梗死，旁路移植手术，冠状动脉血管成形术，或冠状动脉造影显示血管腔不规则。另一方面，许多患者没有心脏症状，却有严重的两支或三支血管病变，这些患者也许由于功能受限如关节炎、血管疾病未表现出临床症状。以下的患者应考虑冠状动脉造影：

　　（1）怀疑或证实患者有冠心病，经过无创的检查证实为高危因素，对药物治疗反应不好的心绞痛、不稳定型心绞痛患者，高危组患者接受高危手术以前未诊断过或无创检查可疑的患者。

　　（2）患者处于围手术期心肌梗死，急性心肌梗死恢复期需要接受急诊手术，或低危险组患者接受高危手术。

　　多种危险因素分析，有冠心病的患者，围术期的危险增加。年龄、性别、糖尿病影响非心脏手术的预后。有些因素如糖尿病，不仅使患者易患冠心病，并使疾病加重，还使患者的并发症增加，如感染、高糖血症、低血糖，加上手术造成的血流动力学的应激状态，有糖尿病的患者有较高的隐性心肌缺血和心肌梗死、感染的发生率。

老年患者的特殊危险不仅在于易患冠心病，而且在于年龄对于心肌的影响。心肌细胞数随着年龄增加而减少，心肌的储备能力下降。老年患者术中和围术期发生的心肌梗死具有较高的死亡率。

性别是另一重要因素。绝经期前的女性，冠心病的发生率很低，发生冠心病的年龄较男性晚10年。女性患者并发糖尿病的危险因素增加，心肌梗死后的死亡率高于男性。

2. 高血压　许多研究显示中等程度的高血压，并不是围手术期心血管并发症的危险因素。但另一方面，高血压是可能伴有冠心病的有意义的征兆。许多研究证明，术前有高血压的患者术中血压进一步升高，心电图表现心肌缺血。术中的心肌缺血与术后心脏的并发症有明显的相关性。术前有效地控制血压有助于减少围手术期心肌缺血的发生。对正在接受高血压治疗的患者，需仔细了解现在使用的药物和剂量，同时了解以前哪些药物是不能使用或不能耐受。体格检查时需注意高血压造成的靶器官损伤情况和心血管病理改变的情况眼底检查是一项有用的检查方法，特别是长期有严重高血压的患者。体格检查和简单的实验室检查还应除外其他少见原因的高血压。患者有严重高血压，特别是最近发生的高血压应延迟选择性手术，并对高血压的原因进行研究。如果怀疑有嗜铬细胞瘤，手术应延迟，直到明确病因。腹部杂音可以提示肾动脉狭窄，桡、股动脉延迟提示主动脉缩窄。未使用利尿剂出现低血钾，提示醛固酮增多症。如果经过最初的评价，患者的高血压是轻到中度，不伴有代谢和心血管异常，手术不必延迟。抗高血压药物应在整个围手术期继续使用，特别需要注意的是避免中止 β 受体拮抗剂和抗血管痉挛药。当患者不能口服时，应经胃肠外给药。如果是严重的高血压［舒张压大于 14.7kPa（110mmHg）］，行选择性手术前应给予处理。在许多情况下，对于术前门诊的患者，应建立有效的生活习惯，几天或几周后即可使血压达到有效的控制。如果是急诊手术，应采用速效药物有效地控制血压。β 受体拮抗剂是特别有效的药物。一些报告显示，术前使用 β 受体拮抗剂能有效地改善高血压的影响，并且减少围手术期冠状动脉缺血的发作。有趣的是，术前高血压的患者术中较非高血压的患者易于发生低血压。在某些患者可能与血管内容量有关。而术中低血压与围手术期心脏和肾脏的并发症有明显的相关性。

3. 充血性心力衰竭　对于术前有充血性心力衰竭的患者进行非心脏手术预后不佳。患者一旦有第三心音和心力衰竭的症状，使手术危险性增加，肺泡肺水肿也是高危因素。术前有充血性心力衰竭的患者不适合行开胸手术。如果术前患者有充血性心力衰竭，应找到病因，因为病因与围手术期心力衰竭和死亡有关。由于高血压引起的心力衰竭与冠心病引起的心力衰竭的危险性不同。

4. 心肌病　尽管较少有关于术前评价非心脏手术患者伴有心肌病这方面的信息，术前需详细了解心肌病的病理生理，努力确定原发心肌病的病因。浸润性病变如淀粉样变性可造成收缩和舒张功能不全，术前如发现这种病变，术中和术后静脉输液的处理方法应予改变。术前有心力衰竭的病史或症状，术前应确定左室功能，确定收缩和舒张功能不全的严重性，这些有用的信息有助于术中和术后的处理。术前评价还应包括超声心动图。

肥厚型心肌病是另一特殊问题，它使血容量减少、体循环阻力下降、静脉容量增加、左室容量减少及流出道梗阻，进一步减少充盈压导致每搏输出量下降。由于肥厚的心室使顺应性下降，要避免使用儿茶酚胺类的药物。因为这种药物使动力梗阻的压差增加和舒张期充盈减少。术中发生心律失常和低血压，需要升压药物约占14%和13%。患者有肥厚型心肌病增加围术期充血性心力衰竭的危险性。

5. 瓣膜性心脏病　接受开胸手术的患者有心脏杂音者较多见，应区别是功能性还是器质性，有意义还是无意义，弄清产生心脏杂音的病因，目的是预防细菌性心内膜炎，并且需要估计瓣膜损坏的严重性。

主动脉瓣狭窄对非心脏手术的危险性最大。如果主动脉瓣狭窄是有症状的，并且是严重的，选择性手术应后延，这样的患者需要先行主动脉瓣替换术。当患者不适合行主动脉瓣替换术时，经皮主动脉瓣扩张成形术可能是恰当的。

对于二尖瓣狭窄，当二尖瓣狭窄是轻到中度时，术中和围手术期应控制心率，因为舒张期充盈减少伴有心动过速将导致严重的肺充血，若二尖瓣狭窄较严重，应先行二尖瓣手术。

主动脉瓣关闭不全需详细鉴定，不仅应预防细菌性心内膜炎，并应保证适当的药物治疗。注意容量控制和减少后负荷。同二尖瓣狭窄相反，主动脉瓣关闭不全不能减慢心率，因减慢心率能增加舒张期的反流量。

许多原因可引起二尖瓣关闭不全。最常见的是乳头肌功能不全和二尖瓣脱垂。当临床上或心脏超声证明有二尖瓣脱垂或是瓣叶增厚时，应在围手术期预防性使用抗生素，因为围术期容量移动可使单纯二尖瓣对合不良发展成二尖瓣反流。患者有严重的二尖瓣反流时，在心尖部可听到全收缩期杂音、第三心音，术前减少后负荷和使用利尿药物有益于术前血流动力学的稳定。较重的患者可以在 ICU 使用导管监测肺动脉压来完成治疗。在严重二尖瓣反流的患者低压的左心房作为压力的缓冲，左心室的射血分数引起对真正左心室做功的过高估计，在这种患者即使左心室射血分数轻度减少，也意味着左心室储备功能减少。

以前曾接受瓣膜替换术的患者，需要围术期预防细菌性心内膜炎。胸科手术可能引起菌血症，并且密切监测抗凝情况是十分重要的。对于需要接受小的侵袭性手术如牙齿、表面活检，推荐将抗凝的国际标准化比率（INR）减少到低的或亚治疗水平，手术后立即恢复口服剂量到正常需要的抗凝水平。当患者接受口服抗凝剂有出血危险或中止抗凝有发生血栓栓塞的危险时，如二尖瓣替换术的患者接受较大的开胸手术，围术期应采用肝素治疗。当患者处于以上两个极端之间，临床医师需仔细衡量减少抗凝与肝素治疗两者的益处和危险。

6. 心律失常与传导障碍 心律失常和传导障碍在围术期常见，特别是老年人。在围术期出现心律失常需仔细寻找存在的心肺疾病、药物毒性、代谢异常，这些被认为是围术期发生冠心病的独立危险因素，可增加手术危险性。当患者有血流动力学改变或伴有症状，应给予心动图监测或特殊的心动图检查，并给予药物治疗以减少心律失常的复发。许多心律失常尽管相对为良性，但可以揭示存在心脏问题。如室上性心律失常，由于心肌耗氧量增加，可以在已存在冠心病的患者引起心肌缺血。少发的心律失常，由于他们引起血流动力学或代谢的异常，可以发展到威胁生命的心律失常，如快速心房纤颤伴有传导旁路可以演变成心室纤颤。良性室性心律失常，无论是单发还是多发室性期前收缩，不伴有室性心动过速，通常不需治疗，除非引起心肌缺血或出现中到重度心室功能不全。一般来讲，在不伴有心肺疾病时，围手术期的这种心律失常预后良好。但多源性室性期前收缩、阵发性室性心动过速常常成为有意义的危险因素。如果室上性心动过速产生症状或血流动力学改变，需要电转复或药物转复。当转复不可能时，需应用口服或静脉注射地高辛、受体阻滞剂、钙通道拮抗剂控制心律在满意的水平。心房纤颤患者口服的抗凝剂应在术前几天停用。当术前的时间不容许时，华法林的作用可通过静脉注射维生素 K 校正。当术前的心律失常出现症状时，应静脉注射利多卡因或普鲁卡因酰胺纠正。使用临时起搏器的指征与永久起搏器是一样的。患者有室内传导延迟、双束支阻滞（右束支加左前半或左后半束支阻滞）或左束支加一度房室传导阻滞时，在没有晕厥或传导阻滞加重的情况下，不需要临时起搏器。高度传导异常如完全性房室传导阻滞，增加手术的危险性，需要安装临时的或永久的起搏器。另一方面，患者有室内传导延迟，但没有严重传导阻滞的病史或症状，很少发展为围手术期完全性房室传导阻滞。经胸的临时起搏使经静脉临时起搏的使用减少。带有永久起搏器的患者，术前需检查起搏器的使用寿命和正常工作的程序及患者依赖起搏器的情况。当患者处于完全起搏器依赖状态，使用电灼时应特别注意。负极应放在远离起搏器和心脏的位置，使用双极起搏将减少电灼的危险性。另外，应将起搏器设在不能抑制的工作程序如 AOO、VOO、DOO 状态，并防止磁铁对起搏器的抑制。植入的除颤装置或抗心动过速装置在术前应关闭，术后重新打开。

7. 肺血管疾病 目前还没有对伴有肺血管疾病患者行非心脏手术进行特殊评价围手术期危险性的研究报告。事实上，没有系统研究患有可矫正或不可矫正先天性心脏病行非心脏手术。有许多报告评价先天性心脏病手术后心血管功能、手术矫正室间隔缺损或动脉导管未闭 5 年肺血管的反应仍处于不正常状态，缺氧时肺动脉压升高。这种患者不能像正常人一样耐受术中和术后的缺氧。

有先天性心脏病的患者运动时的心脏储备能力下降。主动脉缩窄和法洛四联症手术后的研究显示，心室功能存在持续性的障碍。

肺动脉高压增加非心脏手术的危险性。有严重肺动脉高压和心内分流的患者，右向左的分流使体循环压力减少，患者易于发生酸中毒，使周围血管阻力进一步下降，应认识这种现象并给予适当的治疗。

（十一）补充的术前评价

当患者准备接受非心脏的胸外科手术，通过术前一般评价认为有高危因素时，需做进一步补充的术前评价。补充术前检查的目的是测量客观的功能能力，确定是否存在严重的术前心肌缺血或心律失常，预测围手术期心脏危险性和长期预后。患有慢性冠心病、急性心脏病后而康复的患者，因心肌缺血后的暂时性心肌功能不全、各种原因引起的心脏储备能力低下、老年、肺储备能力下降手术后心脏死亡率和并发症的危险性增加，所以应做补充的术前评价。这些评价包括：

（1）静止的左室功能：非心脏手术前静止的心室功能评价可通过放射性核素、心脏超声、心室造影进行。术前射血分数与术后死亡率和并发症发生率呈正相关。当左室射血分数少于35%，发生并发症的危险性明显增加，围术期左室收缩和舒张功能下降，可预示术后发生充血性心力衰竭，在危重患者常导致死亡。以下患者术前应行非侵袭性检查评价左室功能：①患者有充血性心力衰竭。②患者有轻微的充血性心力衰竭和原因不明的呼吸困难。③没有心力衰竭，做术前常规检查。

（2）运动试验：用运动试验评价非心脏手术的患者，可以确定冠状动脉梗阻的严重性。敏感度根据冠状动脉狭窄的程度和病变的范围而变化，患有单支血管病变的患者运动试验阴性者占50%，有三支血管病变者的阳性率达86%。

（3）非运动试验：用于术前评价非心脏手术的患者的技术是不增加心肌耗氧量的运动试验包括起搏、多巴酚酊胺和药物性血管扩张反应，如静脉注射腺苷或双嘧达莫。常用的技术是多巴酚酊胺超声和静脉注射双嘧达莫心肌灌注显像。在这类检查中腺苷同样可用于代替双嘧达莫。

心肌灌注显像采用双嘧达莫铊运动试验，显像正常的阴性结果预计值在99%。阳性预计值4%~20%。对于年龄大于65岁，有明确冠心病病史的患者是较好的预计心脏并发症的方法。在定量方面，当缺血的范围增加时，心脏危险性明显增加。当出现明显的心肌缺血时，可能需要冠状动脉造影。

超声多巴酚丁胺是一项安全的可耐受的试验，阳性结果预测所有并发症的发生率在17%~43%，占心肌梗死和死亡预计值7%~23%。而阴性的预计范围的价值在93%~100%。当出现新的心壁运动异常可预测围手术期的危险增加。一些研究提示，在低剂量多巴酚丁胺的情况下，心壁运动异常的程度和心壁运动的变化情况是特别重要的。由于这是一项较新的技术，预计比较运动试验和静脉注射双嘧达莫心肌灌注显像报道减少，这项技术的临床报道会很快增加。

（4）心电图监测：尽管有人采用术前心电图监测，通过监测ST段变化，估计冠心病是否存在和围手术期危险性。但这种方法有局限性，目前使用的方法不能预测患者是否高危和需要冠状动脉造影。仅限于患者术中、术后的严密监测。

（5）怎样选择检查的方法：对于大多数可行走的患者，首选是运动试验。这种方法可以提供心脏功能状况的评估、心肌缺血在心电图的反映和血流动力学改变。当患者在静息心电图表现为严重的异常（左束支阻滞、左心室肥厚、地高辛作用等），应考虑采用运动心脏超声心动图或运动心肌灌注显像。

当患者不能做适当的运动时，应考虑采用非运动的加强试验。其中，双嘧达莫铊试验和多巴酚丁胺超声心电图最常用。当患者有严重的支气管痉挛、严重的颈动脉疾病，不能停用茶碱制剂时，不能静脉使用双嘧达莫。当患者有严重的心律失常或严重高血压、低血压时，不能使用多巴酚丁胺作为加强的试验药物。当患者心脏超声显示心脏功能不佳，进一步检查应选择心肌灌注显像。当怀疑瓣膜功能有问题时，应做心脏超声的加强试验。在许多情况下，加强试验的心肌灌注和心脏超声是相同的。

当患者有高危因素，应做冠状动脉造影而不是非介入性检查，这些患者包括有术前不稳定型心绞痛，近期心肌梗死后仍有心肌缺血。表9-3是接受非心脏手术患者术前需要接受冠状动脉造影的适应证。

表 9 - 3 非心脏手术术前冠状动脉造影的适应证

冠状动脉造影的适应证
非侵袭性检查证实为高危患者
适当的内科治疗仍有心绞痛
有不稳定型心绞痛症状
非侵袭性检查可疑,而患者行高危非心脏手术

(6)危险预测与费用:当决定非心脏手术的患者接受非介入性或介入性检查时,应权衡进一步检查所带来的益处与未接受检查所承担的手术风险两者之间关系。好处当然是肯定的,能术前确定那些因未怀疑到心脏病所导致有意义的围术期或术后心脏并发症和死亡。在进一步的筛选和治疗过程中,检查和治疗的危险可能相当甚至超过评价的益处。但筛选和治疗的费用也必须考虑在内。许多医学文献有助于确定术前进一步检查的危险与益处。当患者在 5 年内曾行冠状动脉旁路移植术,并且没有复发的心肌缺血症状,围术期并发症的发病率低,进一步的筛选是不需要的。没有临床线索,如心绞痛、心肌梗死、充血性心力衰竭、心电图病理性 Q 波、不是胰岛素依赖性糖尿病的低危患者也不需进一步的筛选。有冠心病征象的患者,特别是有不明原因的心功能下降者,应做进一步的术前评价。具体采用哪种方法,需根据患者的情况、非心脏手术的大小、临床操作中的价格与效能比,即合理采用必要的检查,又不造成浪费和术前的疏忽。

有些患者可能在非心脏手术前,首先需要接受冠状动脉旁路移植术。一些研究发现已接受旁路移植手术的患者再接受非心脏手术,围术期心脏并发症明显减少。有些患者不能等到第二次手术的时间,需考虑提早手术或同时手术。北京协和医院 1998 年治疗 2 例贲门癌伴消化道出血同时有严重的冠心病、不稳定型心绞痛的患者,术前冠状动脉造影显示左主干病变,采用一期手术,切除贲门癌,冠状动脉旁路移植术,术后恢复顺利。

当患者准备接受有危险的选择性的非心脏手术,如冠心病患者希望通过非心脏手术,主要取决于冠心病是否稳定。如术前发现有高危的冠状动脉病变,应先行冠状动脉旁路移植术。因为冠心病既影响长期存活,又影响近期非心脏手术的危险性。在这组患者应先行冠状动脉旁路移植术的适应证是左主干病变,三支血管病变伴有左室功能不全,累及左前降支近端的两支血管病变和适当的存活心肌。接受旁路移植手术后再接受非心脏手术的手术死亡率为 1.8% ,明显低于有冠心病而直接接受非心脏手术的患者 14% 。

(7)术前加强病房:高危患者术前放在加强治疗病房有利于改善氧输送,必要时应使用肺动脉导管和直接动脉压监测,术前最大可能地改善氧输送,减少重要器官受损。特别是患者有失代偿的充血性心力衰竭。

(8)静脉血栓形成:术前注意有无静脉血栓是有益的,预防这种并发症应从术前开始。发生静脉血栓的高危患者包括老年、长期不活动或有肢体运动障碍、以前有静脉血栓病史、患有恶性疾病、大手术、肥胖、静脉曲张、充血性心力衰竭、心肌梗死、脑卒中、下肢骨折、先天或后天性高凝状态、服用大剂量雌激素。预防的方法是使用低剂量抗凝药物,如皮下给予肝素、低分子肝素、低剂量华法林。

对于有冠心病的高危患者,术前给予服用受体阻滞剂的临床研究表明,能明显减少围术期心肌缺血和心肌梗死的发生率及死亡的危险性。需要术前使用受体阻滞剂的患者包括:有心绞痛症状者,有心律失常伴有症状者,术前发现有未治疗的高血压者,有明确冠心病病史者或有冠心病的高危因素者。

(9)术前肾功能的评价:手术后发生急性肾功能衰竭的死亡率高达 35% ~ 50% 。由于肾脏接受 20% 的心排出量,当心脏、肺、血管患有疾病时,常使肾脏受累。术前确切评价接受胸外科手术患者的肾功能,早期预防和治疗急性肾功能不全,有利于提高手术适应性和成活率。

当今的技术使慢性肾功能不全已不再成为手术的禁忌证,有许多慢性肾功能不全的患者及长期接受血液透析的患者甚至能接受心脏外科手术。术前评价患者肾脏功能的目的在于了解患者的肾脏功能和受损的程度,充分估计手术对肾脏的影响、肾脏能承受能力,积极预防和治疗围手术期的肾功能不全。

术前肾功能的评价包括以下三个方面（表9-4）。

表9-4 术前肾功能评价

病史
　以前有过肾功能不全
　存在肾衰竭的危险因素：严重心力衰竭、高血压、糖尿病、周围血管疾病、尿路梗阻
　使用药物情况
体格检查
　坐位血压
　眼底
　心肺听诊
　水肿或腹水
　前列腺大小
实验室检查
　血肌酐，尿素氮
　电解质，血糖，血气*
　钙、磷、镁、尿酸
　肝功能，白蛋白
　血尿常规
　肾小球滤过率*
　24小时尿肌酐清除率*
　肾脏超声*，肾脏放射性核素检查*

注：*：必要时。

在病史中应特别注意引起肾衰竭的高危因素，不是严重的充血性心力衰竭不至于引起肾功能严重异常。高血压是引起慢性肾功能不全的主要因素，并可加重肾脏的损伤。糖尿病、周围血管病变常引起肾血管病变和肾功能异常。关于药物，特别是患者服用抗高血压药和非甾体类药物可引起肾脏功能的损害，服用利尿剂的患者易出现血电解质异常，服用地高辛的患者由于肾脏的排泄减少出现药物中毒。

慢性肾功能不全的患者血中BUN通常与肌酐按比例升高，利尿等因素使血容量明显减少时，BUN的水平高于肌酐。通常尿素与钠同时被重吸收，因此当有水钠潴留时，BUN和钠同时升高。另外，尿素的合成在肝脏，当肝功能不全时，尿素的水平下降。利尿使血钾下降，高钾在慢性肾功能不全的患者是少见的，即使肾小球滤过率少于10mL/min时，大多数慢性肾功能不全的患者都能维持血钾在正常范围。当血钾高于5mmol/L时，应注意患者共存的因素，如糖尿病、高血压、中度慢性肾功能不全或同时有肾小管和间质的异常及慢性尿路梗阻、低肾素、低醛固酮血症等。

贫血在慢性肾功能不全的患者是常见的。尿常规检查可以发现患者泌尿生殖系统的异常。尿蛋白阳性的患者应进行24小时尿蛋白定量测定。肾脏超声是对原因不明慢性肾功能不全患者最有效和简便的检查手段。肾脏放射性核素扫描是有助于发现肾血管异常的诊断。

慢性肾功能不全患者接受开胸手术时，手术前一天应很好地接受透析，保持适当血容量，在术前透析时，最好不使用全身抗凝或使用无肝素透析。术中应密切注意血容量的变化和电解质的情况，注意动、静脉血气，防止容量超负荷，特别应注意防止感染，注意药物的使用，如麻醉药、止痛药、抗生素对肾脏的影响。尽最大努力防止术后立即透析。术后第一天即可按照慢性肾功能不全的程序处理。

（张增旺）

第二节　胸外科患者的术后监护

胸外科手术对正常循环、呼吸生理状态有一定的影响，术后早期各系统、器官的代偿能力亦不稳定，病情变化迅速，倘有疏忽便可导致严重的并发症，甚至危及生命，因此，胸外科医师应当铭记，手术成功不等于疾病治疗的结束。设置术后监护室，对胸外科手术后患者的循环和呼吸状态进行监测，及

时发现和处理并发症，对患者的康复和减少并发症、降低死亡率至关重要。近年来术后监护室已愈来愈受到重视。

术后监护应由经验丰富的医护人员完成。监护室配备先进的医疗仪器，对重症患者进行严格周密和认真细致的监测，预防早期并发症。一旦发现及时妥善处理，让各脏器处于良好的生理状态，安全渡过术后病情不稳定期，使患者顺利康复。

一、监护室和监测设备

监护室要求光线充足，配备有温度、湿度的调节装置，维持室温21℃，湿度70%，最好有空气净化装置，保持无尘，并能滤除细菌。监护室应布局合理，床旁间隔1.5m以上，以利抢救和治疗时有足够的空间进行。

床头应备有氧气、压缩空气和负压吸引系统。每个床位均应设有多功能监护仪及计算机分析系统，随时监测患者的心电图、无创或有创血压、无创外周血氧饱和度、呼气末二氧化碳浓度、肛温以及Swan-Ganz漂浮导管血流动力学分析。每个床位旁还应备有1~2台微量输液泵和微量注射泵，以便正确掌握单位时间输入液量及药量。呼吸机是监护室必不可少的治疗设备，要求性能可靠，操作简便，备有控制通气、辅助呼吸及间歇指令呼吸（SIMV）、压力支持（PS）、呼气终末正压（PEEP）、持续呼吸道内正压（CPAP）等基本呼吸管理方式。

其他监护室设备还包括：抢救用气管插管、气管切开包、除颤器以及各种急救药物、器材，有条件的监护室还应配备血气分析仪、血电解质测定仪。另外，床旁X线胸片检查应随时应召。

二、术后常规监测

普胸外科手术后患者一般在手术室内拔除气管插管，拔管前应注意吸痰。如果患者没有完全清醒或呼吸功能不全、循环功能状态不稳定时，离开手术室时应保留气管插管，并追加一定量的麻醉药物，以免患者不耐受气管内插管、躁动、屏气，从而加重呼吸、循环的不稳定状态。

转送患者过程中应注意：①将搬动和其他干扰降至最低限度。②注意心包、纵隔或胸管引流密封于水面下2~4cm，并防止倒流。③维持患者呼吸，并对其循环、呼吸状态保持高度注意。

在患者到达监护室以前，监护室人员应准备各种监护仪器并检验其工作状态是否正常，使之处于良好的待用状态。

患者进入监护室后，医护人员要注意以下几点。

（1）保证呼吸道通畅，接呼吸机辅助通气，有效给氧。

（2）立即建立各种重要生命体征的监测

1）心电图：监测心率和心律的变化，观察有无心律失常和心肌缺血的改变。

2）动脉压：反映患者循环功能状态，无创血压监测可以方便地显示动脉收缩压、舒张压及平均压，重症患者及呼吸机辅助通气者，需经常取血进行血气分析，桡动脉、足背动脉或股动脉穿刺留置导管测压是必要的。

3）外周血氧饱和度测定：探头放在指尖，持续显示毛细血管血氧情况。

4）危重患者还应监测中心静脉压，反映心脏前负荷和血容量情况。

5）呼出气体二氧化碳的监测可以确定患者通气是否满意，有无二氧化碳潴留。

6）Swan-Ganz导管监测肺动脉压和肺毛细血管楔压，了解右心后负荷和左心前负荷情况，从而间接了解心室功能，还可以通过Swan-Ganz导管进行热稀释法心排血量测定，了解心排指数、外周阻力和肺循环阻力等情况。

（3）连接各引流管

1）心包、纵隔及胸管引流：保证引流管密封于水面下2~4cm，并在上液面水平标记。观察胸管液面波动情况可以反映患者呼吸幅度及胸腔残腔的大小。注意引流液颜色、性质和引流量，提示术后出血情况。术后早期应每30分钟挤压引流管1次。

2）尿管：术后留置尿管记录尿量，可以了解液体出入情况，间接反应内脏器官血流灌注情况。

3）胃管：食管、胃贲门手术后患者留置胃管，自然引流或负压吸引，保持管道通畅，引流出胃液及气体。注意引流液颜色和性质，早期发现吻合口出血等并发症。

4）注意患者神志是否清楚，瞳孔对光反射情况，了解皮肤有无电灼伤、压伤，观察呼吸频率和幅度，注意听诊双肺呼吸音的改变，记录体温，观察末梢循环情况。

5）根据病情调整体位，一般患者取仰卧位，床头抬高30°，以利呼吸和引流。

6）监护室医护人员应了解患者手术方式，术中输血、补液及尿量情况，以及带入监护室的液体种类、各种药物的浓度等。

7）抽血查血常规、红细胞比容以及了解血电解质情况，应用呼吸机辅助呼吸的患者还应了解血气情况。

8）床旁X线胸片，观察双肺纹理、肺脏膨胀情况，纵隔影像有无增宽，反映纵隔积血情况。另外，通过胸片可以了解引流管位置，气管插管深度，深静脉置管情况等。

监护室工作人员要全面记录监测数据，认真观察，仔细分析，善于早期发现患者病情变化，预防并发症，及时妥善地处理。

其他常规监测还包括：胸管拔除前后拍X线胸片，了解肺脏膨胀情况；食管、贲门癌术后患者胃肠外营养（TPN）支持，注意其神志、血糖、尿糖监测以及消化道功能恢复情况；食管癌患者术后进食，注意拍X线胸片了解胸胃及胸腔积液情况；全肺切除患者术后了解胸水界面的位置，防止支气管残端浸泡等。

术后监测应根据病情变化，随时调整。

三、呼吸功能监测和呼吸管理

（一）呼吸功能监测

呼吸功能监测的意义在于早期发现缺氧和二氧化碳潴留，使呼吸衰竭的患者得到早期诊断和治疗。基本呼吸功能监测包括呼吸频率和幅度、皮肤黏膜色泽、肺部听诊情况、外周血氧饱和度、血气分析以及胸片。

全身麻醉下开胸手术影响了胸廓呼吸运动的机械动力。术中对肺组织的挤压揉搓降低了肺的顺应性，易造成小气道关闭及通气，血流灌注比值（V/Q）不匹配，影响了通气储备及气体交换。另外，麻醉药物的残留效力、呼吸道分泌物的增多、肺膨胀不全、液体量过多、心功能不全以及原发肺部疾患、部分肺叶的切除都在一定程度上影响了患者的呼吸功能。

观察患者的呼吸频率及呼吸幅度，有无呼吸困难和发绀症状，如有鼻翼翕动、点头或抬肩呼吸、呼吸"三凹征"等症状，则应迅速找出原因，及时纠正。在肺脏膨胀良好、胸内残腔消失的情况下，胸管液面的波动可以反映患者的呼吸幅度。肺部听诊发现呼吸音减弱提示肺膨胀不全、肺不张或胸腔积液等；局部湿啰音提示呼吸道分泌物、肺水肿及左心功能不全；局部哮鸣音表示存在气管、支气管痉挛。手术后即刻、第1天及拔除胸腔引流管前后均应行胸部X线检查，不仅可以观察引流管、气管插管及动静脉插管的位置外，还可以了解有无胸腔积液、积气以及肺瘀血、肺炎、肺不张、肺水肿等肺部病变。外周血氧饱和度的监测以及血气分析能进一步明确患者缺氧和二氧化碳潴留情况。其他临床外科不常应用的呼吸功能监测尚包括：肺泡动脉氧差的监测、肺泡无效腔的测量、混合静脉血氧张力以及氧运输、氧提取等监测。

（二）呼吸管理

术后呼吸道管理最重要的就是维持满意的通气和氧合。早期拔除气管插管可以避免呼吸道感染，减少镇静剂使用量。拔管前应彻底吸痰，拔管时注意连同负压吸痰管一并拔出，使得插管周围及气囊上方包括鼻咽部分泌物清除干净。拔除气管插管后应禁食水4~6小时，以防误吸，并应用地塞米松及气管扩张剂防止声门水肿及气管支气管痉挛。患者出现发音嘶哑、饮水呛咳时，请耳鼻喉科医师会诊有无杓状软骨半脱位并予以复位及相应处理。此外患者应积极进行呼吸物理治疗，如湿化吸氧、间断雾化吸入等，经常坐起或翻身拍背，促进咳嗽和排痰。对咳痰无力而肺内啰音明显的患者，应间断经鼻气管内吸痰，必要时行纤维支气管镜吸痰，防治肺不张和肺内感染。当机体不能摄入足够的氧以供代谢需要及代谢后所产生的二氧化碳不能排除体外时，应考虑使用呼吸机机械通气治疗。

（三）呼吸机的应用

1. 应用呼吸机的指征及禁忌证　当患者因麻醉用药、肌松剂、手术打击、肺功能不全等因素造成自主呼吸不能满足机体供氧以及二氧化碳的排出时，需要应用呼吸机辅助呼吸。主要呼吸机应用指征包括：①自主呼吸频率大于正常的 3 倍或小于 5 正常的 1/3 者。②自主呼吸潮气量小于正常 1/3 者。③$PaO_2 < 7.8kPa$（60mmHg）。④$PaO_2 > 6.5kPa$（50mmHg）（慢性阻塞性肺病除外），且有继续升高趋势，或出现精神症状者。

其他指征尚包括：①生理无效腔潮气量 >60% 者。②肺活量 <10 ~ 15mL/kg 者。③当用力吸气氧含量（FiO_2）= 0.21，即吸空气时肺泡氧 – 动脉血氧与压差 $[P(A-a)O_2] > 6.5kPa$（50mmHg）者。④当 $FiO_2 = 1.0$，即吸纯氧时 $P(A-a)O_2 > 39.0kPa$（300mmHg）者。⑤最大吸气压力 < 2.5kPa（25cmH$_2$O）（闭合气路，努力吸气时的呼吸道负压）。⑥肺内分流（Qs/Qt）>15% 者。

呼吸机应用相对禁忌证：①大咯血或严重误吸引起的窒息性呼吸衰竭患者。②伴有肺大疱的呼吸衰竭患者。③张力性气胸的患者。

2. 常用的呼吸机辅助方式　如下所述。

（1）容量控制通气（CMV）：预定机械通气的潮气量及通气次数，并设定吸气时间和吸气平台时间。主要应用于无自主呼吸或自主呼吸很微弱的患者。在该方式通气期间，若患者的胸、肺顺应性或呼吸道阻力发生变化，也能保证通气量的供给，但呼吸道压力和气流速度会发生相应的变化，易产生高呼吸道压，因而有气压伤的危险。有漏气时可产生通气不足。

（2）同步间歇指令性通气（SIMV）：在患者自主呼吸的同时，间断给予机械通气，即自主呼吸 + CMV。自主呼吸的气流由呼吸机持续大流量恒量供给，自主呼吸的频率和潮气量由患者控制。CMV 由呼吸机按预调的频率、潮气量、吸气时间等供给。分钟通气量 = 机械每分通气量 + 自主呼吸每分通气量。这里需要引入一个名词叫"同前触发时期"，一般为 CMV 呼吸周期的后 1/4 时间。例如，预调 CMV 为 10 次/min，其呼吸周期为 6 秒，触发周期为 1.5 秒，若在 6 秒的后 1.5 秒内有自主呼吸触发呼吸机，即给予 1 次 CMV 通气。若在此期间内无自主呼吸或自主呼吸较弱不能触发，在 6 秒结束时予以下一次 CMV。此方式通气既能保证患者的有效通气，又无人机对抗产生。

（3）压力支持通气（PSV）：预调触发值和吸气峰压。自主呼吸期间，患者吸气相一开始，呼吸道负压达到预调触发值，呼吸机即开始送气并使呼吸道压迅速上升到预置的压力值，并维持呼吸道压在这一水平。随着患者吸入气体，吸气流速降低到最高吸气流速的 25% 时，送气停止，患者开始呼气。此方式下，患者完全自主呼吸，呼吸频率和吸气、呼气比率由患者决定。潮气量的多少取决于 PSV 压力高低和自主吸气的强度。多用于呼吸肌功能减弱者，可减少患者呼吸做功，有利于呼吸肌疲劳的恢复。

（4）SIMV + PSV：即对患者的自主呼吸予以正压支持，同时间断给予机械通气。例如：预调 SIMV 为 10 次/min，其呼吸周期为 6 秒。触发期为后 1.5 秒，在 6 秒的前 4.5 秒内予以 PSV 通气，后 1.5 秒内有自主呼吸触发呼吸机，即给予 1 次 SIMV 通气。若在此期内无自主呼吸或较弱不能触发，在 6 秒结束时即予以 1 次 SIMV 通气。既保证患者的每分通气量，又减轻了呼吸机的工作负担。

（5）PEEP：吸气由患者自发或呼吸机产生，而呼气终末借助于装在呼气端的限制气流活瓣等装置，使呼吸道压力高于大气压。有利于小气道开放，加强氧气和二氧化碳排出，并利于肺水肿的消退。

（6）CPAP：吸气时持续正压气流 > 吸气气流，相当于 PSV，使潮气量增加，吸气省力，自觉舒服。呼气时，呼吸道内正压，起到 PEEP 的作用，防止和逆转小气道闭合和肺萎陷，以增加功能潮气量，降低分流量以增高 PaO_2。多用于脱机过程中，应注意长时间应用 CPAP 会使呼气阻力增加，患者会产生疲劳。

（7）压力控制通气（PCV）：预调吸气峰压和吸气时间。当吸气使呼吸道压达到预定值时，气流速度会减慢，维持预置压力水平至吸气末，然后转为呼气。若呼吸道阻力增加或肺顺应性下降，可发生通气量不足。所以 PCV 需要有潮气量监测。

3. 呼吸机工作参数设定 如下所述。

(1) 潮气量：8～12mL/kg 体重。

(2) 通气频率：成人 10～15 次/分；小儿 15～25 次/分。

(3) 吸气、呼气比率：1 :（1.5～2）。

(4) 吸氧浓度：一般从 0.3 开始，根据 PaO_2 的变化渐增加。长时间通气时 FiO_2 不超过 0.5。吸纯氧的时间应少于 6 小时。

(5) PEEP：当 $FiO_2 > 0.6$ 而 PaO_2 仍小于 7.8kPa（60mmHg）时应加用 PEEP。PEEP 的范围为 0.2～1.2kPa（2～12cmH$_2$O）。原则上从小渐增，以达到最好的气体交换和最小的循环影响。

(6) 同步触发敏感度：-0.2～0.4kPa（-2～4cmH$_2$O）。

(7) 辅助吸气压力支持：1.0～2.0kPa（10～20cmH$_2$O）。

(8) 湿化器温度：34～36℃。

另外，尚需正确地设定呼吸机报警线。

4. 呼吸机监测 应用呼吸机过程中应注意患者的一般情况，观察胸廓的起伏、节律，可以大致判断潮气量是否足够；听诊胸部呼吸音的变化，可以判断有无肺叶通气不良，痰阻及支气管痉挛等情况；口唇、肢端有无青紫，可以判断有无缺氧现象；视颈静脉怒张程度可间接判断胸内压的高低和右心功能情况。

注意患者是否耐受插管，有无人机对抗，查明原因，予以相应处理。对于烦躁、疼痛、精神紧张引起的对抗，可予以镇静止痛剂，如地西泮 10mg，肌内注射，或吗啡 2～4mg，静脉注射，或哌替啶 50mg 肌内注射等，根据患者情况选用。对于气管内刺激性呛咳反射严重的患者，除了给予镇静剂外，可以向气管内注入 1% 丁卡因 1～2mL 或 2% 利多卡因 1～2mL，行表面麻醉。对于自主呼吸频率过快，潮气量小，不能配合治疗的患者，可给予呼吸抑制剂如芬太尼 0.1～0.2mg，必要时给予非去极化肌松剂，如阿曲库铵 0.3mg/kg、泮库溴铵 0.4～0.6mg 等，以停止自主呼吸。有必要指出，应用肌松剂时应注意调整呼吸机指数和呼吸方式，特别是 SIMV 方式下，每分通气量由自主呼吸和机械通气联合决定，打掉自主呼吸后，应相应增加 SIMV 通气次数，以保证每分通气量，防止通气不足。

呼吸机监测除了正确设定各参数报警线外，应用定压型通气方式时应注意监测潮气量和每分通气量，防止由于肺顺应性下降，呼吸道压力上升过快而造成通气不足；而在应用定容型通气方式时应注意呼吸道压力，防止由于痰阻等原因，导致呼吸道压过高引起气压伤。

机械通气过程中，最重要的呼吸监测指标是血气分析，至少应包括 pH、PaO_2、$PaCO_2$、碱剩余（BE）等指标。对于应用呼吸机初期及危重患者呼吸机参数调整后，应每 30～60 分钟查一次血气。

5. 呼吸机的撤离 呼吸机撤离的指征包括：①神志清楚，一般情况良好，无气胸、肺不张、胸腔积液，无出血，水电酸碱平衡正常，Hb 在 100g/L 以上。②循环稳定，停用升压药、正性肌力药或用量很小，末梢循环良好。③肌力 >4 级。④呼吸功能明显改善，$FiO_2 < 40\%$，PEEP <0.4kPa（4cmH$_2$O），血气分析在一段时间内稳定良好，降低机械通气量，患者能自主代偿。

呼吸机大致脱机程序常为：术后患者未清醒时予以容量控制通气 CMV，患者产生自主呼吸时应用 SIMV + PS，在保障每分通气量前提下，逐渐减少 SIMV 次数，过渡至 PS，逐步降低所设吸气峰压，并适时降低 PEEP 值。当 PEEP <0.31～0.4kPa（3～4cmH$_2$O），压力支持 <0.6～0.8kPa（6～8cmH$_2$O）时，可直接脱机或转至 CPAP［0.5～0.6kPa（5～6cmH$_2$O）］，观察半小时后，无缺氧现象，呼吸次数不增加，可吸痰后拔除气管插管。

（四）血气分析

血气分析是重症监护及呼吸机应用过程中重要的监测指标。通过血气分析可以做到以下几点：①判断血液的氧合状态，指导呼吸机的合理调节。②判断机体的酸碱平衡情况。③与呼吸监测结合判断气体交换情况。

血气分析的项目及临床意义包括以下几点：

(1) 酸碱度（pH）：为氢离子活性的负对数，是表明血液酸碱度的指标。

1) 正常值：动脉血 pH 7.35～7.45（平均 7.41）。静脉血比动脉血 pH 低 0.05。

2）临床意义：pH 7.35~7.41 为代偿性酸中毒；pH<7.35 提示酸中毒失代偿。pH 7.41~7.45 为代偿性碱中毒；pH>7.45 提示碱中毒失代偿。

（2）PaO_2：表示血浆中物理溶解的氧分子所产生的分压力。

1）正常值：动脉血 PaO_2 为 10.6~14.6kPa（80~110mmHg）。

2）临床意义：PaO_2 是反映机体氧合状态的重要指标，对于缺氧的诊断和程度的判断有重要的意义。

（3）$PaCO_2$：血浆中物理溶解的二氧化碳分子所产生的分压力。

1）正常值：动脉血 $PaCO_2$ 为 4.7~6.0kPa（35~45mmHg）。

2）临床意义：衡量肺通气和判断呼吸性酸碱平衡的重要指标。

（4）BE：标准条件下，即血液温度 37℃，$PaCO_2$ 5.2kPa（40mmHg），血氧饱和度（SaO_2）100% 的情况下将全血用酸或碱滴定至 pH 为 7.41 时所需的酸或碱量。若 pH<7.41，需用碱滴定，说明体内酸过多，即 BE 为（-）；若 pH>7.41，需用酸滴定，说明体内碱过多，即 BE 为（+）。

1）正常值：±3。

2）临床意义：由于在标准条件下测量，排除了呼吸因素的影响，所以 BE 为反映代谢性酸碱平衡的指标。

（5）SaO_2：单位血液中血红蛋白实际结合氧量与应当结合氧量之比。

1）正常值：SaO_2 为 91%~99%。

2）临床意义：SaO_2 反映了血的氧合情况，但不及 PaO_2 敏感。

（6）二氧化碳结合力（CO_2-CP）：表示全血所能结合的 CO_2 量，可取静脉血测定。

1）正常值：22~31mmol/L（50 容积%~70 容积%）。

2）临床意义：CO_2-CP 受 HCO_3^- 和 $PaCO_2$ 的影响。反应代谢性酸碱失衡较及时，代酸时 CO_2-CP 下降；但反应呼吸性酸碱失衡较迟缓。应当注意当呼吸性酸中毒和代谢性酸中毒同时存在时，pH 明显下降，但 CO_2-CP 可在正常范围。

（7）实际碳酸氢（AB）：血浆在实际的温度，血氧饱和度和 $PaCO_2$ 下所测得的碳酸氢根（HCO_3^-）真实含量。

1）正常值：22~27mmol/L，平均 24mmol/L。

2）临床意义：AB 受肺和肾两方面的影响，即反映呼吸和代谢两个成分。

（8）标准碳酸氢（SB）：将全血纠正到标准状态下所测得的血浆碳酸氢根含量。

1）正常值：（25±3）mmol/L。

2）临床意义：由于 $PaCO_2$ 固定在正常范围，故 SB 仅随非呼吸因素而改变。将 SB 和 AB 结合起来，它们的差反映了呼吸因素对酸碱平衡影响的程度：AB>SB 提示呼吸性酸中毒；AB<SB 提示呼吸性碱中毒；AB=SB 且均低于正常值，提示代谢性酸中毒失代偿；AB=SB 且均高于正常值，提示代谢性碱中毒失代偿。

（9）缓冲碱（BB）：在标准情况下全血内所有缓冲系的阴离子浓度的总和。包括血浆内和血球内 HCO_3^-（约 24mEq/L），血浆蛋白阴离子 Pr^-（约 16mEq/L），血红蛋白阴离子 Hb（约 15mEq/L），一价磷酸 $H_2PO_4^-$ 和二价磷酸 HPO_4^{2-}（约 2mEq/L）等。其中血红蛋白和血浆蛋白是最大量的化学缓冲质，H_2CO_3/HCO_3^- 是最重要的生理缓冲系统。

1）正常值：45~52mmol/L。

2）临床意义：反应机体在酸碱紊乱时总的缓冲能力，若 BB 降低而 SB 正常时，说明碳酸缓冲系的碱储备（HCO_3^-）正常，而其他碱储备不足，见于血浆蛋白降低（营养不良，低蛋白血症等）或血红蛋白降低（严重贫血等）。

血气分析项目繁多，总而言之：pH 反应酸碱度；$PaCO_2$ 表示呼吸性指标；BE 提示代谢性因素；PaO_2 反映氧合状态。

四、循环系统监测和并发症处理

胸科手术患者多为老年患者，常常合并有高血压、冠心病，心脏需氧增加，加之手术应激、麻醉，以及术中单肺通气，手术切除部分肺组织，输血补液等都会对循环系统造成一定的影响。

术后一般情况的观察包括：循环功能良好的患者，意识清醒，安静配合，肢端温暖，肤色红润，心率血压正常，尿量满意。另外通过各种仪器的监测，科学地显示患者血流动力学变化，预防和早期发现心血管方面的并发症。

（一）心电监测

普通胸科手术后常规连接心电图，通过对心电图的观察，可以：①持续监测患者的心率和心律，及时发现心律失常。②早期发现心肌缺血改变，预防围手术期心肌梗死。

1. 心律失常及其处理　高龄患者合并高血压冠心病或慢性肺部疾病，由于水电解质的改变和药物的影响，以及手术中心包切开行肺叶切除等操作，使得胸外科术后患者心律失常发生率高，有报道达 20% ~50%。常见心律失常包括：

（1）窦性或室上性心动过速：心电图表现心率 >160 次/分，心律整齐，QRS 波形态时限正常，P 波常难看清。室上性心动过速多由于疼痛、发热、贫血、低血容量、低氧血症及迷走神经损伤等因素所致。处理常用药物：①血钾正常时可考虑予毛花苷 C 0.4mg 静脉注射，必要时 2 小时后可以重复，成人 1 天用量不超过 0.8mg。②血压稳定时可予普罗帕酮 70mg 或维拉帕米 5mg，缓慢静脉推注，并严密监测血压和心率。③顽固性室上性心动过速而血压正常者，服用阿替洛尔 12.5 ~25.0mg，常能收到良好的效果。

（2）心房纤颤（简称房颤）、心房扑动（简称房扑）：心电图表现 P 波消失，并为 F 波或 f 波代替。房颤的治疗主要是控制心室率，可使用洋地黄类药物。另外，近期房颤患者应行心脏彩超检查，监测有无心房血栓形成，必要时予抗凝治疗。

（3）频发室性期前收缩：阵发性室性心动过速：心电图表现室性期前收缩 QRS 波宽大畸形，时限 >0.12 秒，前面无固定 P 波，后面的 T 波与 QRS 波方向相反，有完全代偿间歇。室性期前收缩多由于低血钾、低氧血症及洋地黄中毒所致。频发室性期前收缩（每分钟 5 次以上）或 R on T 时，易发生室性心动过速或心室纤颤，需立即治疗。可予利多卡因 1 ~2mg/kg 静脉注射。无效时 30 分钟可重复。心律恢复后，利多卡因 400mg 入 500mL 液体持续静脉滴注。可以口服给药者，予胺碘酮 200mg，1 天 3 次，1 周后改为 200mg，1 天 2 次维持。疑为洋地黄中毒引起的室性期前收缩二联律，首选药物为苯妥英钠 2mg/kg 静脉注射。

（4）心动过缓：表现为心率 <70 次/分。高血钾及长期缺氧，洋地黄过量等均可引起房室传导阻滞或病态窦房结综合征。治疗上应立即停用抑制心脏传导和心肌兴奋性的药物如钾、洋地黄类药物、胺碘酮等，可应用阿托品 1 ~2mg 肌内注射。或血压好时予异丙肾上腺素 1mg 静脉滴注，根据心率调整液体速度。高钾时可应用 $NaHCO_3$、$CaCl_2$、高渗糖加胰岛素以及利尿药治疗，必要时安放心脏起搏器。

（5）心脏停搏：包括心室纤颤、心室停搏或心室缓慢自身节律以及心脏电与机械活动分离等。心电图表现为水平线或颤动波。高龄合并器质性心脏病患者，严重的低氧血症及二氧化碳蓄积，严重的酸中毒及电解质紊乱，围手术期心肌梗死等均可导致心脏停搏和患者意识丧失、呼吸停止心音消失、血压脉搏测不到、瞳孔散大、外周发绀等，是最严重、最危险的心律失常。导致心脏排血功能丧失，组织严重缺氧而致细胞新陈代谢停止，必须立即进行抢救。心肺复苏包括：人工呼吸和保持呼吸道通畅；心脏按压重建人工循环；电击除颤，恢复室上性心律；迅速建立静脉通路，保证抢救药物的使用。急救药物包括：多巴胺、阿托品、肾上腺素、多巴酚丁胺以及利多卡因、碳酸氢钠、地塞米松等。

2. 围手术期心肌梗死　对于合并器质性心脏病的高龄患者，应注意围手术期心肌梗死的监测和预防。患者主诉有心前区疼痛不适发作，在除外胸部伤口疼痛的可能性以后，心电图监测显示 ST 段压低是心肌缺血的表现。应行全导联心电图检查。ST 段的抬高，T 波倒置以及异常 Q 波的出现提示围手术期心肌梗死的可能。可以根据各导联心电图的不同表现判断心肌缺血的具体部位，前间壁梗死心电图改变为 V_1、V_2、V_3 导联；前壁心肌梗死为 V_3、V_4、V_5 导联改变；下壁心肌梗死为 II、III、avF 导联变化最明显；而 I、aVL、V_5、V_6 导联心电图改变多是侧壁心肌梗死的表现。同期取血进行心肌酶谱的监测更具诊断意义。

心肌梗死的处理，首先予镇静、止痛，使患者安静，充分的休息。适量吸氧。特殊治疗包括扩冠、抗凝、控制心率等，在外科无活跃出血的情况下，早期可联系内科溶栓治疗。

（二）血流动力学监测

动脉压的监测多由上臂袖带无创血压检查获得，桡动脉或股动脉插管测压能更直接反应动脉压的变化情况。血压监测可以保证安全，方便地了解左心系统循环情况，收缩压常代表左心的收缩能力，舒张压表示周围血管的阻力，而脉压常标志着组织的灌注状态。

中心静脉压的监测反应血容量情况或心脏充盈程度，提示右心功能，指导补液量和速度。最好经颈内静脉或锁骨下静脉穿刺插入导管至上腔静脉入口处，如经股静脉插管应进入胸腔段下腔静脉处或右房下部，以减少和避免腹胀等腹内压增高因素造成 CVP 升高的假象。CVP 正常值为 0.5 ~ 1.2kPa（5 ~ 12cmH$_2$O）。

危重患者有时需置入 Swan – Ganz 导管进行肺毛细血管楔压的监测和血流动力学的计算。Swan – Ganz 导管是一种四腔肺动脉导管，其顶部带有气囊，当导管经颈内静脉插入右房后，经一个腔向气囊内充气，导管便顺血流漂浮进入右室—肺动脉。另一腔内含有绝缘导丝与镶嵌在气囊附近侧壁上的热敏电阻相连，以便测定导管顶端周围肺动脉血流的温度。第三腔在距导管顶端 30cm 处有一侧孔，当导管顶端位于肺动脉时，此孔恰位于右心房，可作为右房压测定，静脉输液和测定心排血量用。第四个腔与导管顶端相通，可作肺动脉压测定，当气囊充气后可测定肺毛细血管楔压，间接反映左房和左室舒张末期压力。正常 PCWP 为 0.8 ~ 1.4kPa（8 ~ 14mmHg）。采用热稀释法，用 0℃ 的 5% 葡萄糖溶液 10mL，快速注入右房，并在 15 秒内通过导管顶部的热敏电阻测定肺动脉血流温度的变化。利用 Stewart – Hamilton 公式和监测仪内计算机系统，测定心排血量。以体表面积等校正为心脏指数，更直接反应心室射血状态及外周血管阻力情况，更准确、更全面地体现患者循环功能状态。

五、引流管和术后出血的监测

胸科手术后心包纵隔引流管以及胸管应行闭式引流，引流管密闭于水面下 2cm，引流胸腔内残存的气体和液体，促进肺的膨胀。

术后监护中应经常观察水封瓶玻璃管中的水柱波动情况，挤压胸管使其保持通畅正常水柱波动范围为 3 ~ 10cm。水柱波动情况间接反映了患者的呼吸幅度和胸腔残腔的大小。患者因术后伤口疼痛而呼吸较浅时，水柱波动小；如果水柱波动消失，患侧呼吸音减弱或出现皮下气肿时，应检查引流管位置是否合适，是否扭曲、压迫、折叠或堵塞，并立即做出相应处理；水柱波动巨大，提示有残腔过大或肺不张的情况存在，应加强吸痰和膨肺治疗；如果引流管不断有气泡排出，可能是手术本身所致漏气，应视其程度予以纠正。

准确记录胸管引流量和颜色的变化十分重要，常用于监测术后早期出血情况。术后第一天胸液渗出 500mL 左右尚属正常范围。倘血性胸水较多，应注意保持胸管通畅，并计算每小时胸液引流量，严密观察血压和脉搏的变化，同时予以止血药。患者的症状和体征与失血速度和总量密切相关。肺动静脉结扎线脱落引起大出血而致休克，虽偶有立即剖胸抢救成功者，但多数因救治不及时而死亡。血性胸液 1 小时超过 800mL；血性胸水 1 小时超过 400mL，且连续 2 小时无减少；血性胸液 1 小时超过 150mL，且连续 5 小时无减少趋势；或虽经大量输血而休克征象无明显改善；或估计胸内有大量积血者，应考虑立即再开胸止血，对于再次开胸止血要积极而果断。

全肺切除术后患者的胸腔闭式引流管应夹闭以减少纵隔摆动，术后 2、4 小时及次日早晨定期开放，以观察引流渗血情况。

患者进食后胸管引流量增多，且呈血浆样，或呈乳白色，应考虑乳糜胸的可能性。苏丹Ⅲ染色胸水沉渣有助于诊断。多见于高位食管癌切除，弓上吻合手术，术中损伤胸导管及其较大分支所致。

食管贲门手术后患者进食，胸管引流出带有食物残渣和有臭味的胸水，伴有体温高和外周血 WBC 升高者，应高度警惕吻合口瘘的发生。可口服亚甲蓝液，观察胸水颜色变化以明确诊断。

拔除胸腔引流管的指征：24 小时内无气泡溢出，引流量在 70mL 以下，经 X 线胸片检查肺膨胀良好，无积气积液者，即可拔除引流管。全肺切除术后视引流液多少决定是否拔除引流，倘胸液少且呈淡色血清样，术后24～48小时即可拔除引流管。

拔管前嘱患者深吸气后屏气，迅速拔除引流管，立即用凡士林纱布封闭引流伤口并用胶布固定。

另外，普胸科食管贲门手术后应常规留置胃管，自然引流或负压吸引，保持管道通畅，引流出胃液和气体，防止胃胀影响呼吸和增加吻合口张力。通过胃管引流可以及早发现消化道及吻合口出血，予以冰盐水和凝血酶等治疗。如果引流血性胃液每小时超过400mL，且连续2小时无减少趋势，或经大量输血而休克症状无改善者，应积极再手术处理。

胸科患者术后常规滞留尿管，记录尿量。反应液体出入情况。结合CVP的监测，指导补液。尿量<400mL/d为少尿，应积极予以利尿。尤其是老年患者，是防治肺水肿顺利康复的重要环节。

六、水、电解质和酸碱平衡的监测

开胸手术术中对肺的挤压、揉搓、过度膨肺、大量输血等都会影响肺的顺应性，造成肺毛细血管床通透性增加；手术切除部分肺组织，造成肺循环血量相应增加；另外，胸科患者多为老年患者，常合并高血压冠心病，手术打击造成心功能不全，引起肺瘀血。所有这些因素都有可能造成胸科手术后急性肺水肿，进一步影响呼吸功能。因此，术后早期，尤其是肺叶切除，全肺切除的患者应限制补液量。一般地，在没有大量出血，循环稳定，无低血容量休克的情况下，体重60kg成人术后第1天补液量限制在1 000～1 500mL，且应以胶体为主，如血浆、蛋白、血定胺、血代等，增加胶体渗透压，减少渗出。术后监测注意肺部听诊呼吸音的变化，有无水泡音的出现，观察胸片注意肺纹理情况，颈静脉充盈程度及中心静脉压（CVP）测量有助于了解循环血量，积极利尿保证尿量>0.6～1.0mL/（kg·h）。

输血、补液和肾功能情况以及麻醉过程，呼吸生理改变都会影响患者手术中、手术后血、电解质及酸碱平衡的情况。而电解质及酸碱平衡紊乱常常会引起心律失常、乏力、倦怠、胃肠功能不协调等各脏器并发症。因此，术后血电解质和酸碱平衡的监测就显得格外重要。一般地，术后即刻及术后第1～7天都要取血查血电解质情况根据结果随时予以调整。

低钾血症常导致快速心律失常及房性期前收缩、室性期前收缩的出现，还可引起胃肠胀气和消化功能不恢复，应受到特殊的重视。快速补钾可以用0.6%～0.9%KCl液体由中心静脉缓慢补充，同时监测心率和血压的变化。

高钾血症多由于补钾过多或过快而尿量不足所引起。血钾高于5.5mEq/L时，可能导致心脏停搏。治疗上停止补钾，加强利尿，必要时输注高糖胰岛素液处理。

代谢性酸中毒的主要原因是机体缺氧和组织灌注不良，主要的防治措施是维持正常的心输出量和保证组织供氧，当BE<-6时，应考虑用5% $NaHCO_3$ 液纠正。所需5% $NaHCO_3$ 液的毫升数=［-2.3-（测得的BE值）］×0.25×体重（kg）×595×1 000。

代谢性碱中毒的原因可能是碱性药物应用过多或低钾低氯所致，常常通过补液即可得到纠正。严重者可通过等渗hcl溶液中心静脉输注来纠正。

呼吸性酸中毒多是由于通气不足。呼吸性碱中毒常是换气过度引起。通过调节呼吸参数加以治疗。

术后营养情况也是患者能否顺利康复的重要环节。一般，全身麻醉下普胸科肺、纵隔手术的患者，神志清楚，循环良好，没有喉头水肿、声带麻痹等情况，术后6小时即可进半流食，应注意高蛋白饮食的摄入，以利伤口愈合，并提高胶体渗透压，减少肺部并发症。食管贲门手术的患者术后应禁食，等待消化道功能的恢复。其间可采用锁骨下静脉穿刺全静脉营养支持TPN。保证热卡125.4kPa（30kcal）/（kg·d）；补液量50mL/（kg·d）；糖和脂肪供热比1：1；热卡与蛋白比例为150～200kcal：1gN。另外，注意钾、钠、钙、镁及其他微量元素及维生素的补充。营养监测包括患者体重增长情况、尿量的多少、神志及精神状态以及血糖、尿糖及其他元素的测定等。

（许 冰）

参考文献

[1] 胡盛寿. 心胸外科学高级教程 [M]. 北京: 人民军医出版社, 2014.

[2] 罗宾·史密斯. 心胸重症监护 [M]. 周宏艳, 译. 北京: 中国医药科技出版社, 2016.

[3] 李義, 张劢夫. 胸部 X 线征——影像表现与临床意义 [M]. 北京: 化学工业出版社, 2016.

[4] 成志国. 临床心胸外科学 [M]. 西安: 西安交通大学出版社, 2014.

[5] 李单青. 胸外科手术要点难点及对策 [M]. 北京: 科学出版社, 2017.

[6] 亨德里克·迪内曼, 汉斯·霍夫曼, 弗兰克·德特贝克. 胸外科手术学 [M]. 姜格宁, 张雷, 周晓, 译. 上海: 科学技术出版社, 2017.

[7] 张力建, 朱彦君. 胸外科诊疗技术精要 [M]. 北京: 科学技术出版社, 2016.

[8] 苏志勇. 现代胸外科手术出血防范与控制 [M]. 赤峰: 内蒙古科学技术出版社, 2012.

[9] 胡盛寿. 胸外科学 [M]. 北京: 人民卫生出版社, 2014.

[10] 付向宁. 胸外科疾病诊疗指南 [M]. 北京: 科学出版社, 2013.

[11] 李书军, 陈彦亮, 牛敬宪. 胸外科并发症诊疗学 [M]. 上海: 科学技术文献出版社, 2013.

[12] 李简. 胸外科诊疗常规 [M]. 北京: 中国医药科技出版社, 2012.

[13] 胡盛寿, 王俊. 外科学 – 胸心外科分册 [M]. 北京: 人民卫生出版社, 2015.

[14] 郭兰敏, 范全心, 邹承伟. 实用胸心外科手术学 [M]. 北京: 科学出版社, 2010.

[15] 丁自海, 王增涛. 胸心外科临床解剖学 [M]. 济南: 山东科学技术出版社, 2010.

[16] 李野, 董志武, 杨可平. 心脑血管外科疾病诊治技术与思路 [M]. 上海: 科学技术文献出版社, 2010.

[17] 刘美明. 现代胸心外科学 [M]. 北京: 世界图书出版公司, 2013

[18] 王俊, 许林, 李运. 胸腔镜外科学 [M]. 北京: 人民卫生出版社, 2017.

[19] 陈亮, 朱全, 等. 全胸腔镜解剖性肺段切除手术图谱 [M]. 南京: 东南大学出版社, 2015.

[20] 张临友. 胸腔镜手术技术精要 [M]. 北京: 人民卫生出版社, 2017.